痛风合理用药与食疗

主 编

陈东银　李立新

副主编

辛　熠　杨红军　鲍海燕

编著者

杨永平　唐　云　赵月华　寸丽云

周利军　金　源　孟宪红　夏漾辉

陈月英　周　敏　候精武　杨　娟

王艳芬　李　彪　杨红映

金盾出版社

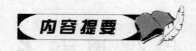

内容提要

本书分七章。第一章简要介绍了与痛风有关的基础知识。第二章介绍了急性痛风性关节炎、老年痛风的临床表现与特点；第三章介绍了痛风的实验室检查方法与特殊检查，以及痛风的诊断与鉴别诊断等；第四、五章详细介绍了西医和中医的各种治疗方法；第六章简要介绍了痛风患者饮食治疗原则，急慢性痛风的饮食安排及注意事项，详细介绍了痛风患者的常用药膳；第七章介绍了痛风的日常预防方法等。本书内容通俗易懂，科学实用，特别适合痛风患者及家属阅读参考。

图书在版编目(CIP)数据

痛风合理用药与食疗/陈东银，李立新主编．—北京：金盾出版社，2014.8(2019.11 重印)
ISBN 978-7-5082-9344-8

Ⅰ.①痛… Ⅱ.①陈…②李… Ⅲ.①痛风—用药法②痛风—食物疗法 Ⅳ.①R589.705②R247.1

中国版本图书馆 CIP 数据核字(2014)第 059881 号

金盾出版社出版、总发行
北京市太平路 5 号(地铁万寿路站往南)
邮政编码：100036　电话：68214039　83219215
传真：68276683　网址：www.jdcbs.cn
北京印刷一厂印刷、装订
各地新华书店经销
开本：850×1168 1/32　印张：10　字数：206 千字
2019 年 11 月第 1 版第 3 次印刷
印数：7 001～10 000 册　定价：30.00 元
(凡购买金盾出版社的图书，如有缺页、
倒页、脱页者，本社发行部负责调换)

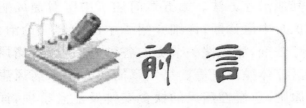

前言

　　在 20 世纪 80 年代以前,痛风在我国是少见病。而今在日常生活中却成了多发病、常见病,其主要原因是人们的工作、生活、环境、精神等发生了很大的改变,尤其在饮食结构和生活习惯上发生了一些大的变化,如高蛋白、高油脂、高糖比例严重超标,工作压力太大,精神负担重,应酬多,吸烟、酗酒增加,运动少了,进出不平衡,这些都是高血压、冠心病、高脂血症、高尿酸血症、痛风、糖尿病的危险因素,如不及早预防很有可能疾病缠身。为了让广大群众了解预防上述疾病的知识,我们特编写了《痛风合理用药与食疗》一书。

　　本书分七章。第一章介绍了与痛风有关的嘌呤的合成代谢,分解代谢,肾脏排泄对尿酸的影响,痛风的病因、病理、生化改变,痛风的发病机制等基础知识。第二章介绍了急性痛风性关节炎的临床表现,老年痛风的临床表现与特点。第三章介绍了痛风的实验室检查方法,痛风石的特殊检查,痛风的诊断与鉴别诊断等。第四章介绍了痛风的西医治疗,包括对患者的健康教育,急性痛风性关节炎的西药治疗,间歇期(慢性)的药物治疗,高尿酸血症肾病的治疗,老年痛风的治疗,并发症的药物治疗,以及西医其他治疗方法。第五章简述了中医对痛风病因病机的认识及中医诊断；详细介绍了中医的辨证论治，古今中医治疗方剂，痛风性关节炎的各种外治疗法，痛风性关节炎的医疗体操康复等。第六章简要介绍了痛风患者饮食治疗原则，急慢性痛风的饮食安排及注意事项，详细介绍了痛风患者的常用药膳。第七章介绍了痛风患者的健康与运动，预防"富贵病"，平衡营养，行为与健康等日常预防方法等。本书内容通俗易懂，科学实用，特别适合痛风患者及家属阅读参考。

作者在编写过程中，参阅了大量的有关公开发表的文献和书籍，在此表示致谢。由于作者水平有限，书中存在的不足之处，请读者批评指正。

陈东银

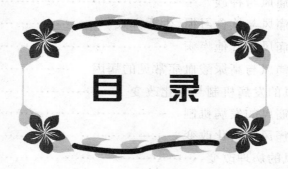

第一章 基础知识

一、痛风的概述 …………………………………………（1）

二、嘌呤的合成代谢、分解代谢与主要功能 …………（3）

（一）嘌呤的合成代谢 ………………………………（3）

（二）嘌呤的分解代谢 ………………………………（7）

（三）嘌呤的主要功能 ………………………………（9）

三、尿酸的肾脏排泄及影响因素 ……………………（10）

（一）肾脏对尿酸的排泄 ……………………………（10）

（二）影响肾脏排泄尿酸的因素 ……………………（12）

四、嘌呤代谢的调节与相关的酶系 …………………（13）

（一）嘌呤核苷酸合成的调节和关键酶 ……………（13）

（二）嘌呤核苷酸分解代谢的调节和关键酶 ………（15）

五、痛风的病因学 ……………………………………（16）

（一）痛风与高尿酸血症的定义和分类 ……………（16）

（二）痛风的流行病学 ………………………………（19）

（三）痛风与性别、年龄 ……………………………（21）

（四）痛风与种族 ……………………………………（22）

（五）痛风与饮食习惯、生活方式 ……………………（23）

（六）痛风与其他疾病 ………………………………（24）

（七）痛风与高尿酸血症常见的病因 ………………（26）

六、痛风的发病机制与生化改变 ………………………（29）

（一）痛风的发病机制 ………………………………（29）

（二）痛风的生化改变 ………………………………（32）

七、痛风的病理改变 ……………………………………（36）

（一）痛风性关节炎的改变 …………………………（37）

（二）痛风石 …………………………………………（38）

（三）痛风的肾脏病变 ………………………………（41）

（四）痛风的心血管病变 ……………………………（45）

（五）痛风的其他病理改变 …………………………（46）

第二章　痛风的临床表现

一、急性痛风性关节炎的主要临床表现 ………………（47）

（一）全身症状 ………………………………………（48）

（二）局部关节症状 …………………………………（48）

二、高尿酸血症肾病的临床表现 ………………………（49）

（一）急性高尿酸性肾病 ……………………………（49）

（二）慢性高尿酸性肾病 ……………………………（49）

（三）肾脏尿酸性结石 ………………………………（50）

三、老年痛风的临床表现及特点 ………………………（50）

（一）老年及老年前期的痛风临床表现与特点 ……（50）

（二）老年急慢性痛风性的临床表现与特点 ………（51）

第三章　痛风的检查方法、诊断与鉴别诊断

一、痛风的检查方法 …………………………………（54）

（一）实验室检查 ……………………………………（54）

（二）痛风石的检查 …………………………………（59）

（三）痛风的器械检查 ………………………………（59）

二、痛风的诊断与鉴别诊断 …………………………（61）

（一）痛风的诊断 ……………………………………（61）

（二）痛风的鉴别诊断 ………………………………（62）

（三）无症状高尿酸血症的诊断 ……………………（65）

第四章　痛风的西医治疗

一、痛风患者的健康教育 ……………………………（66）

（一）痛风健康教育的内容 …………………………（67）

（二）痛风健康教育的形式 …………………………（68）

二、痛风的药物治疗 …………………………………（69）

（一）药物治疗原则 …………………………………（69）

（二）急性痛风性关节炎的治疗 ……………………（70）

（三）间歇或慢性期痛风发作与高尿酸血症的药物

　　治疗 …………………………………………（76）

（四）高尿酸血症肾病的治疗 ………………………（84）

（五）继发性高尿酸血症的治疗原则 ………………（89）

（六）痛风并发症的治疗 ……………………………（89）

（七）中老年人痛风的治疗 …………………………（92）

三、西医的其他治疗 ……………………………………（96）
　（一）慢性痛风石手术治疗 ……………………………（96）
　（二）物理电治疗 ………………………………………（98）

第五章　痛风的中医治疗

一、中医典籍对痛风的论述 ……………………………（129）
二、痛风的病因病机及中医诊断 ………………………（132）
　（一）痛风的病因病机 …………………………………（132）
　（二）痛风的中医诊断 …………………………………（134）
三、痛风的中药治疗 ……………………………………（134）
　（一）痛风性关节炎的辨证施治 ………………………（134）
　（二）尿酸性肾病辨证论治 ……………………………（139）
　（三）痛风不同时期的中医症候与治疗 ………………（142）
　（四）治疗痛风的常用中药 ……………………………（143）
　（五）古今中医治疗痛风方剂 …………………………（144）
　（六）近代名医治疗痛风性关节炎妙方 ………………（151）
　（七）中医治疗痛风性关节炎经验方剂 ………………（159）
　（八）当前中医治疗痛风性关节炎方剂 ………………（166）
　（九）治疗痛风单方、偏方 ……………………………（171）
　（十）痛风性关节炎内外兼治方 ………………………（172）
　（十一）急性痛风性关节炎外敷方 ……………………（175）
　（十二）急性痛风性关节炎中西医结合治疗方 ………（178）
四、痛风性关节炎自然疗法 ……………………………（182）
　（一）痛风性关节炎外治疗法 …………………………（182）
　（二）痛风性关节炎针灸疗法 …………………………（189）

（三）痛风性关节炎的穴位注射疗法 ……………（191）

（四）痛风性关节炎推拿疗法 …………………（194）

（五）痛风性关节炎石蜡疗法 …………………（201）

（六）痛风性关节炎寒冷疗法 …………………（203）

（七）痛风性关节炎坎离砂疗法 ………………（205）

（八）痛风性关节炎酒、醋疗法 ………………（206）

（九）痛风性关节炎日光浴疗法 ………………（214）

（十）痛风性关节炎水浴疗法 …………………（215）

（十一）痛风性关节炎热泥及沙浴疗法 ………（219）

五、急性痛风性关节炎的医疗体操康复及护理 ……（222）

（一）卧位医疗体操 ……………………………（222）

（二）主要关节锻炼操 …………………………（228）

（三）医疗保健操 ………………………………（232）

（四）自我疗法 …………………………………（242）

（五）护理方法 …………………………………（243）

第六章　痛风的膳食疗法

一、痛风患者的饮食治疗原则与饮食安排 …………（245）

（一）饮食治疗原则 ……………………………（245）

（二）痛风患者的饮食安排 ……………………（249）

（三）痛风患者的饮食烹调注意事项 …………（254）

二、痛风患者常用食疗药膳方 ………………………（254）

（一）常用食疗方 ………………………………（255）

（二）常用药膳方 ………………………………（256）

第七章　痛风的预防

一、中国人的膳食指南 ……………………………………（278）

　（一）食物多样，谷类为主 ………………………………（278）

　（二）多吃蔬菜、水果和薯类 ……………………………（279）

　（三）每天吃奶类、豆类或豆制品 ………………………（281）

　（四）经常吃适量鱼、禽、蛋、瘦肉等 …………………（283）

　（五）保持适宜体重 ………………………………………（284）

　（六）吃清淡少盐的膳食 …………………………………（286）

　（七）限量饮酒 ……………………………………………（287）

　（八）不吃变质的食物 ……………………………………（289）

　（九）介绍几种平常食品 …………………………………（290）

二、健康与运动 ……………………………………………（294）

　（一）每日至少运动 30 分钟 ……………………………（294）

　（二）监测运动量 …………………………………………（294）

　（三）有氧运动 ……………………………………………（295）

　（四）痛风重在预防 ………………………………………（297）

三、健康新概念 ……………………………………………（298）

　（一）正常人体内的三把"扫帚" ………………………（298）

　（二）自然界生物钟的呼唤 ………………………………（300）

　（三）自我保健六项要领 …………………………………（304）

　（四）中年人要定期体检 …………………………………（306）

第一章　基础知识

一、痛风的概述

痛风是一种非常古老的疾病,可以说伴随人类文明发展的全过程。从出土的 7 000 多年前的埃及木乃伊上,已经发现了尿酸盐性肾结石,而且在距今 3 500 多年的埃及莎草纸文献中,已经有百合科的秋水仙类草药治疗"疼痛"的记载,可能是目前发现的含秋水仙碱药物治疗痛风性关节炎的最早文献。

痛风(gout)一词来源于拉丁文,意思是"下滴",这与古代的"疾病体液学说"有关。痛风因为以急性关节炎为主要表现症状,因此在很长一段时间内还与关节炎、风湿病等疾病名称混淆不清。早在 2400 年前,西方"医学之父"古希腊伟大的医学家希波克拉底的临床巨著《希波克拉底全集》中已经对痛风的临床特征和可能的发病机制进行了阐述,不仅明确指出痛风是一种关节病变,好发于足拇指,可以反复发作,还发现妇女在绝经前很少发病,酗酒、饮食无节制者容易罹患该病等特点。500 年后的大医学家盖伦对痛风也进行了重要的研究,并首次描述了痛风结节和痛风发病的家族聚集现象。17 世纪后期,著名医学家塞登哈姆根据前人的发现和自己的临床经验,首次阐明痛风与风湿病的差异,并将痛风分为急性和慢性两种类型。

在20世纪50年代,随着Berledict和Sorenson等用放射性核素示踪技术测定了人体尿酸盐池,Buchanan和Greenberg等阐明嘌呤从头合成途径及分解代谢途径后,对嘌呤代谢紊乱与血尿酸水平升高之间的关系及痛风的主要发病机制有了更深入的了解。但是,迄今为止,对绝大多数痛风的病因仍然不清楚,尤其是原发性痛风,除了极个别患者是由于嘌呤代谢途径中的某些关键酶的基因转录或翻译过程出现障碍,导致次黄嘌呤鸟嘌呤磷酸核糖转移酶或磷酸核糖焦磷酸合成酶活性增加,引起体内嘌呤碱基堆积,尿酸生成增多而致病外,常见痛风与环境因素和遗传背景之间的关系还很不清楚,有待于进一步研究。

在痛风治疗的发展史上,有3个药物具有里程碑意义。一是13世纪即开始正式用于急性痛风性关节炎治疗的秋水仙碱,但直到1820年秋水仙碱才能准确定量。二是1950年开始使用的第一个促尿酸排泄的药物——丙磺舒,但因其不良反应较大,现在已经较少使用,目前使用较多的促尿酸排泄药物是苯溴马隆。三是1961年Rundel等发明的抑制尿酸生成的药物——别嘌醇,该药也是目前临床上惟一广泛应用的抑制尿酸生成药物。随着科学技术的不断发展,将会有更多、更新的药物进入临床使用

痛风在中医学也很早就有记载。在成书于《黄帝内经·素问》及元代朱丹溪的《丹溪心法》中均有详细的记载。中医一般把痛风划为"痹证"的范畴,并有痰、风热、风湿、血虚等分类。在古代中国,已经开始使用香樟、陈皮、青皮、菊花、山茶等药物治疗痛风,而现代医学已经证明上述中草药

含有能抑制黄嘌呤氧化酶活性的物质,能降低血尿酸水平。近年来,对痛风的中医中药研究非常活跃,每年都有大量的文献报道,并总结出许多行之有效的治疗方剂。

二、嘌呤的合成代谢、分解代谢与主要功能

(一)嘌呤的合成代谢

人体内的嘌呤碱基主要是由人体细胞自行合成,食物来源的嘌呤只占极小的比例。在人体内嘌呤的合成有两种途径,即从头合成途径和补救合成途径。从合成嘌呤的量来看,从头合成途径是主要途径。必须指出的是,人体内嘌呤的合成是以合成嘌呤核苷酸的方式进行的,而并非先合成单一的嘌呤碱基,再与磷酸核糖连接。

1. 嘌呤核苷酸从头合成途径 嘌呤核苷酸的从头合成途径是嘌呤核苷酸的主要合成途径,是指机体利用磷酸核糖、氨基酸、一碳单位和二氧化碳等简单物质,经过一系列极其复杂的酶促反应,合成嘌呤核苷酸。在这种合成途径中,嘌呤碱基的合成一开始就沿着合成嘌呤核苷酸的途径进行,即在磷酸核糖的分子上逐步合成嘌呤核苷酸,而不是首先单独合成嘌呤碱基,然后再与磷酸核糖结合的。这是嘌呤核苷酸从头合成途径的重要特点。

研究表明,几乎所有的生物体都能合成嘌呤碱基,而且绝大多数都是利用氨基酸、二氧化碳、一碳单位等简单基础物质为前身物质。但是在人体,并不是所有的组织都能从头合成嘌呤核苷酸。目前认为,肝脏是人体内从头合成嘌

呤核苷酸最主要的部位,其次是小肠黏膜和胸腺。

嘌呤核苷酸的从头合成途径非常复杂,是20世纪50年代由Buchaman和Greernberg实验室确定。反应在胞质中进行,大体可分为2个阶段:首先合成次黄嘌呤核苷酸;次黄嘌呤核苷酸转变成腺嘌呤核苷酸和鸟嘌呤核苷酸。

(1)次黄嘌呤核苷酸的合成:这个阶段是嘌呤核苷酸从头合成途径的主要阶段,需要经过11步反应完成。

①5-磷酸核糖与三磷腺苷在磷酸核糖焦磷酸合成酶催化下生成磷酸核糖焦磷酸。

②磷酸核糖焦磷酸与谷氨酰胺在磷酸核糖酰胺转移酶催化下生成5-磷酸核糖胺。

③5-磷酸核糖胺与甘氨酸在三磷腺苷供能的情况下生成甘氨酰核苷酸。

④由N_5,N_{10}-甲炔四氢叶酸提供甲酰基,甘氨酰核苷酸被甲酰化成甲酰甘氨酰胺核苷酸。

⑤甲酰甘氨酰胺核苷酸与谷氨酰胺反应,生成甲酰甘氨脒核苷酸。

⑥甲酰甘氨脒核苷酸脱水环化形成5-氨基咪唑核苷酸,此时合成了嘌呤碱基中的咪唑环。

⑦甲酰甘氨脒核苷酸与二氧化碳结合,生成5-氨基脒-4-羧酸核苷酸。

⑧5-氨基脒-4-羧酸核苷酸与门冬氨酸缩合生成复杂的中间产物。

⑨中间产物脱去1分子,延胡索酸裂解为5-氨基咪唑-4-甲酰胺核苷酸。

⑩5-氨基咪唑-4-甲酰胺核苷酸由N_{10}-甲酰四氢叶酸提

供甲酰基,被甲酰化成 5-甲酰胺基咪-4-甲酰胺核苷酸。

⑪ 5-甲酰胺基咪-4-甲酰胺核苷酸脱水环化,生成次黄嘌呤核苷酸。

(2)腺嘌呤核苷酸和鸟嘌呤核苷酸的合成:次黄嘌呤核苷酸在成熟的核酸分子中含量很少,但它是嘌呤核苷酸合成途径中的重要中间产物,是腺嘌呤核苷酸和鸟嘌呤核苷酸的前体。次黄嘌呤核苷酸在腺苷酸代琥珀酸合成酶及腺苷酸代琥珀酸裂解酶的连续作用下,在门冬氨酸、三磷鸟苷、镁离子参与下,脱去 1 分子延胡索酸,生成腺嘌呤核苷酸。另外,次黄嘌呤核苷酸在次黄嘌呤核苷酸脱氢酶催化下,氧化成黄嘌呤核苷酸,在谷氨酰胺、三磷腺苷、镁离子参与下,脱去 1 分子谷氨酸,生成鸟嘌呤核苷酸。腺嘌呤核苷酸、鸟嘌呤核苷酸可以在激酶的催化下,由三磷腺苷提供磷酸基,经过连续 2 步磷酸化反应,可以分别形成三磷腺苷和三磷鸟苷,从而参与各种代谢和生理活动。

2. 嘌呤核苷酸的补救合成途径　嘌呤核苷酸的补救合成途径(又名重新利用途径),是指机体利用体内游离的嘌呤或嘌呤核苷,在特异酶的催化下,经过比从头合成途径简单得多的反应过程,合成嘌呤核苷酸。

补救合成途径在嘌呤核苷酸合成量上虽然不及从头合成途径,但在某些组织(如脑、骨髓等)则具有非常重要的意义,因为这些组织只能进行补救合成途径。此外,在从头合成途径受阻时,如使用抗代谢类的抗癌药物后,补救合成途径就占据重要地位。补救合成途径的特点是利用体内核酸分解生成的现成游离嘌呤碱基或嘌呤核苷,反应简单、能量消耗少。有两种特异性酶参与此过程,即次黄嘌呤-鸟嘌呤磷酸核糖转移酶和腺嘌呤磷酸核糖转移酶。在上述两种酶的分别催化下,由磷酸核糖焦磷酸提供磷酸核糖,腺嘌呤、次黄嘌呤-鸟嘌呤分别转化成腺嘌呤核苷酸、次黄嘌呤核苷酸或鸟嘌呤核苷酸。次黄嘌呤核苷酸继续氧化和酰胺化,生成鸟嘌呤核苷酸。

　　补救合成途径的生理意义除了可以节约从头合成途径时所需的能量和氨基酸消耗,加快合成速度外,更重要的是,在某些组织补救合成途径是嘌呤核苷酸合成的惟一途径。例如,脑组织由于缺乏磷酸核糖焦磷酸合成酶,不能从头合成嘌呤核苷酸,只能利用从肝脏随血液转运而来的游离嘌呤碱基或核苷补救合成,因此对于这些组织补救合成途径意义重大。例如,当编码次黄嘌呤-鸟嘌呤磷酸核糖转移酶的基因发生突变,导致次黄嘌呤-鸟嘌呤磷酸核糖转移酶不能正常合成时,脑组织的核酸和蛋白质合成可出现严重障碍,引起患者脑功能缺陷,出现自残、智力低下等表现(自毁容貌综合征或 Lesch-Nyhan 综合征)。

　　在临床上经常使用的一些抗癌药物,就是通过抑制肿瘤细胞的嘌呤核苷酸合成来发挥抗肿瘤作用的。这些药物,如巯嘌呤(6-巯基嘌呤)、巯鸟嘌呤、氮杂丝氨酸等,一般是嘌呤或氨基酸、叶酸的类似物,可以通过竞争性抑制的方式干扰或阻断嘌呤核苷酸的合成,从而抑制核酸及下游的蛋白质合成。由于肿瘤细胞增殖迅速,蛋白质合成旺盛,因此使用这些药物后可以显著抑制肿瘤细胞的增殖,从而达到治疗作用。

(二)嘌呤的分解代谢

一般认为,核苷酸在体内的分解代谢过程类似食物中核苷酸的消化吸收过程,即细胞外的核苷酸首先在细胞表面脱去磷酸基,生成的核苷通过特异的转运方式被细胞摄取进入细胞内,再进一步代谢。在人体,嘌呤核苷酸代谢的主要部位是肝脏、小肠和肾脏。

嘌呤核苷酸的分解代谢一般先在单核苷酸酶催化下水解生成嘌呤核苷(包括腺苷和鸟苷),其中腺苷继续在腺苷脱氨酶催化下生成次黄嘌呤核苷。次黄嘌呤核苷和鸟苷在嘌呤核苷磷酸酶的催化下分别转化成次黄嘌呤和鸟嘌呤。鸟嘌呤在鸟嘌呤脱氨酶的催化下生成黄嘌呤,次黄嘌呤在黄嘌呤氧化酶催化下也转变成黄嘌呤。黄嘌呤在黄嘌呤氧化酶催化下进一步被氧化成尿酸。尿酸在尿酸氧化酶催化下生成尿囊素,尿囊素在尿囊素酶催化下生成尿囊酸,尿囊酸在尿囊酸酶催化下生成尿素,尿素最后在尿素酶催化下最终被彻底分解为二氧化碳和氨。研究表明,核苷酸的分解代谢方式具有明显的多样性,不同生物体或者同一生物体的不同组织中,其分解代谢的具体途径可以不同。例如,腺嘌呤核苷酸一般是水解生成腺苷再继续分解,但在肝脏则可以在腺苷脱氨酶催化下先生成次黄嘌呤核苷酸后再分解。

研究发现,人类及其他灵长类动物、鸟类、爬行动物都没有尿酸氧化酶,因此尿酸是人体内嘌呤碱基的最终代谢产物。而虎、狮、狗等动物有尿酸氧化酶,因此它们的嘌呤最终代谢产物是尿囊素。而在某些低等的无脊椎动物,具有嘌呤分解代谢的所有酶类,因此可以将嘌呤彻底分解为二氧化碳和水。

近年的研究还发现,尿酸在人体也可以继续分解,虽然所占的比例很低,但仍然可以被分解成尿囊素、尿素、氨及二氧化碳,从尿液、粪便或肺排出体外。一般认为,具有尿酸氧化酶及其他尿酸分解相关酶的肠道细菌是体内分解尿酸的主要部位,尤其是肾衰竭时,肠道对尿酸的分解可能是尿酸的主要代谢途径。此外,人体本身也具有少量尿酸分解酶系,如血细胞含有少量尿酸氧化酶和尿囊素酶,能分解少量的尿酸。但一般认为,人体通过肠道细菌和自身酶类分解尿酸的量不超过体内尿酸代谢池的 2%,因此人体内嘌呤分解代谢生成的尿酸绝大多数仍然是通过肾脏排出体外。

一般认为,尿酸只是嘌呤分解代谢的废物,并没有什么生理功能。但近年的研究发现,尿酸具有清除氧自由基和其他活性自由基,能比维生素 C 更显著地增强红细胞膜脂质抗氧化能力,具有防止细胞溶解凋亡的功能。有人甚至认为,尿酸和维生素 C、胆红素一起组成人体内的三大抗氧化物质,能保护肝、肺、血管内皮细胞,防止细胞过度氧化,延长其生存期,延缓自由基所引起的器官退行性病变;延缓淋巴细胞和巨噬细胞凋亡,维护机体的免疫防御能力。还有人认为,尿酸可调节机体生长、发育的速度。最近还有研究显示,尿酸可以对抗过亚硝酸盐的效应,可能具有一定的神经保护功能。

现在认为,尿酸是人体内特有的天然水溶性抗氧化剂,哺乳动物在长期进化过程中,经过一系列基因突变进化为猿和人后,尿酸氧化酶基因才完全失去活性,于是体液内保持较高的尿酸水平,这是一种进化飞跃。正常人血尿酸为

300 毫摩/升左右,而牛仅为 20 毫摩/升。人类较牲畜长寿,患与年龄相关肿瘤较少,可能与此优势有关。

(三)嘌呤的主要功能

嘌呤与尿酸的代谢异常是痛风最重要的生物化学基础,是导致痛风的最根本的原因。嘌呤是生物体内的一种重要的碱基,其在人体内的分解代谢产物就是尿酸。嘌呤在人体内主要以嘌呤核苷酸的形式存在。人体内的嘌呤碱基主要包括腺嘌呤、鸟嘌呤、次黄嘌呤和黄嘌呤等,以腺嘌呤和鸟嘌呤为主,它们分别与磷酸核糖或磷酸脱氧核糖构成嘌呤核苷酸。嘌呤碱基是人体内的重要物质,其主要功能表现在以下几个方面。

1. 核酸分子的组成部分　嘌呤最主要的生理功能是参与构成嘌呤核苷酸,而嘌呤核苷酸是核酸合成的原料之一,其与嘧啶核苷酸一起,共同组成核酸分子的基本结构单位。

2. 重要的能源物质　三磷腺苷、二磷腺苷都是细胞的主要能量形式,在各种生理活动中起重要作用。

3. 重要的信使分子　环磷腺苷、环磷鸟苷是重要的第二信使分子,在生长激素、胰岛素等多种细胞膜受体激素的作用中发挥着极其重要的中介作用。

4. 作为某些活性基团的载体　S-腺苷蛋氨酸是蛋氨酸循环中的重要中间活性代谢物,是活性甲基的载体,在嘧啶核苷酸的合成中起重要作用。

5. 参与组成某些辅酶腺苷酸　是多种重要辅酶的组成成分例如辅酶Ⅰ、辅酶Ⅱ和黄素腺嘌呤辅酶等,而这些辅酶在机体的糖、脂肪及蛋白质等重要物质代谢中起重要作用。

6. 其他　嘌呤的代谢产物尿酸等还具有一定的抗氧化及调节生长发育的作用。

人体内的嘌呤主要有两个来源,一是来源于含嘌呤的食物;另一途径是体内细胞通过多种途径自行合成,以后者为主。食物中的核酸大多以核蛋白的形式存在,在胃酸的作用下,核蛋白分解为核酸和蛋白质。核酸在小肠中,在胰液和肠液中的核酸酶(磷酸二酯酶)的催化下逐步水解破坏3′,5′-磷酸二酯键,生成单核苷酸(嘌呤核苷酸和嘧啶核苷酸)。单核苷酸在各种特异性的核苷酸酶(磷酸单酯酶)的催化下,水解生成核苷和磷酸。单核苷酸和核苷均可被细胞吸收,但绝大多数核苷在细胞内被进一步水解生成游离的碱基和核糖,碱基还可以进一步氧化。嘌呤碱基在人体内最终被氧化生成尿酸,由肠黏膜吸收入血,并经肾脏从尿液排出体外。目前普遍认为,食物来源的嘌呤主要生成尿酸,很少被机体利用,而参与各种重要生命活动的嘌呤碱基主要由人体自身合成。

三、尿酸的肾脏排泄及影响因素

(一)肾脏对尿酸的排泄

尿酸是嘌呤碱基在人体分解代谢的最终产物,其化学分子式为三氧嘌呤,呈弱酸性,解离常数为 5.7。在 pH 值 7.35~7.45 的正常生理条件下,尿酸在细胞外液中几乎都是以尿酸盐的形式存在(99% 以上),主要是尿酸钠盐。尿酸盐在水中的溶解度高达 7 000 微摩/升,但在血浆中的最大溶解度只有 300 微摩/升,这是因为血浆中的盐浓度较高,降低了尿酸盐的溶解度。但在 pH 值较低的泌尿道(pH 值一般在 6.0 以下)中,则大部分以游离尿酸的形式存在,因此泌尿道中沉积的尿酸均由游离尿酸组成。

正常人血浆尿酸含量一般在 140～414 微摩/升,其中部分与白蛋白结合而存在。但尿酸与白蛋白的结合量可随病理或生理情况发生改变,一般在 37℃时的结合量是 18～24 毫摩/升,因此血浆中尿酸的最大溶解度在 405 微摩/升,超过 420 微摩/升则为高尿酸血症。但正常人血浆尿酸的水平与年龄、性别、种族、饮食等密切相关。国内的数据是男性平均 342 微摩/升,女性平均 258 微摩/升。美国资料显示,男性血尿酸上限在 410～446 微摩/升,女性在 340～393 微摩/升。

人体内尿酸的含量是尿酸代谢动态平衡的结果。放射性核素示踪研究显示,正常人体内尿酸池平均为 1 200 毫克,每天产生约 750 毫克,排出 500～1 000 毫克,其中 2/3～3/4 从肾脏排出,其余 1/3 从肠道排出或经分解后以其他代谢产物形式排出,因此肾脏在排泄体内的尿酸、维持体内尿酸代谢平衡中起着非常重要的作用。根据国外的资料,正常人血清尿酸的水平为 60 微克/毫升时,如果肾小球滤过率为 100 毫升/分钟,那么每分钟肾脏滤过的尿酸高达 6 000 微克,而每分钟尿液中排出的尿酸量占总滤过量的 6%～10%。男性正常人 24 小时尿酸排出量平均 500 毫克左右。图 1 显示了尿酸在人体内代谢的动态平衡。

肾脏在排泄尿酸的过程中,涉及肾小球的滤过、肾小管的重吸收、肾小管的分泌及肾小管分泌后的重吸收等一系

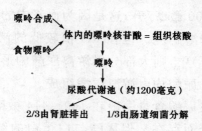

图 1　尿酸在体内代谢的动态平衡

列复杂的过程,包括以下几种。

1. 肾小球滤过　除 5%～7% 与白蛋白结合的尿酸外,其余 93%～95% 的尿酸均可以自由滤过肾小球。

2. 近端肾小管重吸收　肾小球滤过的尿酸几乎全部(98%以上)被近端肾小管重吸收(分泌前重吸收)。当脱水、尿崩症等导致肾脏血流量增加时尿酸重吸收下降,而甲状腺功能减退等疾病使肾血流量减少,尿酸重吸收增加。

3. 近端肾小管远端部分的分泌　被重吸收的尿酸(大约占滤过量的 50% 以上)被肾小管分泌到尿液中,而且分泌的尿酸占尿中排出尿酸的绝大部分。酮酸、乳酸等有机酸也在此部位分泌,因此当其体内浓度升高时可以抑制尿酸的排泌。

4. 肾小管分泌后的重吸收　被分泌后的尿酸可以被重吸收(占滤过量的 40%～45%),最后排出的尿酸只占总滤过量的 6%～10%。

(二)影响肾脏排泄尿酸的因素

凡是影响上述 4 个过程的因素,都会不同程度地影响肾脏对尿酸的排出量。但目前认为,肾小管对尿酸的分泌量可能是影响尿酸排泄量最重要的因素。

1. 肾衰竭　当各种慢性肾脏疾病或高血压肾病引起肾衰竭时,尿酸的滤过、重吸收、分泌均减少,但分泌减少的幅度比较大,因此可导致明显的血尿酸升高。一般认为,当肾小球滤过率低于 10 毫升/分钟时,即可出现明显的高尿酸血症。

2. 糖尿病等疾病　当糖尿病等疾病引起血乳酸、酮酸等水平升高时,肾小管对尿酸的分泌受到竞争性抑制而减少,也可引起血尿酸升高。

3. 某些药物　如呋塞米(速尿)、氢氯噻嗪(双氢克尿塞)、吡嗪酰胺、青霉素、胰岛素、乙胺丁醇、维生素 B_1、维生素 B_{12}、左旋多巴、环孢素及大剂量泻药、小剂量阿司匹林等均能抑制肾小管对尿酸的分泌,引起血尿酸升高。

4. 某些化学物质或毒物　如铅中毒、甲氧氟烷等也能抑制尿酸的分泌。

四、嘌呤代谢的调节与相关的酶系

嘌呤的合成代谢和分解代谢都是比较复杂的过程,在体内受到非常精确的调节,以达到以下 3 个目的:保证机体对嘌呤核苷酸的需要;避免合成中必需的氨基酸等营养物质及能量的过多消耗;避免嘌呤核苷酸在体内的分解过快或过慢,导致嘌呤碱基在体内堆积或尿酸生成过多。

(一)嘌呤核苷酸合成的调节和关键酶

嘌呤核苷酸的合成调节的主要形式是反馈调节。首先,细胞内磷酸核糖焦磷酸的浓度是调节嘌呤核苷酸从头合成途径最重要的因素。磷酸核糖焦磷酸的浓度取决于体内磷酸核糖焦磷酸合成与利用之间的平衡。磷酸核糖焦磷酸的合成速度与磷酸核糖的量,以及关键酶磷酸核糖焦磷酸合成酶的活性呈正相关,而磷酸核糖焦磷酸合成酶的活性又受到次黄嘌呤核苷酸、鸟嘌呤核苷酸、腺嘌呤核苷酸等合成产物的反馈调节。磷酸核糖焦磷酸的利用主要是在补救合成途径,因此补救合成途径越旺盛,磷酸核糖焦磷酸消耗越多,从头合成途径也就受到抑制。此外,从头合成途径越旺盛,磷酸核糖焦磷酸消耗也越多,反过来也会反馈抑制从头合成途径,可见两者相互之间存在非常复杂的反馈调节机制。

嘌呤核苷酸合成的关键酶主要有 4 个:磷酸核糖焦磷酸合成酶、磷酸核糖焦磷酸酰胺转移酶、腺苷酸代琥珀酸合成酶和次黄嘌呤核苷酸脱氢酶。其中,最重要的是磷酸核糖焦磷酸合成酶,直接决定了嘌呤从头合成的速度。磷酸核糖焦磷酸酰胺转移酶也可被合成的嘌呤核苷酸产物反馈抑制,但磷酸核糖焦磷酸浓度的增加又可以促进其活性,加快5-磷酸核糖胺的生成。腺苷酸代琥珀酸合成酶在腺嘌呤核苷酸合成过程中起重要作用,调节腺嘌呤核苷酸生成的速度,但过量的腺嘌呤核苷酸则能抑制腺苷酸代琥珀酸合成酶的活性,调控腺嘌呤核苷酸生成的速度。而次黄嘌呤核苷酸脱氢酶则调节鸟嘌呤核苷酸的生成速度,过量的鸟嘌呤核苷酸可反馈抑制次黄嘌呤核苷酸脱氢酶活性,从而控制鸟嘌呤核苷酸的合成速度,但鸟嘌呤核苷酸与腺嘌呤核苷酸并不相互影响彼此的合成速度,具有较高的选择性。

次黄嘌呤核苷酸转变成腺嘌呤核苷酸时需要三磷鸟苷的存在，而黄嘌呤核苷酸转变成鸟嘌呤核苷酸时需要三磷腺苷的存在，即三磷鸟苷可以促进腺嘌呤核苷酸生成，三磷腺苷又可以促进鸟嘌呤核苷酸生成，彼此之间存在很复杂的交叉调节，这对维持体内三磷腺苷、腺嘌呤核苷酸、三磷鸟苷、鸟嘌呤核苷酸浓度的相互平衡具有重要意义。此外，体内嘌呤核苷酸还可以互相转变，以保持彼此平衡。例如，次黄嘌呤核苷酸可转变成黄嘌呤核苷酸、腺嘌呤核苷酸及鸟嘌呤核苷酸，而鸟嘌呤核苷酸、腺嘌呤核苷酸又可以转变成次黄嘌呤核苷酸。

（二）嘌呤核苷酸分解代谢的调节和关键酶

嘌呤碱基的分解代谢的关键酶是黄嘌呤氧化酶，它是决定体内尿酸生成速度的限速酶。黄嘌呤氧化酶结构非常复杂，分子中含有黄素腺嘌呤核苷酸、金属钼和非血红素铁，并需要甲基四氢叶酸参与。此酶主要存在于肝脏，除了氧化嘌呤碱基外，还能催化含氮杂环化合物的氧化。凡是影响黄嘌呤氧化酶活性的因素，均可影响嘌呤核苷酸的分解代谢。例如，当四氢叶酸含量增加时，可增加黄嘌呤氧化酶的活性，加速尿酸的生成。需要指出的是，有时候一种因素可能从不同的角度同时影响嘌呤核苷酸的合成和分解。以目前临床常用的抗痛风药物——别嘌醇为例，别嘌醇是次黄嘌呤类似物。一方面，可以取代黄嘌呤竞争性的与黄嘌呤氧化酶结合，从而抑制该酶的活性，减少尿酸的生成；另一方面，它可以通过补救合成途径生成别嘌呤核苷酸，消耗磷酸核糖焦磷酸，同时其类似次黄嘌呤核苷酸的结构又可反馈抑制嘌呤核苷酸的从头合成途径,从而减少嘌呤核苷酸的合成,这样从几方面减少尿酸的生成而发挥对痛风的治疗作用。

五、痛风的病因学

(一)痛风与高尿酸血症的定义和分类

1. 定义　痛风是一组嘌呤代谢紊乱和(或)尿酸排泄障碍所致的疾病,以高尿酸血症为临床特点,以及由此而引起的痛风性急性关节炎反复发作、痛风石沉积、痛风石性慢性关节炎和关节畸形,常累及肾脏而引起慢性间质性肾炎和尿酸性肾结石形成。

痛风可分为原发性和继发性两大类。原发性高尿酸血症引起的痛风为原发性痛风,临床一般所说的痛风多指原发性痛风。除 1%~2% 原发性痛风是嘌呤代谢酶缺陷(属于性连锁隐性遗传障碍)所致外,绝大多数的病因都尚不清楚,常伴有血脂代谢异常、肥胖症、糖尿病、原发性高血压、冠心病和动脉硬化等,属遗传易感性疾病。继发性痛风是由于肾脏疾病、血液病及某些药物等多种原因导致的高尿酸血症所致,在某些原发性痛风中也存在继发性因素。此外,还有一种原因不明的高尿酸血症,称为特发性高尿酸血症。

尿酸是嘌呤碱基在人体内代谢的终产物,在血液中几乎全部以尿酸钠的形式存在,血尿酸水平实际是指血尿酸钠水平。国内资料显示,男性血尿酸为 150~380 微摩/升,女性血尿酸水平为 100～300 微摩/升。当血清尿酸钠的浓度超过 420 微摩/升时,即为高尿酸血症,在理论上此时尿酸钠可以析出结晶。血清尿酸低于 120 微摩/升为低尿酸血症,原发性低尿酸血症是一种常染色体隐性遗传性疾病,伴有眼畸形和肌痉挛。获得性低尿酸血症者,短期无症状,长期可能出现免疫功能低下。

高尿酸血症是痛风的重要生化基础和引起痛风性关节炎、痛风石和痛风性肾病的原因,也是诊断痛风和判断痛风疗效、预后的重要指标。但需要注意的是,高尿酸血症与痛风并不是同义词,只有 10%～20% 的高尿酸血症患者会出现痛风。高尿酸血症患者只有出现尿酸盐结晶沉积、关节炎和(或)肾病、肾结石等时,才能称之为痛风。高尿酸血症在出现关节炎、肾病、肾结石等临床表现前称为无症状性高尿酸血症。有些高尿酸血症可以持续终身,但始终不出现关节炎症和(或)肾脏损害,称之为特发性高尿酸血症。目前对无症状性高尿酸血症的病因和发病机制尚不清楚,一般认为并不需要治疗,但要定期检查,以防止延误临床期的治疗。但也有人认为,当无症状性高尿酸血症患者的血尿酸明显升高(超过 500 微摩/升),或者有明显的痛风性关节炎、痛风肾或尿酸性结石的家族史时,应当在医生指导下进行降尿酸治疗。需要指出的是,有 10%～15% 的痛风患者在痛风性关节炎出现前已经出现肾结石或尿酸性肾病,这些患者大多见于儿童和青少年,主要是遗传性酶缺陷所致,往往有阳性家族史,应引起注意。

目前对痛风的诊断标准还没有全球统一,简易的诊断标准是:典型的单关节炎随之有一个无症状期;给予秋水仙碱治疗后,关节炎症可以迅速缓解,有特殊治疗效果;高尿酸血症;关节液白细胞内有尿酸盐结晶或结节针吸活检有尿酸盐结晶。也有学者认为只要具备最后 1 条也可以确诊。

2. 痛风与高尿酸血症的分类　如表1。

表1　痛风和高尿酸血症的分类

类　型	尿酸代谢紊乱	遗传特性
(1)原发性		
①原因未明		
●尿尿酸排出正常	产生过多和(或)肾清除减少	多基因性
●尿尿酸排出增多	产生过多;有或无肾清除减少	多基因性
②伴有酶及代谢缺陷		
●磷酸核糖焦磷酸合成酶活性增加	产生过多;磷酸核糖焦磷酸合成增加	X-伴性
● HGPRT 部分缺少	产生过多;磷酸核糖焦磷酸合成增加	X-伴性
(2)继发性		
①伴有嘌呤合成增多		
● HGPRT 完全缺乏	产生过多;Lesch Nyhan 综合征	X-伴性
●葡萄糖 6-磷酸酶缺乏	产生过多和肾清除减少;糖原贮积症 I 型(Von Gierke 病)	常染色体隐性
②伴有核酸转换增加	产生过多;如慢性溶血性贫血,红细胞增多症,骨髓增生性疾病及化疗时或放疗时	
③伴有肾清除尿酸减少	肾功能减退;由于药物、中毒或内源性代谢产物抑制尿酸排泄和(或)再吸收增加	

（二）痛风的流行病学

痛风普遍存在于世界各地，可以说每个国家、每个种族都有痛风患者。但可以发现，不同国家、不同种族，以及同一国家的不同地区，痛风的患病率可以有很大的差异。除与遗传背景有关外，还与年龄、经济水平、生活方式及医疗水平（包括检出水平、统计水平、资料分析水平、管理水平）、诊断标准等因素的多样性密切相关。但总的来说，痛风的患病率随年龄增长而增大，男性高于女性，经济发达地区高于经济欠发达地区，欧美白种人高于黄种人。近20年来，与糖尿病、肥胖症、血脂异常等代谢疾病一样，痛风的患病率在全球范围均呈上升趋势，尤其是在中国和其他经济迅速发展、生活方式逐渐西化的亚洲国家，该病的患病率正迅猛攀升，应引起注意。

在欧洲和北美等经济发达地区，痛风自古以来都是常见病。从历史的纵向比较来看，近20年西方痛风的患病率增加了1倍以上。20世纪60年代文献报道，痛风的年患病率为0.175%，而1992年的报道则上升到0.39%。对20世纪80年代的文献进行荟萃分析显示，欧美高尿酸血症的患病率一般为2%～18%，痛风的患病率则为0.13%～0.37%。1988—1994年，美国国家健康与营养状况调查显示，20岁以上的美国人群中高达2.7%个体曾被诊断为痛风。1970年，英格兰痛风患病率为0.3%，在1995年结束的一项调查中已经上升至1%。沙特阿拉伯的一项研究显示，8.4%的成年人患有高尿酸血症（男性超过420微摩/升，女性超过360微摩/升）。

相比于欧美国家，在中国等东方国家痛风在 20 世纪以前属于少见病，可能与种族、饮食习惯和生活方式有关。日本在第二次世界大战以后，随着饮食结构的变化，摄入动物蛋白及脂肪的增多，高尿酸血症和痛风的患者有显著增多趋势，目前痛风患病率已经高达 0.5%。我国从 20 世纪 80 年代经济迅速发展后，痛风的患病率增加非常迅速。据文献报道，1958 年以前全国共报道痛风 58 例，而近几年来每年在大城市和医院就诊的痛风患者都远超过这一数据。陈岫岩等在 1996 年发表的资料显示，在过去 15 年中我国痛风的患病率迅速增加。方圻等在 20 世纪 80 年代报道，北京、上海、广州等大城市血尿酸平均水平为男性 260 微摩/升，女性则为 196 微摩/升，提示血尿酸水平处于偏低状态。但在 1998 年发表的上海黄浦区的调查则显示，该地区高尿酸血症患病率为 10.1%，其中男性为 14.2%，女性为 7.1%，痛风患病率为 0.34%，其中男性的患病率为 0.77%。我国台湾的资料显示，痛风患者在风湿病门诊中所占的比例在 1985 年是 1963 年的 3 倍，高达 15.6%。1993—1996 年台湾健康与营养调查显示，19 岁以上的成年人中 26% 的男性血尿酸超过 460 微摩/升，17% 的女性血尿酸超过 390 微摩/升，高山族土著人群中高尿酸血症患病率更高，达 50% 左右。1991—1992 年台湾金门地区的一项研究显示，30 岁以上的成年人高尿酸血症的患病率为男性 25%，女性为 15%，而且有 11.5% 的男性和 3% 的女性高尿酸血症患者发展为痛风。有资料显示，我国 20 岁以上的人群 2.4%～5.7% 有血尿酸过高的情况，在老年人高尿酸血症发病率高达 24% 以上。血尿酸过高的患者如果不注意饮食控制和治疗，5%～

12%最终会发展成为痛风,其余可始终没有任何症状。

(三)痛风与性别、年龄

高尿酸血症是痛风的重要生物化学基础,而血尿酸水平与年龄和性别密切相关,血尿酸水平的高低又直接决定痛风的发生和发展。从年龄上看,血尿酸水平在出生后随年龄增长而增高。在青春期以前,男女并无明显差异;但在青春期后,男性的血尿酸水平高于女性,并持续在一个较窄的范围内波动。女性在绝经以后血尿酸水平可明显升高,但仍然略低于男性。基于血尿酸水平随年龄变化的特点,临床上所见的痛风大部分在 30~70 岁发病,绝大多数在 40岁以上,男性的最高的发病年龄在 50~59 岁,但男性发病目前有逐渐年轻化的倾向,30 岁的原发性痛风患者在临床上也可以见到。女性发病几乎都在 50 岁以后,绝经前的妇女发生痛风非常罕见,因此诊断绝经前的女性痛风应慎重。韩国的一项研究显示,75 % 的女性痛风发生在绝经之后,平均发病年龄为 53.4 岁。女性痛风不但发病年龄普遍大于男性患者,而且容易出现不典型的表现,如痛风性多关节炎发生率较高等。

痛风的发病具有非常明显的性别差异,男女比例大约为 20∶1,即 95%的痛风患者是男性。主要的原因除男性的血尿酸水平高于女性(大约平均增高 19%)外,还包括男性体内有较高的雄激素水平,雄激素可提高溶酶体磷脂膜对尿酸盐结晶的易感性,从而容易引起细胞反应,引发炎症。男性喜饮酒,酒精可抑制尿酸在肾小管的分泌,减少尿酸的排泄。国外有大量研究显示,酗酒是男性罹患痛风的独立危险因素,而在女性则没有相关性。男性喜食富含嘌呤、蛋白质的食物,使体内尿酸生成增加。女性在绝经前,体内雌激素水平较高,而雌激素可增强膜磷脂对尿酸盐结晶沉淀的抵抗,同时雌激素还可以增强肾脏排泄尿酸的作用。此外,雌激素本身就有抑制关节炎发作的作用。故女性在绝经前很少发生痛风,在雌激素水平较高的月经期和妊娠期,女性几乎不发生痛风。迄今为止,全世界报道的妊娠期原发性痛风的病例不足 20 例。妇女绝经期后,体内雌激素水平急剧下降,发生高尿酸血症与痛风的机会明显增加,所以女性的高发年龄在绝经期后。

(四)痛风与种族

虽然至今尚未发现没有痛风患者的种族,但不同种族的痛风及高尿酸血症的患病率可有很大的差异。在我国及其他黄种人国家中,高尿酸血症和痛风的发病率低于西方白种人,但个别生活方式接近西方的中国人血尿酸水平较高,甚至可高于白种人。黑种人的痛风患病率似乎高于白种人。据美国 1986 年统计资料,黑种人高尿酸血症发病率高于白种人。在经济水平并不发达的非洲黑种人中,痛风的患病率也比较高,占风湿病的 9% 以上,贝尔等人更是认为痛风是非洲的一种常见疾病,并常伴有糖尿病、肥胖和高血压。研究还发现,棕色人种的痛风患病率高,如 1997 年的报告显示,新西兰毛利族痛风患病率为 6.4%,而欧洲裔居民为 2.9%,其中毛利族男性患病率高达 13.9%,欧洲裔男性为 5.8%。同为棕色人种的瑙鲁密克罗尼西亚男性中,64% 有高尿酸血症。痛风患病率种族差异的原因与遗传背景有关,如印尼爪哇的痛风患病率为 1.7%,接近白种人水平,远远超过经济模式和生活方式更为工业化的日本和中国上海地区,但爪哇 80% 的痛风病患者居住在农村,他们的生活方式并不西化。痛风的患病率同时也与饮食习惯、生活方式等密切有关,如移居新西兰托克劳群岛的居民痛风患病率明显高于该岛的原住居民,发病率相对危险是原住居民的 9 倍,14 年内增加了 2.5 倍。托克劳群岛移民在生活方式的变化表现是肉类摄入增加、大量饮嘌呤高的啤酒及崇尚肥胖为美的审美标准等。

(五)痛风与饮食习惯、生活方式

痛风的发病与生活水平密切相关,以往我国人民生活水平较低,饮食中的动物性食品较少,因而痛风的发病率较低,一直被认为是一种少见病。随着人民生活水平的提高,与痛风发病有关的食品,主要是各种动物性食品在饮食结构中的比重逐渐增加,使得痛风的发病率与日俱增,在中老年人群和慢性心血管疾病、糖尿病患者中更容易发病。

早在古代,人们就发现痛风的患病与饮食不节制有关,关系最密切的是高嘌呤饮食。由于食物中摄入的嘌呤碱基在体内几乎都转变成尿酸,因此高嘌呤饮食可使尿酸的合成增加,血尿酸浓度升高;反之,低嘌呤饮食可使血尿酸浓度降低。控制饮食后,正常人血尿酸可降 35.7 微摩/升,痛风患者血尿酸也可降低 59.48 微摩/升。含嘌呤量较高的食物有酒,海产品(尤其是海鱼、贻贝、扇贝等软体动物)、动物内脏(尤其是脑、肝和肾)和浓肉汤等。鱼虾、肉类、黄豆等豆类也含有一定量的嘌呤,蔬菜、牛奶、水果和鸡蛋则不含嘌呤或嘌呤含量很少。

酗酒是促发痛风发病最重要的因素之一,所有的酒类(包括啤酒)都会促进痛风的发生、发展。乙醇影响血尿酸水平的解释是:饮酒常伴食含丰富嘌呤的食物;乙醇代谢可以使血乳酸浓度升高,而乳酸可以抑制肾脏对尿酸的排泄;乙醇还能促进腺嘌呤核苷酸转化而使尿酸增多。日本学者报道,在编码醛脱氢酶-2(乙醇降解的关键酶)的两种等位基因中,等位基因-2 的出现概率在痛风患者明显高于健康对照组。由于等位基因-2 编码的醛脱氢酶的活性显著低于等位基因-1,提示痛风患者对乙醇存在着遗传性耐受低下,对乙醇相关疾病具有更高的易感性。

金属铅因可明显抑制尿酸分泌,在古代也是引发痛风的常见因素之一,而在现代,长期饮用威士忌类含铅的酒(酿造器皿是铅容器),也可使痛风的发病危险性增加 3 倍以上。此外,饥饿时可诱发血浆乙酰乙酸和 β 羟丁酸水平等酮体增加,而这些物质可明显抑制肾脏对尿酸的排泄,导致血尿酸水平升高。

既往认为豆制品可促发痛风,因为豆类也含有一定量的嘌呤。但根据我国及日本学者测试出各种豆类的嘌呤含量并不高,因此民间认为痛风禁食豆类的说法并无证据。另一个间接证据是,常食豆制品的人也很少有痛风,所以豆制品可以少量食用。

(六)痛风与其他疾病

早在古代,人们就已经发现肥胖的人易发生高尿酸血症和痛风,体重与高尿酸血症明显相关。有研究显示,男性痛风病人肥胖发生率为 9.1%～16.%,50% 以上的患者超重,尤其是青春期以前体重增加可能导致青春期后血尿酸水平显著升高,是临床痛风发生的重要危险因素。肥胖引起高尿酸血症可能与体内内分泌系统紊乱(如糖皮质激素、性激素代谢紊乱),或存在胰岛素抵抗、高胰岛素血症使尿酸生成增多,或酮体生成过多导致尿酸排泄抑制等因素有关。肥胖本身直接造成高尿酸血症的可能性不大。高尿酸血症患者中消瘦者仅占 2.6%。

痛风患者还常合并血脂代谢紊乱(高三酰甘油血症和低高密度脂蛋白血症)、糖尿病、高血压、冠心病、脑血管疾病等其他代谢相关疾病。有资料显示,高尿酸血症患者高血压发生率为 8.1%～13.6%、糖尿病为 5.1%～15.74%、高脂血症 32%～66.5%、冠心病为 3.2%～6.3%、脑梗死为 0.46%。痛风患者合并高血压者为 27.9%、糖尿病及糖耐量减低为 22.1%、高脂血症为 27.5%、冠心病为 22.1%、脑梗死为 0.68%、肥胖症为 16.1%。反之,高血压等心脑血管病及糖尿病、高脂血症、肥胖症也是高尿酸血症和痛风的危险因素。

近年来对代谢综合征的研究日益增多。代谢综合征包括非胰岛素依赖型糖尿病(2 型糖尿病)、血脂异常、原发性高血压、冠心病、肥胖症等疾病。这些疾病经常同时或先后出现,具有簇集现象。目前已经公认,这些疾病都具有共同的发病基础——胰岛素抵抗,存在着胰岛素敏感性下降、高胰岛素血症等病理生理变化。在 1996 年,著名的胰岛素抵抗研究专家 DeFronzo 把高尿酸血症也划入到代谢综合征的组成成分,并指出痛风、高尿酸血症与糖尿病等疾病之间的密切关系可能也是由于都存在共同土壤——胰岛素抵抗有关。最近日本学者的研究还指出,高尿酸血症可以作为胰岛素抵抗的遗传标志之一。胰岛素抵抗导致血尿酸水平升高的机制还不清楚,一般认为与胰岛素抵抗常导致高胰岛素血症,而胰岛素本身可以促进尿酸合成和抑制尿酸分泌有关。此外,高胰岛素血症常伴有交感-肾上腺髓质兴奋和肾素-血管紧张素系统亢进,而血管紧张素可以减少尿酸排泄。但这方面尚有待于进一步深入研究。

(七)痛风与高尿酸血症常见的病因

在原发性痛风中,只有 $1\%\sim2\%$ 的病例病因比较明确,即先天性酶缺陷,为性连锁或常染色体单基因遗传病,有明显的家族史。但绝大多数原发性痛风的病因并不明确,一般认为是多基因遗传方式,即由多个基因共同控制发病与否,每个基因的作用是微效的,但遗传效应可以累加,而且共同显现。多基因遗传病发病与否要看遗传效应是否超过了某个阈值,而阈值则受到多种环境因素的影响,包括性别、年龄、饮食、伴随疾病等。因此,虽然公认原发性痛风是一种遗传性疾病,但却无法准确预测家系中患者出现的规律。此外,高尿酸血症虽然是公认的痛风生化基础,但高尿酸血症是否可作为痛风的遗传标志还有争议,因为血尿酸水平的影响因素很多,且还有一定比例的无症状性高尿酸血症,高尿酸血症作为痛风遗传标志的特异性和敏感性都有待于进一步探讨,因此很有必要寻找更为可靠的痛风遗传标志。

从病因上看,凡是导致尿酸生成增多和(或)使尿酸排泄减少的任何因素，包括遗传缺陷、疾病、药物饮食习惯等，都可导致高尿酸血症甚至痛风。在原发性痛风中，尿酸生成增多导致的只占10%左右，而尿酸排泄障碍所致者高达90%。在继发性痛风中尿酸生成增多和排泄减少往往同时存在，只是在不同的情况下，两者所占的比重不同，但一般尿酸生成增多占的比例更大一些，为50%～60%。

1. 引起嘌呤生物合成或尿酸生成增多的原因

（1）遗传性酶缺陷

①次黄嘌呤鸟嘌呤磷酸核糖转移酶缺乏。次黄嘌呤鸟嘌呤磷酸核糖转移酶是嘌呤补救合成途径的关键酶，催化机体利用现成的嘌呤碱基合成嘌呤核苷酸。当此酶缺乏时，补救合成途径减弱，磷酸核糖焦磷酸消耗减少，导致嘌呤从头合成加速，而从头合成途径是嘌呤合成的主要途径。次黄嘌呤鸟嘌呤磷酸核糖转移酶缺乏引起Lesth-Nyhan综合征，以X连锁方式遗传；家族性痉挛性截瘫为常染色体显性遗传病。

②磷酸核糖焦磷酸合成酶活性增高。磷酸核糖焦磷酸合成酶是嘌呤从头合成途径的关键酶，当此酶活性增高时，嘌呤合成增加，尿酸生成增多，该病也属于性连锁隐性遗传病。

③磷酸核糖焦磷酸酰胺转移酶结构异常。次黄嘌呤核苷酸、腺嘌呤核苷酸等嘌呤核苷酸不能反馈抑制此酶活性，导致嘌呤从头合成增强，尿酸生成增多。

④葡萄糖-6-磷酸酶缺乏。即糖原贮积症Ⅰ型，属于常染色体隐性病。患儿肝细胞和肾小管细胞中缺乏葡萄糖-6-磷酸酶，导致糖原沉积。患者体内嘌呤合成明显增多，同时

还伴有肾脏对尿酸的清除减少。

以上疾病多在 20 岁以前发病,而且病情较重,病死率极高。高尿酸血症患者血尿酸一般在 700 微摩/升以上,在关节炎出现之前就可以出现肾结石和尿酸性肾病,同时可伴有自残现象和特殊容貌等。

(2)临床疾病导致嘌呤或尿酸产生过多(细胞转换增加)

①血液病。包括骨髓增殖性疾病(白血病、骨髓瘤、骨髓异常增殖综合征等),淋巴瘤和其他淋巴增生病、红细胞增多症、严重的溶血性疾病。

②恶性肿瘤。各种肉瘤、肺癌、肝癌、骨癌等。

上述血液疾病和恶性肿瘤患者,体内血细胞或肿瘤细胞代谢极为旺盛,细胞增殖和死亡都很迅速,核酸合成和分解明显增强,导致短时间内大量嘌呤生成和(或)降解,引起血尿酸水平增高和痛风。

③银屑病、心肌梗死、肥胖。患上述疾病时,机体的代谢率增强,体内三磷腺苷消耗增多,大量腺嘌呤核苷酸分解,导致机体内次黄嘌呤、黄嘌呤和尿酸生成明显增加,导致高尿酸血症和痛风。

(3)饮食与药物(嘌呤核苷酸摄入增加或分解加速)

①富含嘌呤食物,如进食动物内脏等。

②乙醇可促进腺嘌呤核苷转化、分解,增加尿酸生成。

③大量摄入果糖可影响肝脏对嘌呤核苷酸的代谢,导致嘌呤分解加速,尿酸生成增多。

④细胞毒性药物(如环磷酰胺、环孢素等)可短时间内大量破坏细胞,导致细胞核裂解,核酸分解加速,尿酸生成增加。

2. 肾脏对血浆尿酸盐清除率降低

（1）临床疾病：有些疾病可导致肾小球滤过率下降，血尿酸滤过减少和（或）肾小管对尿酸的分泌减少，而且以尿酸分泌减少的意义更大。例如，慢性肾衰竭、多囊肾、高血压肾病、脱水、饥饿、糖尿病酮症酸中毒、乳酸酸中毒、失盐性肾炎、Barteer 综合征、肥胖、甲状腺功能减退症、甲状旁腺功能亢进症、尿崩症、妊娠高血压综合征、特纳综合征等、铅中毒、铍中毒、类肉瘤病。

（2）药物和饮食习惯：某些药物和乙醇可以明显抑制肾小管对尿酸的分泌，导致血尿酸水平增加。乙醇可直接抑制尿酸分泌，同时可导致血乳酸水平增加，而乳酸可以显著抑制肾小管对尿酸的分泌；利尿药包括襻性利尿药和噻嗪类利尿药；小剂量阿司匹林；B 族维生素：维生素 B_1、维生素 B_{12}；抗结核药物：乙胺丁醇、吡嗪酰胺；左旋多巴；胰岛素；青霉素；甲氧氟烷；滥用泻药。

（3）特发性尿酸排泄降低：原因不明，表现为肾小管尿酸分泌明显减少，多见于青少年，有家族史和遗传性高尿酸性肾病。

六、痛风的发病机制与生化改变

（一）痛风的发病机制

痛风的发病与血尿酸水平及累积时间的长短密切相关。高尿酸血症产生的机制主要有以下 4 个方面。

1. 嘌呤吸收过多　人体内的嘌呤有两个来源：一是外

源性,来源于食物,几乎都转变成尿酸,但只占体内尿酸的20%;另一个是内源性,在体内自行合成,约占体内尿酸来源的80%。因此,嘌呤吸收过多在高尿酸血症发生中有一定的作用,但不是最主要的因素。当大量摄入高嘌呤饮食后,可使血尿酸水平升高,如果同时伴有尿酸排泄减少,可导致血尿酸水平显著升高,甚至痛风发作。限制嘌呤摄入(每日嘌呤摄入量不超过 3 毫克)后,正常人的血尿酸可下降35.7 微摩/升,痛风患者也可降低 59.48 微摩/升。但需要指出的是,原发性痛风患者采用低嘌呤饮食,甚至无嘌呤饮食,虽可降低血尿酸,但并不能纠正高尿酸血症。因此,一般认为高嘌呤饮食不是痛风的原发病因,但短时间内大量摄入高嘌呤饮食则可导致血尿酸迅速升高,诱发痛风性关节炎发作。在进餐过程中发作的痛风性关节炎在临床上并不罕见。

2. 嘌呤产生增多 内源性嘌呤产生增多是痛风患者体内尿酸生成增多的首要因素。内源性嘌呤产生增多的原因包括嘌呤生物合成增多和(或)嘌呤核苷酸分解加速。判断体内尿酸生成是否增多一般可有 2 种方法:放射性核素示踪技术测定尿酸生成量和直接测定 24 小时尿尿酸水平。前者是利用氮或碳的同位素(^{15}N 或 ^{14}C)标记的甘氨酸作为标记物,口服或静脉注射后,采用液体闪烁仪测定尿液中 ^{15}N 或 ^{14}C 尿酸盐的含量,以了解体内尿酸的生成量。当标记尿酸盐增高时,即表明体内的嘌呤产生增多。这种方法的特点是准确、可靠,但烦琐、费时,对人体和环境也有一定的危害,目前只用于科研。后者因为简单、易行,在临床上广为开展。24 小时尿尿酸超过 3.6 毫摩(低嘌呤饮食 5 天后)或超过 4.8～5 毫摩（常规饮食）时为尿酸排出过多。

有研究显示，放射性核素示踪技术中 30% 以上的痛风患者尿标记尿酸盐排出量超过正常人，而且排出量的峰值高、出现早、下降快，证明痛风患者体内尿酸生成增多而且速度加快。临床资料表明，在原发性痛风患者中有 10%～12% 的患者 24 小时尿尿酸排出过多，继发性痛风患者中有 40% 左右。还有部分肾功能障碍的痛风患者，虽然尿尿酸排出量增加不明显，但胃肠道等肾脏外途径排出的尿酸量可以明显增加，因此尿尿酸排出增高的实际比例更大，有人估计为 32%～40%。目前一般认为痛风或高尿酸血症患者的 24 小时尿尿酸持续增高，提示患者体内尿酸生成量过多，若 24 小时尿酸排出量正常或减低，则提示尿酸排泄障碍。

3. 尿酸转运障碍 体内嘌呤代谢生成尿酸后，转运到体内的尿酸代谢池储存、释放、排泄，以维持体内尿酸水平的动态平衡。用放射性核素示踪技术可以测定尿酸池的大小。有资料显示，正常男性的快速可溶性尿酸池平均为 1 200 毫克，而痛风患者的快速可溶性尿酸池为 2 000～4 000 毫克，有痛风结节肿（痛风石）者则高达 18 000～31 000 毫克。需要指出的是，放射性核素示踪技术测定的是体内溶解在细胞外液中的尿酸盐代谢池的量，对于有痛风石的痛风患者，由于还有大量的尿酸盐以固体形式沉积，因此这些患者的实际尿酸池要大得多。放射性核素示踪技术同时可以测定尿酸盐转换率。结果显示，痛风患者的尿酸盐转换率接近正常人或稍微升高，提示痛风患者主要是体内尿酸生成量增加，而尿酸在体内的转运速度并无明显异常。但需要注意的是，沉积的尿酸盐结晶可以重新溶解进入细胞外液,使得血尿酸水平持续保持在高水平状态,容易形成过饱和状态,导致尿酸盐重新形成结晶沉积在关节、软骨、肾脏等组织器官。

4. 尿酸排泄障碍 很多学者认为,尿酸排泄障碍是引起高尿酸血症的重要因素,重要性超过尿酸生成增多。尿酸排泄障碍包括,血尿酸滤过减少、肾小管重吸收增多、肾小管尿酸分泌减少,以及尿酸盐结晶在泌尿系沉积。痛风患者中 80%～90%的个体具有尿酸排泄障碍,而且上述异常都不同程度地存在,但以肾小管对尿酸的分泌减少最为重要,尤其在那些体内尿酸生成量正常、24 小时尿尿酸正常甚至减少的患者中更为明显。有资料显示,痛风患者尿酸排泄量要接近正常,血尿酸至少要超过正常人 59～118 微摩/升。

诸多因素可导致肾小管分泌尿酸障碍,发生率在痛风患者中约占 75%,肾小管分泌尿酸量可由占滤过量的 40%～45%下降至 30%,甚至更低。此外,尿液 pH 值还直接影响尿酸盐在尿液中的溶解度,从而影响肾脏对尿酸的排泄。由于尿酸的解离常数为 5.7,因此尿酸盐的溶解度随 pH 值增加而增加,pH 值 6.0 时的溶解度为 pH 值 5.0 的 3.5 倍。研究发现,大部分痛风患者的尿 pH 值偏低,多在 6.0 以下,因此尿酸盐溶解度较低,如果同时伴有尿酸排出量持续升高,就容易引起尿路结石。

(二)痛风的生化改变

1. 高尿酸血症 高尿酸血症是痛风最重要的生化改变,也是该病的生化基础和引起痛风性关节炎、痛风石和肾病的原因,还是诊断痛风和判断痛风疗效、预后的重要指标。但必须指出,高尿酸血症并不等同于痛风,只有当高尿酸血症者出现痛风性关节炎和(或)痛风性肾病时,才能称为痛风,否则称为无症状性高尿酸血症,并可在少数人终身存在(特发性高尿酸血症),因此光凭高尿酸血症不能诊断痛风。一般认为,只有5%~12%的高尿酸血症患者会出现痛风。

尿酸是嘌呤碱基的代谢终产物,为弱酸,pH值在7.4时血浆中几乎都以尿酸钠的形式存在,所以测定的血尿酸水平实际上测定的是血尿酸钠水平。尿酸钠在血清中的最大溶解度是380微摩/升,加上与血浆白蛋白结合的18~24微摩/升,尿酸钠在血清中的饱和浓度是405微摩/升。国内外大多数医院一般采用尿酸氧化酶法测定尿酸水平,这种方法的精确性比较高,其原理是尿酸氧化酶可催化尿酸分解成尿囊素,尿囊素可与特异性的化学试剂反应生成显色物质,根据显色产物颜色的深浅,用分光光度计测光密度值,再结合尿酸标准品的光密度值就可测定出尿酸水平。目前很多医院直接用自动生化检测仪测定血清尿酸钠水平,其原理也是尿酸氧化酶法,但速度更快、质量更易控制。不同国家甚至不同单位的血尿酸正常值范围各有不同。据国内资料,正常成年男性血尿酸水平为150~380微摩/升,女性血尿酸水平为100~300微摩/升。

高尿酸血症有两个概念,一是理化性质上的高尿酸血症,又称绝对高尿酸血症,是指血清尿酸钠的浓度超过420微摩/升。因为该浓度是尿酸钠在pH值7.4时血清中的饱和浓度,超过该浓度在理论上尿酸钠可以析出结晶而沉积。

另一个概念是流行病学概念，又称相对高尿酸血症，是指血尿酸水平超过当地正常人平均值加 2 倍标准差。在男性为超过 420 微摩/升，女性为超过 360 微摩/升，超过这一数值者罹患痛风和尿酸性结石的机会大大增加。未经治疗的痛风患者 98％以上存在不同程度的高尿酸血症。临床上发现，继发性痛风患者的高尿酸血症更加明显，但原发性痛风患者的血尿酸水平较继发性痛风患者波动更大，尤其是在急性痛风性关节炎发作后可明显降低，甚至接近正常。其原因与急性发作时肾上腺皮质激素分泌过多促进了尿酸排泄，也与饮水利尿和使用促尿酸排泄或抑制尿酸生成的药物有关。还有极少数患者急性关节炎在出现典型尿酸盐结晶沉积（痛风石）后发作，血尿酸水平持续正常，原因尚不清楚。因此，在诊断痛风时应反复多次检测血尿酸，才能做出正确的诊断结果。

2. 其他生化改变

(1)24 小时尿尿酸排出增多：有 30 ％左右的痛风患者 24 小时尿尿酸排出增多，提示这些患者体内尿酸生成增多。尿尿酸测定方法同血尿酸，均为尿酸氧化酶法。有两种测定方法，一是低嘌呤饮食（每天摄入嘌呤量不超过 3 毫克）5 天后，留 24 小时尿测定，正常水平为 1.2～2.4 毫摩，超过 3.6 毫摩为尿尿酸排出过多；另一方法是常规饮食下留 24 小时尿测定，正常水平为 1.8～4.4 毫摩，超过 4.8～5.9 毫摩为尿酸排出过多。以前者更为准确，但后者更简便、易行，故临床上使用较多。

测定 24 小时尿尿酸的目的主要是分析高尿酸血症的主要原因，从而指导治疗方案和药物的选择，同时还可鉴别肾结石的性质。当24小时尿尿酸水平升高,提示高尿酸血症的主要原因是尿酸生成过多,可选用别嘌醇等抑制尿酸产生的药物,而尿尿酸水平正常甚至低于正常,则提示是尿酸排泄障碍导致的高尿酸血症,在肾功能基本正常、年龄70岁以下时应首选苯溴马隆等促尿酸排泄的药物。当痛风患者24小时尿尿酸超过5.9毫摩时,大约50%的个体可出现尿酸盐性肾结石,因此肾结石患者的尿尿酸水平增高,往往提示结石为尿酸盐性。

24小时尿尿酸的影响因素较多,包括药物、饮食、肾功能、其他疾病等,尤其是常规饮食条件下的测定值,可有较大的波动。有人推荐测定尿酸清除率与内生肌酐清除率之比来消除这些影响,尤其是在肾功能障碍时,测定这一比值可以更准确地了解体内尿酸生成的情况。尿酸清除率正常值在6.6～12.6毫升/分钟,与内生肌酐清除率之比的正常值为8%～10%。当上述比值>50%,则提示体内尿酸生成率明显增高。

(2)血脂:原发性痛风患者大都合并有血脂异常,主要表现为IV型高脂蛋白血症,即高三酰甘油、高极低密度脂蛋白、低高密度脂蛋白,同时可有血游离脂肪酸水平上升和脂蛋白脂酶活性下降。血清胆固醇水平一般正常或轻度升高。

(3)血糖:痛风患者容易合并出现糖耐量低减、空腹血糖受损,引起血糖升高,糖耐量异常,甚至糖尿病。

(4)激素:痛风患者容易合并肥胖、糖尿病等代谢疾病,导致血清糖皮质激素、瘦素、胰岛素等激素水平增加,尤其是高胰岛素血症出现的概率较高,而促肾上腺皮质激素、雄激素等水平常下降。

(5)血肌酐、尿素氮:当痛风患者的尿酸性肾病引起肾功能减退时,可引起内生肌酐清除率下降,血肌酐、尿素氮水平上升。

(6)肝功能:虽然尿酸盐结晶在肝脏的沉积量很少,但痛风患者合并严重的肥胖症、糖尿病或长期使用别嘌醇等药物时,肝功能也可以出现不同程度的异常。在糖原贮积症和果糖不耐受症引起的继发性痛风患者,肝功能甚至出现明显异常。一般表现为转氨酶升高、白蛋白下降、白/球比值倒置、血清胆红素水平升高等。

(7)其他:痛风患者的尿 pH 值普遍在 6.0 以下。酗酒的痛风患者,常伴有血乳酸水平和血酮酸水平升高,尿酮体也可以呈阳性。

七、痛风的病理改变

典型痛风的自然病程一般可分为无症状性高尿酸血症、急性痛风性关节炎、间歇期痛风、慢性痛风石性痛风和痛风性肾病几个阶段。尿酸钠盐沉积是痛风的特征性病理改变。除中枢神经系统由于血-脑屏障的原因导致尿酸水平很低,不出现尿酸盐沉积外,几乎所有的组织都可以出现这一病理改变。病变最常发生的部位是关节软骨、滑膜、骨骺、肌腱、关节周围软组织及肾脏等。病理变化主要是急性发作期大量炎症细胞浸润、尿酸盐沉积组织局部坏死,继而细胞间质胶原纤维样变性、增生,形成异物肉芽肿。但痛风在每个阶段都有各自不同的病理改变,而且在不同的受累器官,病理变化也各有其特点。

（一）痛风性关节炎的改变

痛风性关节炎是痛风中最常见的类型，主要存在于中老年男性，尤其是急性痛风性关节炎，是95％左右患者的最初临床表现，因其骤然发作、疼痛剧烈难忍，也是绝大多数患者就诊的首要原因。

痛风性关节炎的病理基础是尿酸盐在关节软骨、滑膜等部位的沉积。在酗酒、创伤、受凉、过度运动、高嘌呤饮食、药物、某些疾病等诱发因素作用下，沉积的尿酸盐结晶可以发生脱落，进入滑膜液中。尿酸盐结晶在滑膜液中可与免疫球蛋白G（IgG）结合后形成具有高度抗原性的尿酸盐-IgG复合物。此复合物被滑膜衬里细胞吞噬后，可释放出多种炎症介质，包括前列腺素E、白三烯、白细胞趋化因子等，导致单核-吞噬细胞系统的多形核白细胞、吞噬细胞等趋化、单向游走和吞噬，引起更多炎症介质释放，从而引起一系列炎症反应，表现为局部充血、水肿、大量炎症细胞浸润、纤维素渗出，同时沉积部位出现组织凝固性坏死、结缔组织细胞间质纤维变性，关节局部出现明显红、肿，并由于前列腺素等的作用，可出现剧烈疼痛和局部温度升高。此时，取关节滑膜液检查，95％的患者可以检出尿酸盐结晶，在普通显微镜呈细针状或铁棒状，在偏振光显微镜下为负性双折光针状晶体，而且90％以上被中性粒细胞或滑膜衬里细胞吞噬。如果用更先进的X线晶体衍射技术，可以显示结晶为单羟基尿酸钠，并呈细针状放射排列。滑膜液中检出被白细胞吞噬的尿酸盐结晶是痛风的确诊证据之一。

急性关节炎主要发生在下肢，尤其是下肢末端关节。

其中 85％～95％为非对称的单一性关节炎为首发表现,以多关节炎为首发表现的仅有 3％。痛风性关节炎最好发的部位是第一跖趾关节,高达 90％,而且是 60％～70％的痛风性关节炎患者首次发作部位。好发于该部位的原因可能与此处的温度较低、血流缓慢、血 pH 值较低,以及负重大且容易出现机械损伤等因素有关。因为这些因素都可以降低尿酸盐的溶解度或促进尿酸盐结晶的脱落。其他好发部位是跖趾关节、跖关节、踝关节、指关节、掌指关节和腕关节等。反复发作时还可发生在膝关节、肘关节,但肩关节、髋关节和脊柱受累较少。

急性痛风性关节炎持续时间一般比较短,并且可以自行缓解。一般在 1～2 天可以消退,严重者可持续几天或几周,青少年和有遗传缺陷者甚至持续几个月。急性关节炎消退后,除局部可有色素沉着、脱屑外,可以完全恢复并持续一段时间不发作,即进入间歇期,但可以再次发作,而且随着发作次数增多,间歇期越来越短。间歇期一般在半年到 2 年,少数为 5～10 年,个别患者可以终身不再发作。也有少数患者没有明显的间歇期,关节炎持续存在,多见于青少年患者。在间歇期仍然存在尿酸盐结晶的沉着,而且随着病程的延长,尿酸盐结晶可进一步侵蚀关节软骨、骨骺和骨骼,引起痛风石、关节畸形,并可沉积在肾脏间质和肾小管,引起痛风性肾病。

(二)痛风石

痛风石又称为痛风结节肿或慢性沙砾性痛风,是痛风的一种特征性损害。痛风石可以存在于任何关节、肌腱和关节周围软组织，通常是多关节受累，且多见于关节远端，受累关节可出现肿胀、畸形。严重时痛风石可以向皮肤表面破溃，并有牙膏样的白色物质排出。

痛风石的形成与高尿酸血症的程度及持续时间密切相关。目前一般认为，痛风发病年龄越小、病程越长、血尿酸水平越高、关节炎发作越频繁、早期发作时治疗效果越差，就越容易出现痛风石；而且痛风石会出现的越早、越快和越大。当血清尿酸水平不超过 480 微摩/升，几乎没有痛风患者出现痛风石，而当血尿酸水平超过 540 微摩/升时，大约50%可以出现痛风石。同时，高尿酸血症持续时间越长，越容易出现痛风石。在早期痛风性关节炎患者，往往很难找到痛风石。研究表明，未治疗的痛风患者在急性关节炎发作后 5 年内，只有 30%有痛风石；10 年以后比例可上升到50%；20 年以后则上升到 72%。

痛风石形成的原因是尿酸钠沉积。当大量尿酸钠沉积后，可导致结晶周围出现慢性肉芽肿性炎症，当病理改变积累到一定程度就引起局部肿大呈结节肿，并可以不断增大，即形成痛风石。痛风石的核心是尿酸钠结晶，呈放射状排列，且一般是单核心的条纹状沉淀，外面包绕着吞噬异物的巨噬细胞、类上皮细胞和多形核巨细胞。有的痛风石是多核心，其间有透明的结晶间质，且含有蛋白质、类脂质和多糖等成分，并伴有周围组织的断裂和胶原纤维变性。痛风石一般为黄白色的赘生物，为无痛性，形状一般不规则，位置表浅，表面的皮肤菲薄。当痛风石增大到一定程度时，可以破溃形成瘘管，排出白色牙膏样的物质，而且经久不愈。痛风石形成部位的关节组织可出现明显的破坏，主要是关节软骨和骨骺表面的损害,表现为关节软骨下的特征性囊样改变,以及关节骨骼表面凿孔样或虫蚀样的损害,伴有软组织肿胀,晚期还可出现关节脱位和软组织中小痛风石的形成。

典型的痛风石位于耳郭或对耳轮,第一跖趾关节周围则是最常出现的部位。周围关节有严重痛风石时,可以没有耳痛风石。痛风石好发于这些部位,与这些部位温度低、血流缓慢,尿酸钠容易沉积有关。痛风石还好发于尺骨鹰嘴和髌骨,并引起鹰嘴囊或髌骨囊积液。积液为含有大量黏蛋白、纤维素等的黏液,尿酸盐结晶悬浮其中,形似牙膏,称为"尿酸盐乳"。当这些部位的痛风石较大时,可引起远端关节的压迫症状,出现腕管综合征或正中神经压迫综合征,甚至引起尺侧瘫痪。痛风石还可出现在指、掌、跖、角膜、巩膜、鼻软骨、睑板软骨等处,罕见于大动脉、心肌、瓣膜、舌等处,甚至在唾液中也可检出尿酸盐结晶。脊柱也可有痛风石形成,虽然非常罕见,但可压迫脊髓,引起截瘫等严重后果。迄今尚未在中枢神经系统、肝脏、肺和脾脏发现痛风石。

活体检查痛风石时,注意冷冻切片不能用甲醛溶液(福尔马林)固定,因可使结晶溶解。切片可以直接用偏振光显微镜观察,也可用硝酸银等染色后观察。需要指出的是,痛风石在形成早期如果积极治疗,降低血尿酸,可使结节缩小甚至消失,此时往往还伴有急性痛风性关节炎发作。痛风石到了后期,则不能消退,血尿酸水平可持续升高,但一般无急性痛风性关节炎发作。

痛风石的核心是尿酸钠,沉积的尿酸钠盐结晶周围可发生异物样的轻度慢性炎症反应,其内有吞噬异物的巨噬细胞。继之引起组织的断裂和纤维变性,肿大呈结节肿,以致在临床上与类风湿关节炎难以鉴别。

几乎任何组织均可有尿酸钠沉着,但中枢神经系统例外,这是由于血-脑屏障作用,使脑脊液中尿酸浓度低于其他部位。痛风石最常见于关节内及其附近,如软骨、滑膜、骨骼、肌腱、韧带、关节囊、皮下脂肪和皮肤等处,尤以手足、胫前、尺骨和鹰嘴处常见。滑囊及皮下组织是弹性结构,痛风石往往是孤立的;在致密组织,如肌腱和韧带晶体常沉积和浸润到组织中去。如累及关节囊,将影响关节的活动;如累及肌腱,将影响肌腱的滑动。在骨骼,结晶沉积于哈佛管,将骨结构侵蚀和破坏,可形成"凿孔"样损害,严重者导致骨折。在关节,结晶多沉积于软骨和滑膜,引起关节破坏最后可发生关节强直。适当治疗尚可取得一定程度的好转,但痛风破坏性病变的晚期改变,是不可能完全恢复的。在皮下组织者甚易看出,大而表浅,为黄白色赘生物,形态无规则。痛风石可以长大,疼痛较重,若破溃则长期不愈,有牙膏样白色物排出。由于单尿酸钠有抑菌作用,所以较少发生局部感染。因此现代治疗的目的之一,就是防止过多的尿酸盐沉着、痛风石性破坏和结缔组织反应。

(三)痛风的肾脏病变

肾脏是痛风患者关节以外最常见的病损部位,有20%～25%的患者可出现痛风肾和尿酸性肾结石,其中10%～15%患者的肾脏病变可出现在痛风性关节炎之前。研究表明,18%～25%的痛风患者死于肾衰竭,合并有高血压者病死率更高。高尿酸血症所导致的肾脏病变主要包括两方面，即结晶沉积导致的痛风肾和尿酸盐肾结石。此外，高尿酸血症本身就可直接使肾间质变性。患者合并的原发性高血压、糖尿病、铅中毒等疾病也可不同程度地影响肾脏，并加重痛风肾病情，形成恶性循环。

1. 痛风肾　痛风肾是痛风特征性的病理变化之一，是由于高尿酸血症导致结晶沉积在肾脏所致，实际上包括两种病变，即尿酸盐肾病和尿酸性肾病。前者是指尿酸钠结晶（准确地讲是单尿酸钠）沉积在肾脏间质所导致的病变，在痛风患者中并不少见。后者是指在肾集合管内有尿酸结晶沉积，比较少见，主要存在于恶性肿瘤、血液病、先天性酶缺陷等导致急性尿酸生成过多和（或）尿酸排出过多的患者。这些患者的肾脏病变大多比较严重，发生肾衰竭的机会更大。

（1）尿酸盐肾病：尿酸盐肾病的发生率为 5%～10%，病情一般进展缓慢，而且一般尿尿酸排出并无明显增多。该肾病的特异性改变是尿酸盐的沉积，但肾脏的病理改变呈明显的多样性。在大体标本上，病变的肾脏体积通常缩小，肾脏表面可有颗粒或粗粒瘢痕，肾皮质变薄，髓质和锥体内有小的白色针状物沉积，且构成放射状的白线，提示有尿酸盐结晶沉着。在肾盂、肾盏中还可见尿酸盐结石。显微镜下的病理变化存在高度变异，肾小球可以是完全正常的，或部分，或完全性的肾小球硬化。表现为肾小球毛细血管基底膜均匀的纤维增厚，亨利襻毛细血管核心数目增加、退变，有时上皮呈褐色变性，动脉和小动脉嗜碱性细胞变性，甚至整个肾小球玻璃样变。上述改变与糖尿病肾病或肾动脉硬化时的肾小球硬化并不相同,可以鉴别。尿酸盐肾病的肾小管可以正常,但多数由于尿酸盐沉积在肾小管卷曲的部位而造成不同程度的损害,而且尿酸盐可冲入集合管引起阻塞、扩张、萎缩或继发性坏死、纤维化、再生,以及近端肾小管变细。同时伴有间质纤维化,慢性淋巴细胞、巨噬细胞和浆细胞浸润,其中可见到尿酸盐结晶、透明管型或钙结石。尿酸盐的反复沉积还可出现广泛结构改变的肾盂肾炎。此外,患者肾动脉和小动脉常出现透明样变性,少数患者的肾髓质中还可有淀粉样物质沉积。

尿酸盐肾病患者的尿酸盐结晶主要沉积在肾间质中,尿酸盐结晶一般呈细针状、棒状或无定形片段,多被巨噬细胞、淋巴细胞或单核细胞包绕。尿酸盐结晶除存在于间质外,在髓质和锥体内及集合管中也可存在,而且沉积的量与间质一样,取决于肾小管内尿酸钠结晶的浓度。

(2)尿酸性肾病:尿酸性肾病在临床比较少见,多发生在有遗传缺陷或恶性疾病的患者,主要表现为肾脏集合管内有尿酸性结晶沉积。患者的高尿酸血症大都很严重,24小时尿尿酸排出很高,尿 pH 值很低(多在 5.5 以下)。由于尿酸盐是弱酸盐,在 pH 值较低时可转变为游离的尿酸,而尿酸在水中的溶解度远远低于尿酸钠,仅为后者的 1/18,容易形成结晶沉淀。当尿尿酸水平增高、尿 pH 值降低时,游离态的尿酸就越多,尿酸结晶越容易形成,且形成越多、越大,最后引起肾功能损害。此外,某些痛风患者的肾髓质、集合管和间质中,还可有酸性黏多糖颗粒或尿酸钠-糖蛋白结合物沉积。

痛风肾在临床上主要表现为蛋白尿、高血压和肾功能减退。其中,蛋白尿的发生率可达 20%～40%,呈间歇性或持续性,合并高血压者更常见。目前虽然还不清楚痛风患者出现蛋白尿是高尿酸血症,或尿酸盐沉积或合并的高血压病所引起的,或三者孰轻孰重,但普遍认为痛风患者一旦出现蛋白尿,往往提示患者的肾功能严重受损。痛风肾患者在临床上还大都存在高血压,但无法分清是尿酸盐结晶沉积所致间质和(或)血管病变引起,还是患者本身合并的原发性高血压。目前普遍认为,痛风病情较重、高尿酸血症较高的患者,其肾脏动脉、小动脉硬化等血管病变越重,高血压也出现越早、越严重。临床发现,严重痛风石患者可仅有很轻微的肾脏病变,而有严重肾病的痛风石患者可仅有很轻的关节炎,而且肾病往往出现在关节炎之前。

2. 尿酸性肾结石 尿酸性结石占所有结石的 5%～35%,90%以上存在于肾脏,也可出现在胆囊等处,主要成分是尿酸盐(59.7%)、蛋白和多糖(28%)、钠(9%)、钾(3%)、钙(0.2%),以及极微量的铁、镁、磷等成分。尿酸盐结石与草酸盐、磷酸盐等其他成分的结石的病理性改变、代谢特征等有较多的共同之处。在原发性痛风患者中约 20%有尿酸性肾结石,在继发性痛风患者中高达 40%。

尿酸性结石一般较小,呈圆形、椭圆形、棱形,有时可为鹿角形或不规则形,表面光滑,多呈灰黄、暗红甚至黑色,量比较多,可随尿排出。体积较大者多含有 0.1%～0.3%的钙,并可在泌尿道管腔内堵塞,引起梗阻、肾盂扩张、积水、纤维化和增厚。大的固定的不规则形状的尿酸性结石还可使肾盂、肾盏上皮细胞脱落,形成溃疡、纤维结缔组织增生、多形核白细胞、淋巴细胞浸润,导致间质纤维化和移行上皮鳞状化生。当结石反复引起梗阻和局部损伤时,容易合并感染,而且在结石未去除之前,感染很难治愈。感染一般是肾盂肾炎、肾脏积脓或肾周围炎,可加速结石的增长和肾实质的损害。结石所致肾盂肾炎引起组织破坏后,坏死的肾组织可被脂肪组织代替,导致肾脏缩小,肾包膜与肾表面紧密相连、肾组织萎缩、硬化等改变。

继发于甲状旁腺功能亢进症、肾小管酸中毒和慢性肾盂肾炎痛风患者,可以出现肾脏钙质沉积。主要沉着在髓质,尤其是集合管和亨利袢,病情严重时可在整个肾实质沉积,引起慢性间质性肾炎、肾小管或肾小球纤维化,导致肾功能严重受损。

(四)痛风的心血管病变

1. 痛风的心脏病变 痛风患者,尤其是合并冠心病、高血压的痛风患者,当病程较长、血尿酸水平较高时,可有较多的尿酸盐结晶在心肌沉积。如果同时伴有明显痛风石和痛风肾,则可以诊断痛风性心脏病。临床上可出现心脏增大、心肌纤维化、心律失常,甚至心力衰竭,但并不多见。

2. 痛风的血管病变 尿酸盐结晶可在大动脉和主动脉沉积,甚至在这些部位形成痛风石,这可能是痛风患者肾血管病变的原因之一。痛风患者的血管病变,更多表现为主动脉硬化或中小动脉钙化,常同时伴有高脂血症、糖尿病、肥胖、高血压等动脉硬化危险因素。原发性痛风可显著加重动脉硬化的发展,使痛风患者心肌梗死、脑卒中、周围血管梗阻的发生率显著提高,但原因还不清楚。一般认为与痛风和这些疾病具有共同的发病基础——胰岛素抵抗和高胰岛素血症有关,而后者本身就是动脉粥样硬化的独立危险因素。当痛风患者出现动脉硬化、高血压和肾动脉硬化,很容易引起心脏增大、心功能下降,甚至出现心肌梗死或脑卒中而突然致死,晚期还可以出现心包炎。

(五)痛风的其他病理改变

1. 骨骼肌改变 有人发现在未经治疗的痛风患者的三角肌中存在尿酸盐结晶,而经别嘌醇治疗后的患者,肌肉中无尿酸盐结晶,只有少量次黄嘌呤、黄嘌呤结晶。

2. 肝脏改变 某些原发性痛风患者,尤其是有遗传缺陷的青少年患者和合并糖尿病、肥胖症等疾病者,或者使用别嘌醇等有肝损害药物的患者,由于病变本身或药物的影响,可以出现各种肝脏的病理改变,表现为脂肪肝、肝大、肝功能异常、肝细胞肿胀、变性甚至坏死,周围毛细胆管有胶原变化。个别使用别嘌醇的患者甚至出现大面积肝细胞坏死,引起急性肝衰竭。

第二章　痛风的临床表现

痛风的临床表现是由于某些原因致血中的尿酸升高一段时间，而无任何不适（本人无任何感觉或偶尔由体检发现尿酸升高而被注意），偶遇某种环境而在夜间突然足第一跖趾关节剧痛而发病。

正常生理情况下（体温 37℃，血 pH 值 7.4），尿酸盐在血中的饱和度为 420 微摩/升。当血中尿酸盐浓度＞500 微摩/升时，尿酸盐可析出结晶，沉积于肾小管-间质部位，引起局部炎症、纤维化、肾小管阻塞；沉积于肾盂、肾盏及输尿管内，形成尿酸性肾结石，阻塞尿路，导致继发尿路感染、肾盂积水等病变；患者在患有高尿酸血症时，可以无任何关节不适，但肾脏受高尿酸血症的损害却在渐进过程中，如果环境合适的情况下会即时发病。

痛风是以一组嘌呤代谢紊乱和尿酸排泄障碍所致高尿酸血症为临床特点，而高尿酸血症在体内遇有适宜的环境时，即成为痛风性急性关节炎发作或反复发作，痛风石沉积，痛风石性慢性关系炎和关节畸形。高尿酸血症常累及肾脏引起慢性间质性肾炎和尿酸性肾结石等。

一、急性痛风性关节炎的主要临床表现

急性痛风性关节炎是由于尿酸钠盐结晶沉积在关节及

周围组织内而引起急性无菌性炎症反应。该病四季均可发病，但以春、秋季节和季节更替时为多，且与饮食有关。其表现为急性单关节炎，是痛风首发症状。

(一)全身症状

急性发作时常伴有发热，全身不适，头痛乏力，食欲下降，多尿症状，发热多在38℃以下，少数可有畏寒，体温上升至39℃左右。

(二)局部关节症状

起病急骤，常出现在夜间或凌晨因突然出现的关节疼痛而惊醒，疼痛较剧烈，呈刀割样或咬噬样剧痛，并持续呈进行性加重，一般在24～48小时达到高峰。患者表情痛苦，疼痛难忍，受累关节局部皮肤发红、发热，触痛明显，伴有关节活动障碍，似急性微生物感染。首次发作的急性痛风性关节炎多于数天或数周后自行缓解，85%～95%为急性痛风关节炎单个性关节首次发作，而多关节者较少见。最好发的部位是足部第一跖趾关节。急性痛风性关节炎也可发生在其他跖趾关节，踝、膝、手、腕、肘等关节。大关节受累时可有关节渗液，一般发作持续数天或数周，可自行缓解或消退，关节活动功能逐渐恢复。但在青少年和遗传缺陷者可持续几个月。炎症消退后，局部皮肤呈暗红色，皱缩，除了有小片脱屑和轻度瘙痒外，一般不留明显痕迹，几个月后可完全恢复正常。

急性期症状缓解后即可进入无症状期，又称痛风间歇期，进入间歇期后可因饮食不当，饮酒，劳累，外伤或行走过多而诱发。大多数病人发作次数会越来频繁,受累关节也多,最后转入慢性,发生关节畸形和活动障碍等。

二、高尿酸血症肾病的临床表现

(一)急性高尿酸性肾病

临床上主要见于骨髓增生性疾病(如白血病、多发性骨髓瘤等)和实质脏器肿瘤广泛播散、组织破坏,核酸分解代谢亢进;恶性肿瘤化疗、放疗所致细胞坏死,核酸释放;溶血性贫血,真性红细胞增多症,镰状细胞贫血等红细胞代谢率增快;癫痫持续状态所引起缺氧、缺血使细胞损害等。起病急骤,表现为急性少尿、无尿、恶心、呕吐、嗜睡等急性肾衰竭症状。尿中见大量尿酸结晶及大量红、白细胞。

(二)慢性高尿酸性肾病

本病又称痛风性肾病。多见于中年以上男性。约90%伴有痛风性关节炎,但肾脏病变与痛风性关节炎的程度不平行。25%左右的病人有尿酸性结石,约50%病人有高血压、动脉硬化、脑血管意外和冠心病。其肾脏病变早期多无明显症状,肾小管功能尤其是浓缩功能减退常为肾脏病最早期的表现,患者常有腰部酸痛、轻度水肿、中度血压升高等表现。以后可出现轻度蛋白尿(以小分子蛋白尿为主)及镜下血尿。晚期表现为肾小球受累,滤过率下降,肾功能持续恶化,最终发展成慢性肾衰竭。

（三）肾脏尿酸性结石

不同国家尿酸性结石的发生率有明显差别，占肾石症的 2.1%～37.7%，常呈多发性。我国肾结石中 6%～10% 是尿酸性结石。尿酸性肾结石平均发病年龄在 44 岁，多在首次关节炎发作后 2 年出现。临床表现视结石大小、形态和部位各异，较小的结石可随尿排出，常不被察觉。结石体积较大者可引起泌尿道管腔内堵塞，导致梗阻、肾盂扩张、积水、纤维化和增厚。大的固定的不规则形状的尿酸性结石还可使肾盂、肾盏上皮细胞脱落，形成溃疡，导致间质纤维化和移行上皮鳞状化生。当结石反复引起梗阻、局部损伤时，容易合并感染，而且在结石未去除之前，感染很难治愈。感染一般是肾盂肾炎、肾脏积脓或肾周围炎，可加速结石的增长和肾实质的损害。在结石所导致的肾盂肾炎引起组织破坏后，坏死的肾组织可被脂肪组织代替，导致肾脏缩小、硬化和肾功能障碍。纯尿酸结石呈黄红或棕色，较小，易碎，在 X 线平片不显影，查 B 超、静脉肾盂造影等可确诊。但尿酸盐与草酸钙、磷酸钙形成的混合性结石，X 线可显影。

三、老年痛风的临床表现及特点

（一）老年及老年前期的痛风临床表现与特点

1. 老年女性患者比例增多 由于女性激素的作用，肾脏对尿酸的清除率较高，故生育期妇女血尿酸值明显低于同龄男性，发生痛风者罕见。老年女性体内雌激素水平明显降低，减少了对尿酸的排泄，其发生痛风者相应增多并接近男性。

2. 多关节炎发生增多　这与老年患者相对病程较长有关。痛风初发多为单一关节受累,随病程增加,受累关节逐渐增多。

3. 并发慢性疾病增多　原发性痛风患者合并肥胖、高血压、冠心病、高血脂和糖尿病的很多,其中以痛风合并原发性高血压最为常见。

老年患者在痛风的不同阶段,其临床特点各有不同。

(二)老年急慢性痛风的临床表现与特点

1. 老年急性痛风的临床表现与特点　急性痛风性关节炎是老年急性痛风的主要临床表现,常累及足部第一跖趾关节及踝关节,50%累计2个或2个以上关节。大部分老年患者以急性痛风性关节炎起病,表现为单关节红、肿、热、痛,夜间疼痛加剧,用阿司匹林类药物的疗效不如秋水仙碱好。可同时伴有体温升高、血白细胞升高。

(1)出现痛风前期症状,表现为游走性关节刺痛、低热、乏力、皮肤潮红、瘙痒等。

(2)有些老年人的痛阈值升高,致关节疼痛感觉减轻,此时易被误诊为其他类型的关节炎。

(3)老年人可因动脉硬化而导致肢端血供不畅,痛风性关节炎此时会表现为胫骨下端或踝内外持续红肿。如继发感染,则易形成慢性溃疡,应注意与慢性骨髓炎、丹毒等鉴别。

(4)持续高尿酸血症会形成肾结石,老年人易发生泌尿系感染,更易形成肾结石。

（5）正常人 40 岁以后血尿酸升高,50 岁可达生理性峰值:老年人可因偶然高蛋白饮食而造成一过性高尿酸血症,故不能只依据一次血尿酸化验值升高就轻率诊断痛风。相反,无痛风病史而接受化疗的病人也会发生急性尿酸性肾病。

（6）老年初发的痛风绝大部分继发于高血压、动脉硬化、糖尿病、风湿性疾病等对肾小管的损伤,故不能忽视对原发病的诊治。

2. 老年慢性痛风的临床表现与特点　少数老年患者属慢性痛风,痛风石是慢性痛风的特征性改变,可发生于除中枢神经系统以外的任何部位。此期老年患者有如下特点。

（1）第一跖趾关节最易受累,局部严重变形,影响走路甚至需要穿特制鞋。

（2）个别患者可因痛风石溃破,不断流出乳白色混悬物并形成窦道,容易被误诊为骨髓炎、关节结核。

（3）病人较少有强烈的关节剧痛,以钝痛的慢性关节炎较多见,易与常见的骨关节炎混淆。必要时可经关节腔抽液检出尿酸盐结晶来确诊。

（4）有关节痛风石者多数合并有肾结石,会出现程度不等的肾功能不全。

（5）常有不规则的急性痛风发作。如果表现为大关节炎性积液,在抽出液中仍可查到尿酸钠结晶。

（6）老年慢性痛风主要是多基因遗传性肾脏排泄尿酸障碍,其次是多基因遗传性尿酸产生过多。这类病人往往有较长病史。

（7）继发性痛风（可继发于血液病）较多,且较多累及踝关节及第一跖趾关节以外的足关节。

老年人痛风性关节炎与非老年人比较无特异性,但老年人患痛风性关节炎与老年人常见的退行性骨关节炎难以鉴别,在趾间产生的骨关节炎也可在关节周围形成结节,称为 Hebenden 结节,很像痛风石,两者区分就更加困难。最好的鉴别是前者血尿酸升高,而后者血中尿酸一般并不升高。

第三章 痛风的检查方法、诊断与鉴别诊断

一、痛风的检查方法

（一）实验室检查

1. 血尿酸测定 血尿酸的平衡取决于嘌呤的吸收、生成与分解、排泄。由于检测方法不同，其水平有差别。其中以血尿酸氧化酶法特异性高，多为国内外所采用。正常男性和女性，儿童期血尿酸的平均值是 214 微摩/升，在青春期后男性开始增高，而女性尿酸增高主要在围绝经期（更年期）。我国人群中正常值为：男性 150～380 微摩/升，女性 100～300 微摩/升，一般男性＞420 微摩/升，女性＞360 微摩/升，可确定高尿酸血症。高尿酸血症是痛风的重要生化指标之一。长期高尿酸血症可引起痛风，但少数人亦可多年有高尿酸血症而无痛风临床症状。只有部分高尿酸血症的患者发展为临床痛风。血尿酸水平越高，发生痛风的机会越大。但部分痛风患者血尿酸可以正常，而高血尿酸水平也可以与痛风无关，如肾炎、白血病、溶血性贫血等。有些患者在痛风急性期血尿酸正常，而在间歇期血尿酸反而升高。因此，不能将高尿酸血症与痛风等同起来。未经治

疗的痛风患者血尿酸水平大多数升高,且继发性痛风较原发性痛风升高更为明显。原发性痛风血尿酸波动的原因,可能是由于急性期时尿酸盐结晶大量沉积在关节腔内,而血液中可溶性尿酸浓度一时性相对下降所致;也可能是由于急性期肾上腺激素分泌过多促进了尿酸排泄,饮水利尿和药物等因素的影响。因此,在诊断痛风时,由于血尿酸存在波动性,有时检测血尿酸盐可正常,应反复检测以免漏诊。如可疑痛风患者,发作期1～2次血尿酸检测不高,也不能排除痛风诊断,需要反复多次查血尿酸,尤其在间歇期复查,对痛风的诊断有重要价值。

2. 尿液尿酸测定　尿酸是细胞内核酸、核苷酸代谢的最终代谢产物,它以一定的速度产生,并且在体内形成尿酸池,然后从肾脏排泄。尿酸经肾小球滤过后,主要在近端肾小管重吸收,如果近端肾小管功能受到损害,则可能出现尿酸的排泄障碍。高尿酸血症可分为尿酸产生过多型、排泄减少型、混合型、正常型。

正常尿尿酸的测定是在限制嘌呤饮食5天后留取24小时尿,用尿酸氧化酶等方法检查。正常水平为1.2～2.4毫摩;常规嘌呤饮食时24小时尿尿酸为1.8～4.4毫摩。判断尿酸生成过多的方法有以下几种。

(1)在普食情况下尿尿酸测定:24小时尿尿酸4.8～6毫摩,或低嘌呤饮食下>3.6毫摩,尿酸清除率12毫升/分钟。

①测定方法。准确收集1小时尿液,并同时测血尿酸,计算每分钟尿酸排泄量与血清尿酸值之比,正常范围在6.6～12.6毫升/分钟。尿酸清除率与肌酐清除率比值,即

尿酸清除率/肌酐清除率＝100％×（尿尿酸/血尿酸）/（尿肌酐/血肌酐）。若＞10％属生成过多型，＜5％属排泄减少型，介于5％～10％属混合型。

②最简便的方法。测定随意尿中尿酸/肌酐比值，若＞1.0属生成过多型，＜0.5可判断为排泄减少型。

尿酸排泄过高多被认为是由于嘌呤合成过多致高尿酸血症的结果，排泄过低则是导致高尿酸血症和痛风的主要原因之一。

（2）24小时尿尿酸定量：对病因的分析及鉴别肾结石的性质是有参考价值的。临床上用以判断高尿酸血症是由于尿酸生成过多，还是排泄减少或两者兼有，从而指导临床分析及治疗药物的选择。即当24小时尿尿酸水平升高时，则高尿酸血症的主要原因是尿酸生成过多所致，这时应主要选用抑制尿酸生成的药物；当该水平明显低于正常时，则可能是由于肾小管重吸收过多，而分泌减少，此时可主要选用促进尿酸排泄药物。

3. 血浆尿嘧啶的测定 血浆尿嘧啶水平主要反映体内嘧啶碱基代谢程度，同时在一定条件下也反映嘌呤碱基的代谢情况。测定方法：清晨空腹抽取静脉血，并采集当日24小时尿液，准确计算尿液总量。血标本尿嘧啶采用高效液相色谱仪和紫外检测仪测定。痛风患者尿酸清除率计算参照内生肌酐清除率计算方法。

痛风患者的高尿酸血症可由多种原因引发。人及大多数哺乳动物体内核酸的嘌呤碱基的代谢终产物为尿酸，绝大部分随尿液排出体外。其体内血浆尿酸水平受尿酸生成及肾脏排泄所调节，临床上主要分为高排泄型及低排泄型。高排泄型高尿酸血症患者主要是因为核酸代谢增强所致,即各种原因引起嘌呤碱基合成过多及降解过快,导致嘌呤代谢产物过多,主要为尿酸增多,使患者表现为高排泄型。低排泄型患者主要为肾脏排泄功能减退,尿酸排泄过缓而致血尿酸水平上升,患者体内核酸代谢不一定明显增强。

高排泄型患者嘌呤代谢增强主要是体内某些代谢相关酶活性改变,其中关键为磷酸核糖焦磷酸合成酶活性增强,使体内磷酸核糖焦磷酸合成过多。而磷酸核糖焦磷酸同时也是合成嘧啶碱基中间代谢物,从而使患者体内嘧啶碱基代谢中间产物尿嘧啶相应增多,血浆尿嘧啶水平和清除率明显升高。因此,通过测定尿嘧啶水平可以用来鉴定核酸代谢状态。低排泄型患者体内核酸代谢并不增强,因而没有血浆尿嘧啶水平的变化。血浆尿嘧啶测定可以更加准确可靠地区别痛风患者类型,更利于临床治疗,应该是高排泄型高尿酸血症患者的一种可靠诊断指标。

4. 滑囊液检查　滑囊液又称关节液,由关节滑膜细胞本身分泌的透明质酸等蛋白多糖和滑膜下毛细血管内的血浆滤过而来。正常情况下,滑囊液含量比较少,最多不超过4毫升,肉眼呈草黄色,清亮透明,黏度比较高(含较多黏多糖),但不发生自发凝集,滑囊液中细胞含量少。不同性质滑囊液的观察,见表2。

急性痛风性关节炎的滑膜液是炎性的,而慢性痛风则为非炎症性的。急性关节炎期行关节腔穿刺,抽取滑囊液在偏振光显微镜下检查,见白细胞内有双折光现象的针状尿酸盐结晶,同时可见白细胞,特别是分叶核增多。

表 2　滑囊液观察

项　目	正　常	非炎症	炎　症
颜色	清亮/淡黄	草黄—黄色	黄色或白色
清亮度	透亮	透亮	透亮或不透亮
黏性	很高	较高	低
自发凝集	不凝集	常见凝集	常见凝集
白细胞(个/平方厘米)	< 200	< 3000	3000～5000
中性粒细胞%	< 25	< 25	常 > 50

在临床上,滑囊液结晶体的检查具有诊断与鉴别诊断的作用。尿酸钠盐结晶在普通显微镜下呈细针状或铁棒状,通常 5～20 微米长,在急性痛风发作后长期关节积液的患者亦有短至 1～2 微米的晶体,在偏振光显微镜下呈针状负性双折光现象。95％急性痛风患者的滑囊液检测有尿酸盐结晶,在极少急性发作期及多数无症状高尿酸血症的滑囊液中,也可找不到尿酸盐的结晶,可做组织切片以明确诊断。

滑膜液标本的制作,要应用无尘、无划痕载玻片及盖玻片。将滑膜液滴于载玻片上,迅速加盖玻片,并用指甲油将四周密封,以免周边滑膜液水分蒸发影响观察。而且在新鲜标本中应尽量观察中央部,以免周边晶体有伪差。多数滑膜液极易凝固,须加肝素抗凝。在观察尿酸盐结晶时要注意观察其形态、长度、特征及折射角。因为沉积在滑囊液中的某些物质如灰尘、滑膜软骨碎片、纤维蛋白、胶原等均可有双折射,但不同的物质折射角不同。尿酸钠结晶的折射角是 45°角,引起假性痛风的焦磷酸钙结晶为 20°～30°,其形态为棒状或菱形,依此可将不同结晶区别开来。

5. 组织学检查　对可疑为痛风石的组织,可以做组织学检查,特别是关节镜下取可疑的滑膜及其绒毛活检,对诊断有重要意义。为避免尿酸盐结晶溶解造成检查的假阴性,活检组织勿附着水,在无水乙醇中固定,于普通光镜及偏振光显微镜下观察。

(二)痛风石的检查

当对一个皮下结节的性质有怀疑时,应做针吸活检,在偏振光显微镜下观察,晶体呈双折射的棒状,为典型的针状单水尿酸盐结晶。采用 Garrod 试验可以很简单地查出痛风结晶。光镜下痛风石是尿酸晶体和纤维组织构成的,有组织细胞、单核细胞、多形核白细胞和多核巨细胞渗出。标本要用无水乙醇固定才能看见晶体,如用甲醛溶液固定晶体将被溶解掉。标本取自结节自行破溃物或穿刺结节内容物,判定方法有 2 种。

1. 紫尿酸胺反应　取硝酸 1 滴,滴在标本上,加热产生双阿脲,再滴氨水溶液 1 滴即生成暗紫红色的尿酸铵。

2. 旋光显微镜检查　结节内容呈黏土状,镜下可见双折光的针状结晶,呈黄色。

(三)痛风的器械检查

1. X 线检查

(1)普通 X 线摄片:由于 X 线检查是以骨关节改变为基础的,就痛风关节炎的诊断而言,普通 X 线摄片更有参考价值。但由于 X 线检查骨矿含量的精密度较差,只有在骨丢失 20%~50%时,X 线方可显示有骨质疏松。因此,骨骼 X

线片不能作为骨矿的定量。

Bolck 认为,急性关节炎期可见非特征性软组织肿胀,最早期骨质 X 线改变是第一跖趾关节内侧细线状骨膜反应(花边征)或反应性骨赘;慢性期或反复发作后,可见软骨缘破坏,关节面不规则,软骨面、骨内、腔内可见痛风石沉积,骨质边缘可见增生反应等非特异表现;典型者由于尿酸盐侵蚀骨质,使之呈圆形或不整齐的穿凿样、凿孔样、虫蚀样或弧形、圆形骨膜透亮缺损,甚至骨质膨胀似内生骨瘤,为痛风的 X 线特征。骨质改变为痛风的特征之一,但未见骨质改变也不能排除痛风。

(2)X 线双能骨密度检查:X 线双能骨密度检查是利用平面型的 X 线源对骨骼进行逐层扫描,然后根据各层骨矿含量高低作出定性分析,也可定量测定骨矿含量及骨密度,其精密度为 $1.0\% \sim 1.2\%$。因此,X 线双能骨密度检查对骨质疏松较普通 X 线敏感。这是由于沉着在骨质中的尿酸盐结晶没有钙盐吸收的 X 线高,所以测定的骨矿含量改变可以反映尿酸盐的含量高低。

测定的部位为双侧第一跖骨和近端趾骨。正常人第一跖骨和近端趾骨的骨密度每平方厘米为 0.496/0.046 克。痛风性关节炎时骨无机盐密度降低,并与病程长短及发作的次数有相关性。

2. CT 及 MRI 检查 痛风性关节炎的典型 CT 图像表现为关节旁的痛风结节,其密度高于周围正常的软组织,但低于骨组织;关节内或关节附近的骨质破坏区,边界清楚,周围有硬化缘,关节间隙存在;邻近骨质密度正常。MRI 对钙化不敏感,但对早期关节的积液、软组织内的结节可清晰显示。

3. 其他检查

（1）关节镜检查：在痛风发作时，常在滑膜上见到微小结节，冲洗关节腔时可见部分结晶脱落到关节腔内。用 1.9 毫米小关节镜系列，在局麻牵引下可进入跖趾关节，或用 4 毫米关节镜系列，在连续硬膜外麻醉下进入踝、膝关节，检查清除关节内晶体、肥厚的绒毛和损害软骨，即刻效果为 100%。清理术不但对诊断、鉴别诊断本病有至关重要的意义，而且在痛风急性关节炎期可以起到与秋水仙碱相似作用，并能预防治疗晚期骨性关节炎。手术中要牵开踝、跖趾关节，冲洗净关节内及附近红肿区内晶体。关节镜清理术不能代替饮食控制，药物（丙磺舒、别嘌醇）及晚期切开取痛风石、截骨矫形术，但为痛风性关节炎诊断治疗增加了一个新的方法。

（2）超声显像：纯尿酸性尿路结石因 X 线可通过，故 X 线摄片不显影，但超声显像可显影。含有钙盐的混合型结石则 X 线、超声显像均可显影。

二、痛风的诊断与鉴别诊断

（一）痛风的诊断

目前多采用 1977 年美国风湿病协会的标准或 1985 年 Holmes 标准进行诊断。同时应与风湿热、丹毒、蜂窝织炎、化脓性关节炎、创伤性关节炎、假性痛风等相鉴别。

1. 美国风湿病协会痛风的诊断标准 凡具备以下三个条件中的一条即可确认。

(1)关节液内有特异的尿酸盐结晶。

(2)用化学方法或偏振光显微镜证实有尿酸盐结晶的痛风石。

(3)具有下列 12 条中的 6 条者即可诊断。1 次以上急性关节炎发作,炎症表现在 1 日内达高峰,单关节炎,关节发红,第一跖趾关节肿或痛,累及第一跖趾关节的单侧发作,单侧跗骨关节受累,可疑痛风石,高尿酸血症,X 线示关节内不对称性肿胀,X 线示骨皮质下囊变不伴骨糜烂,关节炎发作期关节液微生物培养阴性。

2. Holmes 标准 该标准于 1985 年制定,包括滑液中白细胞有吞噬尿酸结晶现象,关节腔积液穿刺或皮下痛风结节活检有大量针状尿酸盐结晶,有反复发作的四肢远心端关节急性关节炎和无症状间歇期、发作期血尿酸高及对秋水仙碱治疗有特效者。凡具备上述 3 条中 1 条者并排除继发性痛风可确诊。

(二)痛风的鉴别诊断

1. 急性痛风关节炎发作期的鉴别诊断

(1)化脓性关节炎:急性痛风性关节炎发病急骤,而化脓性关节炎可发现原发感染灶,并伴有高热、寒战。关节腔穿刺液为脓性渗出液,含有大量白细胞。血尿酸盐不高。

(2)创伤性关节炎:有关节外伤史,受累关节固定。血尿酸盐不高。滑囊液检查无尿酸盐结晶。

(3)蜂窝织炎:急性痛风性关节炎初期,由于关节周围软组织明显红肿,极易误诊为蜂窝织炎。而后者全身症状更为明显,没有明显的关节疼痛。

（4）结晶性关节炎：几种常见的结晶性关节炎（包括假性关节炎、羟磷石沉积症、类固醇关节炎）须与急性痛风性关节炎相鉴别（表3）。

表3　痛风性关节炎与结晶性关节炎的鉴别

鉴别项目	急性痛风性关节炎	假性关节炎	羟磷石沉积症	类固醇关节炎
性别	男多于女	男多于女	女多于男	女多于男
年龄分组	中老年	老年	老年	任何年龄
遗传类型	X-连锁或常染色体显性	X-连锁显性	常染色体显性	无明显遗传
受累关节	跖趾、指间、掌指	膝、髋、脊柱	肩、膝、髋、脊柱	封闭关节
发病特点	骤然、午间凌晨有间隙期	可急、凌晨、有自限性	有时加重	有时急性发作
疼痛程度	剧烈	较重	有时重	可较重
病程	13～14天	半天至数周或更长时间	较长	较长
滑膜液检查	尿酸盐结晶负性强双折光	CPPD结晶*正性弱折光	羟基磷灰石结晶，无折光	类固醇结晶，强负性或正性折光
X线检查	骨呈凿孔样	软骨钙化	软骨钙化	软组织钙化
血尿酸	升高	正常	正常	正常
秋水仙碱	显效	无效	无效	无效

注：* CPPD为二水焦磷酸钙盐（孟昭亨编著．痛风．北京：北京医科大学、协和医科大学联合出版社．1997,124）

2. 慢性痛风性关节炎的鉴别诊断　慢性痛风性关节炎须与类风湿关节炎、急性化脓性关节炎、软组织蜂窝织炎、骨性关节炎、强直性脊柱炎、假性关节炎、银屑病性关节炎等鉴别。若偏胖的中年男性有间歇性单关节炎的反复发作，体表发现结节肿，血尿酸水平升高，发作时秋水仙碱有特效等，一般不难诊断。但症状不典型时要注意鉴别诊断，尤其是与其他慢性关节炎相鉴别。

(1)类风湿关节炎：痛风反复发作或慢性多关节炎痛风需要与类风湿关节炎相鉴别。有时这两种疾病可以同时或先后出现，鉴别比较困难，尤其是在缺乏显微镜滑液检查时容易误诊。类风湿关节炎除了好发于中青年女性外，与慢性痛风石性痛风还有以下区别。参见表4。

表4　慢性结节肿性痛风与类风湿关节炎的鉴别

项　目	慢性结节肿性痛风	类风湿关节炎
性别	好发于中年以上的男性	好发于青、中年以上的女性
部　位	大多数为下肢远端关节，多处结节肿	大多数为上肢近端指间关节呈梭形肿胀
是否对称关节	非对称单关节，常见第1跖趾关节受累	对称多关节炎，常见第2、3指间关节受累
关节畸形	跖趾关节外翻结节肿畸形	手尺侧偏、鱼际肌萎缩、鹅颈或纽扣样肿畸形
局部表现	结节位于肢体远端，鹰嘴、前臂、膝关节肌腱等处呈沙砾样或破溃，有牙膏样分泌物	指、趾、鹰嘴、前臂尺侧表面受压处无沙砾感和破溃
血　沉	正常或稍高	明显升高
血红蛋白	正常	下降
血尿酸	升高	正常或偶升高
类风湿因子	正常或偶升高	明显升高
肾功能异常	较多见	少见
关节液活检	尿酸盐结晶	可见类风湿细胞及滑膜增生
X线检查	关节边缘骨质呈圆形、半圆形穿凿样，其边缘翘起，周围骨质硬化，以第1跖趾关节明显	关节间隙狭窄，局部骨质疏松，第2、3掌指关节明显骨质侵蚀，晚期关节间隙消失，呈强直、畸形

（2）银屑病性关节炎：约 20 ％伴高尿酸血症，表现不对称趾（指）端关节破坏及骨质吸收，X 线片见末节趾（指）呈笔帽状。

（3）骨肿瘤：有些痛风患者的 X 线片有多处穿凿样破坏以致骨折、畸形而误诊为骨肿瘤。但无急性关节炎及高尿酸血症病史，鉴别困难者可做活组织检查。

3. 其他关节炎　可以通过血尿酸检查与肥大性关节病、创伤性关节炎、银屑病关节炎等相鉴别。

4. 老年性痛风性关节炎　应注意与类风湿关节炎、骨性关节炎、化脓性关节炎等相鉴别。

（三）无症状高尿酸血症的诊断

无任何临床症状，仅血尿酸持续或波动超过正常血尿酸的上限，即男性和绝经后女性的血尿酸＞420 微摩/升，绝经前女性的血尿酸＞350 微摩/升，称高尿酸血症。未经治疗的痛风患者血尿酸水平大多数均升高，且继发性痛风较原发性痛风升高更为明显。原发性痛风血尿酸波动的原因，可由于急性发作时肾上腺激素分泌过多促进了尿酸排泄，进水利尿和药物等因素影响亦可使其水平正常，痛风急性发作时血尿酸水平正常的确切原因尚待研究。

对高尿酸血症的分析与鉴别诊断的目的是：明确高尿酸血症的病因，是原发性的还是继发性的，原发性是尿酸生成过多还是排泄减少或两者均有，是酶缺陷引起的还是家族遗传性的；从分析高尿酸血症中了解是否有组织和器官的损害及其范围程度；从实际观点检查和追踪高尿酸血症的意义，进而得到治疗的依据。

第四章　痛风的西医治疗

无论是原发性还是继发性痛风,除少数由药物引起停药后可恢复外,目前大多数缺乏病因治疗,因此尚不能根治。在临床工作中,要根据不同病期的病情进行针对性处理。对痛风患者治疗需要个体化给药,找出可纠正因素,选择最佳治疗方案,同时密切注意排除一切有可能升高血尿酸的因素,并加强对患者的整体护理。痛风治疗的目的在于,尽快平稳地终止急性痛风性关节炎的发作,延误治疗可使病情迁延,影响药物治疗的反应;防止急性痛风性关节炎复发;纠正高尿酸血症,防止或逆转尿酸盐沉积于皮肤、关节、肾脏等部位所致的并发症;预防尿酸性肾结石的形成;预防和治疗糖尿病、肥胖、高血压、血脂异常等并发症。

一、痛风患者的健康教育

痛风是一种与现代经济发展和饮食结构有密切关系的疾病。越来越多的报道表明,原发性痛风与肥胖、原发性高血压、血脂异常、糖尿病、胰岛素抵抗关系密切。因此,痛风及高尿酸血症已成为一种常见病、多发病,痛风的防治也引起越来越多的关注。在现代痛风治疗的长期医疗过程中,不仅需要药物治疗,还需要采取调理饮食、适当休息和运动、改变不良生活方式等健康教育措施。

　　健康教育是痛风防治过程中的重要手段,对患者进行健康教育,才能使患者增强保健意识,自觉地配合医生控制病情的发展,提高生活质量。在一些西方国家,已将全民健康教育纳入防治常见风湿病的重要内容。在我国,有关健康教育在痛风及高尿酸血症的防治中的意义尚缺乏系统研究。多数患者均对所患疾病认识不足,不了解饮食调养的意义及痛风发生的诱因,导致病情反复发作。因此,加强痛风患者的健康教育势在必行。

(一)痛风健康教育内容

　　1. 正确对待痛风　痛风患者是否能以正确的态度对待疾病,对疾病的预后发展有很大影响。患者要了解痛风发作与紧张剧烈的精神创伤、过度劳累有关,认识所患疾病治疗的长期性,避免对疾病预后盲目乐观或持消极态度,下决心在医生的指导下长期坚持治疗。

　　2. 让患者了解痛风的病因、影响病情和预后的因素、控制病情的方法　痛风无法根治但并不可怕,关键是如何坚持不懈地进行自我保养,辅以合理的药物治疗,使血尿酸保持在正常范围,并将发作次数减少到最低限度,就可以带病延年,享受和正常人一样的优质生活。

　　3. 减少富含嘌呤食物的摄入　这在痛风的防治上十分重要。让患者了解日常食物中的嘌呤含量,指导患者对高嘌呤类食物在急性期与缓解期均应禁忌。除尽量避免摄入高嘌呤类食物外,注意保持理想体重也十分重要。如有肥胖及超体重者应适当减轻体重。坚持三低饮食,即低热能、低脂肪、低盐饮食,养成一日三餐定时定量,不吃零食的良好习惯。鼓励患者多饮白开水,并根据气候决定饮水量,如在春天饮水 2 500~3 000 毫升;夏天因天气炎热水分蒸发量大,要饮 3 000~3 500 毫升,秋天空气干燥水分需要量多,也要饮水 2 500~3 000 毫升;冬天饮水可在 2 000~2 500 毫升。同时要养成多饮温或凉开水的习惯,也可以在进餐时以菜汤为主或餐后汤也行(但要适量控制食盐)。如感觉白开水难饮时也可配红(绿)茶,这要根据各人的习惯,但一定要补够水分,使每日有充足的尿量以促进尿酸排泄。

4. 养成良好的生活习惯 患者应坚持规律的生活制度,注意劳逸结合,戒烟酒。饮酒可诱发痛风发作,尤其是啤酒在发酵过程中可产生大量嘌呤,对痛风患者很不利,应禁忌。常年坚持有规律的体育锻炼,如做广播体操、散步、打太极拳、慢跑步、打网球、医疗体操和健身运动等,心情要乐观。

5. 药物治疗指导 如讲解秋水仙碱、别嘌醇等主要药物的治病原理,可能出现的不良反应,服药注意事项,为何要遵医嘱服药,以及定期复查的意义等,从而让病人主动配合治疗。

(二)痛风健康教育的形式

1. 利用大众媒体 如在报纸、电台讲座、电视台健康教育节目、门诊宣传专栏等媒体上介绍痛风的发病特点及防治办法,提高人们对痛风性关节炎及高尿酸血症的认识,并自觉纠正不良的生活方式。通过媒体向社会人群进行科普宣传,可以发现早期病例。早期纠正饮食结构及给予药物治疗,可使痛风性肾病、心血管事件发生率下降,也使痛风性肾病发生肾功能不全及高尿酸血症患者发生痛风的比率下降,节省了大量医疗费用。

2. 对患者及家属进行面对面的健康教育 这样可促进痛风直系亲属中其他患者的早期诊断,并通过改变患者的饮食结构和生活方式,使临床症状及各种实验室指标维持或接近于正常水平,减少痛风发作次数。健康教育宜根据患者年龄、文化程度、接受知识能力等不同情况实施。痛风患者多为中老年人,需要分阶段反复多次强化教育,可编印简单、通俗、较为具体的文字宣教资料,在口头宣教后发给患者,便于加深理解与记忆;或建立咨询电话及咨询电子邮件,方便医患联系、沟通。

3. 加强医务人员的培训 对医院医务人员、进修医生、社区医务人员进行痛风、高尿酸血症的诊治及预防的专题讲座及有关健康教育的培训,提高医务人员诊治、预防痛风及高尿酸血症的医疗水平。

二、痛风的药物治疗

(一)药物治疗原则

1. 早期用药以免贻误治疗时机,影响治疗效果。

2. 尽快控制急性发作但不宜过早停药,以防复发。

3. 注意急性关节炎发作期的用药禁忌,忌用抑制尿酸生成和促进尿酸排泄的药物,防止延长发作期。

4. 许多药物可因降低尿酸排泄而导致继发性痛风或加重和诱发原发性痛风急性发作,包括噻嗪类利尿药、汞剂利尿药、留钾利尿药(氨苯蝶啶)及青霉素、胰岛素、维生素 B_1、维生素 B_{12}、乙胺丁醇、吡嗪酰胺、左旋多巴等药物要禁用。

由于高尿酸血症或痛风经常发生在高血压或冠心病患者群中,而这类患者经常会服用阿司匹林,因此关于阿司匹林是否诱发痛风发作常常引起医生和患者的担心。目前的研究已经证实,阿司匹林对肾脏处理尿酸的作用有两种模式,即在大剂量(每日 3 克)以上的促尿酸排泄作用和在正常剂量(每日 1~2 克)下的尿酸潴留作用。近期进行的两项病例分析评价了阿司匹林对尿酸浓度和排泄的影响。其中一项前瞻性研究选择了无肾脏疾病的痛风和高尿酸血症的老年人,服用小剂量的阿司匹林(每日 75~325 毫克),结果发现服用阿司匹林 1 周后,患者的肾功能和尿酸排泄有轻度的下降,但此后该种作用逐渐减弱,肾脏分泌尿酸量逐渐接近于基线水平。但是,若合并使用利尿药和存在低白蛋白血症情况下,阿司匹林不良作用的危险性可能会增加。在另一项研究中,痛风患者每日服用 325 毫克阿司匹林,同时服用恒定剂量的丙磺舒,患者的血尿酸和 24 小时尿尿酸分泌量未发生变化。综合试验研究和病例分析结果认为,某些患者痛风发作与小剂量阿司匹林可能相关。但是,如果因病情需要服用阿司匹林,则建议不应停服。

5. 注意避免诱发因素,如外伤、过度劳累、感染、失血、手术和精神过度紧张等,预防急性发作。

6. 注意休息及饮食的调理,防止痛风结节的形成,保护肾功能。

(二)急性痛风性关节炎的药物治疗

急性痛风性关节炎常表现为四肢远心端关节的急性炎

症,其治疗应及时、有效地控制急性炎症、终止发作。用药宜早不宜迟,力求于发病之初即给药,且不宜过早停药,以防复发。同时避免使用抑制尿酸生成或促进尿酸排泄的药物,防止病情迁延。此阶段应禁用利尿药等抑制尿酸排泄的药物,并保持休息、抬高患肢、制动、局部降温和妥善处理各种诱发因素。常用药物有下几种。

1. 秋水仙碱 秋水仙碱是一种生物碱,广泛存在于百合科及石蒜科植物中,如秋水仙、萱草、东方百合、麝香百合、山慈姑、石蒜等。秋水仙碱是治疗急性痛风性关节炎的特异性药物,使用历史悠久,具有诊断和治疗两方面的价值,对慢性痛风性关节炎无效。现代医学发现,秋水仙碱是有丝分裂抑制剂,能与微管蛋白结合形成二聚体,阻止有丝分裂纺锤体的形成,同时可抑制微管蛋白合成,影响胞内细胞器移动和物质转运,阻止趋化因子的释放及细胞的变形和移动。其作用机制可能是抑制局部组织的中性粒细胞、单核细胞释放白三烯 B_4、糖蛋白化学趋化因子、白细胞介素-1 等炎症因子,抑制炎症细胞的变形和趋化,缓解炎症反应。秋水仙碱曾用于恶性肿瘤及某些结缔组织病治疗,但因毒副作用较大,目前主要用于治疗痛风急性发作,而且疗效非常显著,尤其是对非甾体类抗炎药禁忌或不能耐受的患者,对其他急性关节炎则基本无效。

(1)用法:秋水仙碱治疗急性痛风的用量应因患者而异,对老年人、肝肾功能受损者,适用于小剂量用药,即秋水仙碱每次 0.5 毫克,每日 2~3 次,直至病情缓解。常见的用法如下。

①口服法。初始口服剂量为 1 毫克,随后每小时 0.5 毫

克或每 2 小时 1 毫克,直到症状缓解,或出现恶心、呕吐、水样腹泻等胃肠道不良反应,或 24 小时用至最大剂量 6 毫克而症状无明显改善时,应及时停药。

②静脉法。如果一开始口服秋水仙碱即出现明显的胃肠道反应,可考虑静脉用药。秋水仙碱 1～2 毫克,溶于 20 毫升生理盐水中,5～10 分钟缓慢静脉注射;如病情需要,可在 4～5 小时后重复注射 1 毫克,24 小时总剂量不超过 4 毫克。静脉注射时须注意避免药液外漏,否则可引起剧烈疼痛和局部组织坏死。

需要指出的是:秋水仙碱中毒剂量与治疗剂量十分接近,静脉注射应慎用,以免导致骨髓抑制、肝坏死、肾衰竭、低血压和癫痫发作,甚至死亡。目前以口服法使用最广泛,90%的患者口服秋水仙碱 48 小时内疼痛缓解。静脉法 12 小时即达到最大效果,75 %明显镇痛。症状缓解后可继续给予每次 0.5 毫克口服,每日 2～3 次,维持数日后停药。胃肠道不良反应可先于或与临床症状缓解同时发生。

③局部使用。受累关节局部敷贴秋水仙碱贴膜,可使关节局部炎症明显改善,对关节以外组织影响不大,且可减少口服秋水仙碱的剂量。

关于秋水仙碱能否预防痛风发作一直存在争议。既往认为秋水仙碱不能预防痛风发作,加上该药毒副作用明显,因此在痛风发作的间歇期一般不主张使用秋水仙碱。但近来有专家认为,在服用降尿酸药物控制尿酸的同时服用秋水仙碱可以避免 85%关节炎发作,每日 1 毫克剂量可以有效预防发作或减轻关节炎的程度。

1964 年有报道 119 例单独服用秋水仙碱和 89 例联合

服用丙磺舒患者,秋水仙碱剂量是每日 0.5～2 毫克,随访持续 2～10 年,最后得出单独应用秋水仙碱或联合丙磺舒预防痛风发作是有效的。1982 年,有人又总结了该项研究的 20 年结果,提出了秋水仙碱预防性用药可以减少痛风的发作。另一组随机对照研究评价丙磺舒每日 1.5 克加安慰剂或加秋水仙碱每日 1.5 毫克,6 个月后关节炎发作次数,结果得出秋水仙碱分次服用能显著降低急性痛风发作次数。上述研究提示,在血尿酸已恢复正常患者中秋水仙碱联合丙磺舒可以减少痛风反复发作。但也有些专家强调了应用降尿酸药患者同时常规服用秋水仙碱存在危险。

(2)不良反应:秋水仙碱最常见的不良反应是胃肠道反应。一般以恶心、呕吐、厌食、腹胀和水样腹泻等多见,发生率高(40%～75%)。研究表明,秋水仙碱引起的腹泻出现时间为服药后的 24 小时,致腹泻平均剂量在 6.7 毫克时。秋水仙碱突出的胃肠道反应使得它的效率和毒性比范围很狭窄,这也限制了秋水仙碱的临床应用。此外,该药还可以引起白细胞减少、血小板减少等骨髓抑制表现,以及脱发、肝肾功能损害、精神抑郁等。个别患者可以出现上行性麻痹、呼吸抑制等严重不良反应,甚至引起死亡。在老年患者使用时尤其要谨慎。

2. 非甾体类抗炎药　由于秋水仙碱具有严重的不良反应,且痛风急性发作的 24 小时后疗效降低,近年来倾向于使用非甾体类抗炎药治疗急性痛风性关节炎。这类药物对急性痛风性关节炎治疗没有特异性,效果不及秋水仙碱,但仍然具有一定疗效,发作超过 48 小时也可应用。非甾体类抗炎药共同的作用机制为抑制花生四烯酸代谢中的环氧化酶活性,进而抑制前列腺素的合成而达到消炎镇痛的作用。可选用其中任何一种,禁止同时服用两种或多种非甾体类抗炎药,否则疗效不增加,而不良反应增加。一旦症状减轻即逐渐减量,5～7日后停用。常用药物有吲哚美辛、双氯芬酸、布洛芬、保泰松、舒林酸。

(1)吲哚美辛(消炎痛)为最广泛应用的非甾体类抗炎药物,初始剂量为75～100毫克,随后每次50毫克,6～8小时1次,症状缓解后减量。

(2)双氯芬酸(双氯灭痛、扶他林)每次50毫克,每日2～3次,口服。关节皮肤无溃破者可予乳胶剂外用,有利于炎症消退。为减少胃肠道刺激作用、快速消炎镇痛,可使用其针剂(奥尔芬)肌内注射,每次75毫克,4～6小时可重复1次,一般在注射后2小时起效,使用2～3日后改口服,维持至症状消失。

(3)布洛芬(缓释制剂商品名芬必得)每次0.3～0.6克,每日2次,口服。

(4)保泰松(羟基保泰松)目前使用较少。保泰松初始剂量0.2～0.4克,以后每4～6小时0.1克,症状好转后减为0.1克,每日3次,连服数日。羟基保泰松初始剂量0.4克,以后每次0.1克,每日4次,连服数日停药。

(5)舒林酸每次200毫克,每日2次,口服。

应用非甾体类抗炎药治疗痛风性关节炎时,开始应给予最大剂量,症状缓解后维持24小时。随后逐渐减至维持量,维持用药最少1周,然后考虑停药。不应长期使用或同类药物联合应用。非甾体类抗炎药常见的不良反应为对胃肠道的刺激,应用非甾体类抗炎药时应注意活动性消化性溃疡、消化道出血等禁忌证。骨髓抑制作用包括粒细胞减少、再生障碍性贫血等。禁用于支气管哮喘、肾功能不全、精神病患者及孕妇。

3. 糖皮质激素或促肾上腺皮质激素　此类药物治疗急性痛风性关节炎疗效迅速,在常规治疗无效或因其他医学情况不能使用秋水仙碱和非甾体类抗炎药时,可考虑使用糖皮质激素或促肾上腺皮质激素。该类药物的特点是起效快、缓解率高,但容易出现症状"反跳"现象,故最好同时应用维持量秋水仙碱或吲哚美辛等1周。

泼尼松每次10～20毫克,每日3次,口服;或促皮质素50单位,溶于葡萄糖溶液中,缓慢肌内注射或静脉滴注,用药前须进行皮试。症状缓解后,第二日开始减量,维持3～4日。可同时口服秋水仙碱每日1～2毫克以防止症状"反跳"。应用曲安奈德加普鲁卡因局部封闭治疗,迅速消炎止痛,不易出现反跳现象,可作为急性痛风的补充治疗。对单个或两个关节受累的急性痛风性关节炎患者,关节腔内注射皮质类固醇可缓解症状。非甾体类抗炎药禁忌或无效的多关节炎患者,亦可辅助性关节腔内注射皮质类固醇。

有报道应用小剂量曲安奈德关节内注射,可有效缓解痛风发作;也有用曲安西龙(去炎松)肌内注射治疗急性痛风的报道。

4. 其他方法　有人用青霉素治疗30例急性痛风患者,每日640万单位,连用5日,总有效率为76.7%,其中对初发病者有效率达85.7%,取得较好疗效。而青霉素治疗前后血尿酸无明显变化,因此认为青霉素对于痛风发作间歇治疗和预防复发无效,并认为其作用机制可能是阻断白细胞参与痛风性关节炎形成过程中的某一环节。国内有报道应用氦-氖激光治疗急性痛风性关节炎,每日激光照射 1 次,每次 15 分钟,10 次为 1 个疗程,治疗 1 个疗程后显效率达 96%,故不失为一种可尝试的治疗方法。有些国外文献认为,痛风急性发作的机制可能与血尿酸下降,患处及尿酸池中尿酸盐进入血液,导致阵发性尿酸水平升高有关,故认为在急性关节炎控制后可及时适当使用促尿酸排泄药。

(三)间歇或慢性期痛风发作与高尿酸血症的药物治疗

高尿酸血症患者何时使用降尿酸药物一直有争议。有学者提出,只有当急性痛风性关节炎每年发作 4 次以上,才考虑降尿酸治疗;也有人认为,即使是每年发作 1 次,从经济角度给予降尿酸治疗也是值得的。大部分高尿酸血症不需要特殊治疗,但由于高尿酸血症是痛风、泌尿道结石、急性尿酸性肾病发生的主要危险因素,因此还需要找出病因,如使用利尿药治疗、体重增加、饮酒、高血压、高脂血症等,制定适当的处理措施。对于有痛风石、合并尿酸性肾病、尿酸性肾结石及肾功能不全患者,应及时进行降尿酸治疗。

此期治疗主要是降低血尿酸,而降低血尿酸水平的药物有两类:一类是促进尿酸排泄的药物;另一类是抑制尿酸生成的黄嘌呤氧化酶抑制药。这两类药物对痛风性关节炎的急性发作无效,在急性发作未缓解前不要使用,否则可使病情迁延或诱发急性发作。

此外,在刚开始使用降尿酸药物时,有可能引起急性关节炎加重或出现转移性急性痛风性关节炎。原因可能是当血尿酸降低后,尿酸盐从沉积的部位溶解重新进入可溶性尿酸池(主要是血液)时,一些尿酸盐结晶发生脱落进入关节滑液中,引发一系列炎症反应所致。因此,在开始使用这些药物时可同时口服维持量秋水仙碱(每日 1～2 毫克)以预防痛风性关节炎急性发作。如在用药期间痛风性关节炎急性发作,可继续使用原剂量,并给予足量的秋水仙碱或非甾体类抗炎药。

1. 促尿酸排泄药物 尿酸排泄减少是原发性痛风的主要原因,使用促尿酸排泄药物可以有效地降低血尿酸水平。这类药物适用于高尿酸血症期及发作间歇期、慢性期。促尿酸排泄药物主要是通过抑制肾小管对尿酸的重吸收而促进尿酸排泄,因此当肾小球滤过率过低(内生肌酐清除率<30 毫升/分钟)时基本无效。有尿路结石及每日尿酸排出量>3.57 毫摩以上时也不宜使用此类药物,因为可能促进尿酸性结石形成和痛风肾发生。促尿酸药物大都有不同程度的消化道不良反应,因此应在餐后或餐时服用,同时大量饮水,合用碳酸氢钠等药物碱化尿液,并避免使用利尿药等抑制尿酸排泄的药物。此类药物一般使用时间比较长,可持续用药 12～18 个月,直至血尿酸水平平稳。但对于 60 岁以上的老年人应慎用。促尿酸排泄药适用于肾功能正常、无肾石病、年龄在 60 岁以下、尿酸排泄每 24 小时在 600～800 毫克的高尿酸血症者。由于促进尿酸排泄的药物可能导致或加重尿路结石的形成,为防止、减少尿酸结石的形成,每日摄水量应在 2 500～3 000 毫升,并服用碳酸氢钠等药物碱化尿液,使尿 pH 值维持在 6.0～6.6。常用药物有以下几种。

(1)丙磺舒:丙磺舒是磺胺的衍生物,是最早使用的一种有效的促尿酸排泄药,1950年开始应用于临床。该药具有抑制近端肾小管对尿酸盐的重吸收、增加尿酸排泄的作用,对肾小球滤过率和肾血流量无明显影响。适用于重度高尿酸血症或慢性痛风性关节炎的长期治疗,对痛风石也有缩小作用,对急性痛风性关节炎无效。研究表明,每日1克丙磺舒可使痛风患者肾排尿酸量增加50%,血尿酸水平平均下降1/3。开始剂量为每次0.25克,每日2次;1周后可增至每次0.5~1.0克,每日2次,口服。

丙磺舒不影响电解质代谢,代谢产物主要由胆汁排泄。正常人刚开始使用丙磺舒时也可促进尿酸排泄,但这种作用很快消失;而对高尿酸血症患者则有长期、稳定的促尿酸排泄效应。丙磺舒的主要不良反应为胃肠道反应、过敏性皮炎、发热,停药后可恢复。餐时或餐后服药可减少胃肠道反应。该药与吲哚美辛、萘普生同时使用,可使血药浓度升高,毒副作用增大,并可增强磺脲类口服降糖药的作用。小剂量阿司匹林可以降低该药的效果。此外,对磺胺过敏、有活动性溃疡及6-磷酸葡萄糖脱氢酶缺乏症(蚕豆病)的患者禁用此药。

(2)苯溴马隆:又称苯溴香豆酮,商品名痛风利仙或力加利仙。该药1970年投入临床,在欧美及日本等已使用多年,近年在我国使用广泛,是目前临床上最常用的促尿酸排泄药物之一。苯溴马隆是苯并呋喃的衍生物,是一种强有力的促尿酸排泄药,不影响肾小球滤过率,主要通过抑制近端小管对尿酸的重吸收,增加尿酸排泄,从而降低血尿酸水平。

研究表明,治疗剂量的苯溴马隆对正常人和高尿酸血症患者均可明显增加尿酸盐的排出量和降低血尿酸水平。与丙磺舒相比,该药作用更快、更强。一般初始剂量为每次25～50毫克,每日早餐时口服。服药后1～3周如血尿酸无明显下降,可每日增加25～50毫克,一般维持量为50毫克左右,早餐时1次口服。对有痛风结节的患者,每日可用到50～100毫克,当血尿酸降低至297微摩/升以下后给予每日50毫克的维持剂量,否则对消除结节作用较弱。

该药不良反应较少,有时有胃肠道反应及过敏性皮炎,但均较轻,一般可耐受。少数患者可有腹泻、肾绞痛和转移性痛风。小剂量阿司匹林可降低其促尿酸排泄作用。苯溴马隆可降低双香豆素的代谢,增强其抗凝作用,冠心病、心脏瓣膜置换术后等患者需要同时服用两种药物时,应注意减少剂量和定期检查凝血功能。

(3)磺吡酮:为保泰松的衍生物,有明显的促尿酸排泄作用,但无抗炎镇痛作用。其结构与丙磺舒迥异,但作用机制相同,且作用更强。对丙磺舒过敏或不能耐受的患者可用其替代,在急性痛风性关节炎控制2周后才开始使用本药。开始剂量为每次50毫克,每日2次,以后7～10日增加50～100毫克,最大剂量为每日总量800毫克。常用维持剂量是每次100～200毫克,每日2次。

磺吡酮的不良反应为胃肠道反应、血小板减少、粒细胞减少、皮炎过敏等,停药后可恢复。因有抗排钠利尿作用,心功能不全患者慎用。该药与阿司匹林同服可能诱发哮喘患者的支气管痉挛,因此应避免同时服用。对双香豆素的抗凝作用是先增强后拮抗。

(4)碱性药物:尿酸在酸性溶液中溶解度很低,如在 pH 值 5.0 时,1 000 毫升尿液中只有 60 毫克尿酸;而 pH 值为 6.5 时,则 1 000 毫升尿液中尿酸上升到 220 毫克。因此,当尿液 pH 值越低,尿酸越容易沉积,尿酸性肾结石的发生率越高。研究表明,痛风和高尿酸血症患者的尿 pH 值普遍偏低,而尿尿酸水平普遍高于正常,因此容易罹患尿酸性肾结石,故痛风患者在大量饮水稀释尿液的同时,还要使用药物以碱化尿液,使尿液 pH 值维持在 6.5～6.8,以促进尿酸排泄,防止尿酸性结石形成或增大。常用的碱性药物是碳酸氢钠、碱性合剂和乙酰唑胺。

①碳酸氢钠。常用剂量为每日 3～6 克,分 3 次口服。该药口服吸收良好,不仅可以碱化尿液,还可以抑制有机酸从肾小管重吸收。主要不良反应是消化道反应,长期使用可能导致碱血症。严重溃疡、心力衰竭、肾衰竭患者慎用。

②碱性合剂。成分为枸橼酸 40 克,枸橼酸钠 60 克,枸橼酸钾 66 克,橙皮浸膏 6 克,加入糖浆和水至 600 毫升混匀即可。一般每日 30～45 毫升,分 3 次口服,一般无明显不良反应。

③乙酰唑胺。该药为碳酸酐酶抑制药,能减少碳酸生成,从而使尿液碱化,同时还有利尿作用。痛风患者使用该药,不仅可以通过碱化尿液促进尿酸排出,还有助于治疗患者伴发的高血压、心力衰竭等疾病。剂量为每次 0.25 克,每日 2～3 次。长期使用由于大量碱性物质从尿液排出,有可能引起代谢性酸中毒。此外,也可使用陈皮、青皮、金钱草等中药碱化尿液。

2. 抑制尿酸生成的药物　尿酸生成抑制药主要为黄嘌呤氧化酶抑制药,目前惟一在临床使用的是别嘌醇。别嘌醇是次黄嘌呤的同分异构体,为后者的第七位 N 和第八位 C 对调。别嘌醇和黄嘌呤氧化酶的亲和力远远超过次黄嘌呤和黄嘌呤,首先在该酶的催化下氧化生成别黄嘌呤,后者与黄嘌呤氧化酶的亲和力更高,能与该酶的活性中心紧密结合,使酶分子的钼原子处于 4^+,而不能恢复到正常催化状态的 6^+,从而竞争性抑制黄嘌呤氧化酶,使黄嘌呤、次黄嘌呤不能转化为尿酸,进而限制尿酸的生物合成。别嘌醇在体内还可以经过补救合成途径,与磷酸核糖焦磷酸反应生成别嘌呤核苷酸,这样一方面消耗了磷酸核糖焦磷酸使其含量减少,同时别嘌呤核苷酸的结构与次黄嘌呤核苷酸类似,可以反馈抑制嘌呤和核苷酸的从头合成途径,最终减少嘌呤的合成及尿酸的产生。

临床上别嘌醇除了可以显著降低血尿酸外,对尿酸盐和草酸钙肾结石的形成有预防作用。适用于原发性和继发性痛风的治疗,包括 24 小时尿尿酸排出过高(600～1 000 毫克以上)、合并尿酸盐肾病、反复发作性尿酸结石、肾功能不全,以及对促尿酸排泄药物效果差、不能耐受或过敏的患者。在白血病或肿瘤化疗、放疗前使用别嘌醇可以防止急性高尿酸性肾病。但该药对急性痛风性关节炎无效,甚至可能加重或延长急性期炎症。

(1)用量:为减少诱发急性发作,可从小剂量开始,每日100 毫克,1 周后加量,直至尿酸降至正常范围。但一般每日300～600 毫克,可分 3 次服即可取得较好的作用;严重病例每日可达 1 000 毫克,维持量一般是 300 毫克。儿童剂量为每日 8 毫克/千克体重。有报道,别嘌醇 100 毫克,每晚睡前顿服的疗效与每日 300 毫克、分 3 次口服并无显著差异。别嘌醇缓释胶囊（路安利）每日 1 粒（0.25 毫克），不良反应较轻，适合长期使用。

（2）不良反应：主要不良反应为过敏性皮疹（10%～15%）、发热、转氨酶升高等肝损害及白细胞、血小板减少等骨髓抑制表现。个别患者可出现严重的上皮溶解或剥脱性皮炎，致死率可达 70% 以上，应密切注意。还有极少数患者可出现急性肝细胞坏死，甚至需要肝移植治疗。近年来，关于别嘌醇过敏综合征的报道越来越多，这些患者主要表现为对别嘌醇高度敏感，严重皮疹、肝损害的发生率极高，容易死亡。对这些患者应尽量不用该药，必须使用时可采用小剂量脱敏治疗并同时口服抗过敏药以增强安全性。脱敏治疗方法：用 100 毫克别嘌醇研碎，配制成 2 克/升的混悬液，取 10 毫升混悬液稀释至 100 毫升。脱敏起始剂量为每日 50 微克，每 3 日增加剂量 1 次。高敏患者初始剂量为 10～25 微克，5～10 日或更长的时间增加 1 次剂量。在此过程中应密切观察临床症状，一旦出现发热、皮肤出疹、瘙痒等应及时停药，待症状完全消失后，以上次能耐受剂量的半量开始给药，5～10 日或更长时间增加 1 次剂量。

别嘌醇可降低双香豆素的代谢，增强其抗凝作用，冠心病、心脏瓣膜置换术后等患者须同时服用两种药物时应注意减少剂量和定期检查凝血功能。此外，由于别嘌醇可抑制黄嘌呤、次黄嘌呤代谢，导致尿液中黄嘌呤含量增加，而黄嘌呤在尿液中的溶解度很低，长期使用别嘌醇有可能引起黄嘌呤肾病和结石形成。别嘌醇与巯嘌呤等其他嘌呤类抗代谢药合用时，还应减少剂量，以减轻毒副作用。另外，尚有报道别嘌醇与非诺贝特合用对高尿酸血症和痛风患者有快速、可逆的降尿酸作用。

痛风患者一旦确诊,在急性期缓解后应及时给予别嘌醇治疗,同时给低嘌呤饮食,从而降低尿酸,但是许多高嘌呤饮食(如动物肝、肾、豆类等)成分中含有高浓度的铜离子,限制这些食物也就限制了机体从食物中对铜离子的摄入。方克炳学者等应用每次口服1%硫酸铜溶液5毫升,每日1~2次,不限制高嘌呤饮食,与另一组应用别嘌醇每次0.2克,每日3次,并限制高嘌呤饮食,治疗原发性痛风患者进行疗效研究比较,结果发现两者均能显著降低尿酸浓度,且前者不影响患者生活质量,认为可能是铜离子能抑制黄嘌呤氧化酶的活性,从而使尿酸浓度降低。

近年来,人们认为痛风患者的高尿酸血症形成的主要原因是尿酸重吸收增加及分泌功能减低,而尿酸生成增加造成高尿酸血症者仅占少数,因而单用尿酸生成抑制药别嘌醇者较少。临床上对于痛风复发或慢性痛风患者,常联用促尿酸排泄药物。

3. 其他药物

(1)雌激素:雌激素具有促进肾脏排出尿酸的作用,故女性只有在停经后血尿酸水平才升高。患高尿酸血症的绝经后妇女应用激素替代治疗,可降低血尿酸水平。有报道,给高尿酸者15例、血尿酸正常者46例,共61例绝经后妇女,每日口服雌激素0.625毫克及甲羟孕酮每日0.625毫克,共3~12个月,高尿酸血症的妇女平均血尿酸浓度显著降低,而正常尿酸者血尿酸浓度无明显变化。外源性雄激素疗法在实验性高尿酸血症中可以使嘌呤代谢正常化和维持激素稳态。

（2）尿酸氧化酶：尿酸氧化酶是一种黄曲霉菌培养的非重组性尿酸氧化酶，降尿酸的作用强于别嘌醇。但因其潜在的免疫原性，现正在尝试用甲氧基聚乙二醇共价结合，以改变其免疫原性，并静脉注射给药，用于治疗非霍奇金淋巴瘤的高尿酸血症患者。用黄曲霉菌的克隆和酵母菌生物合成研制而成的重组尿酸氧化酶具有迅速、持久，变态反应发生率低的特点，可用于并发高尿酸血症的白血病和淋巴瘤化疗患者。

（3）抗肿瘤坏死因子-α：最近研究发现，抗肿瘤坏死因子-α疗法可以治疗痛风。一例 53 岁患有严重痛风性关节炎患者全身各处关节肿胀，同时伴有肾衰竭，使用别嘌醇和苯溴马隆治疗无效，应用抗肿瘤坏死因子-α疗法可以明显减轻患者的症状，使关节处的尿酸盐结晶逐渐吸收，并明显改善肾功能。

（四）高尿酸血症肾病的治疗

控制高尿酸血症是防治高尿酸肾病的重要措施。血尿酸的良好控制可能明显延缓肾功能的继续恶化。

1. 饮食控制　总原则为低嘌呤，优质低蛋白饮食。限制每天食物的嘌呤含量，总嘌呤摄入量（每日＜10 毫克），同时控制蛋白总量（每日＜1 克/千克体重），且多选用蛋、奶等优质蛋白食品。低糖、低脂饮食可减轻体重，避免血脂升高，减少心脑血管意外。禁酒，因过量乙醇可增加血液的乳酸含量，对肾小管排泄尿酸有竞争性抑制作用。多吃新鲜瓜果、蔬菜等富含维生素且呈碱性的食物。

2. 大量饮水　每天保证 2 500 毫升以上的液体摄入，保证尿量在 2 000 毫升以上。多饮水有利于尿酸的排泄，且尿液的稀释可减少尿路结石的发生。临睡前多饮水可使夜尿增加，有助于小结石的排出和控制感染。

3. 碱化尿液　碱化尿液可增加尿酸溶解度，促使尿酸结石溶解、缩小。但不宜过分碱化（pH 值＞7），因为过碱的尿液容易使钙盐沉淀，引起磷酸钙、碳酸钙结石。故尿 pH 值维持在 6.5～6.89 最为适宜。常用药物主要有碳酸氢钠或碱性合剂（枸橼酸 140 克，枸橼酸钠 98 克，加水至 1 000 毫升配成）每日 3 次，每次 20～30 毫升。对于大的肾盂结石，可将 1.5％碳酸氢钠经膀胱镜输尿管导管向肾盂注入，反复冲洗，有助于肾盂内尿酸结石溶解，解除尿路梗阻。

4. 药物治疗

（1）促进尿酸排泄的药物：此类药物主要作用机制是阻止肾小管对尿酸的重吸收，从而增加尿酸的排泄，达到降低血尿酸的目的。对于肾功能不全（肌酐清除率＜20 毫升/分钟）使用此类药物可能会因服药后尿酸排出量增加，易形成尿酸结晶堵塞肾小管，出现急性尿酸性肾病，使肾脏病变加重，应慎用。对每日尿酸排出量＞800～1 000 毫克及已有明显尿路结石、尿路梗阻的患者也不宜使用。

①丙磺舒。开始剂量为 0.25 克，每日 2 次，可逐渐加量至每日 1～3 克。可使尿酸排出量增加 20％～40％。主要不良反应为食欲减退、恶心、呕吐等胃肠道反应及血液系统反应，如再生障碍性贫血、溶血性贫血等。对肾肝功能减退，肌酐清除率＜30 毫升/分钟者应用后效果不佳。该药与磺胺有交叉变态反应，对磺胺过敏者禁用。

②磺吡酮。为保泰松衍生物，排尿酸作用优于保泰松，与丙磺舒合用有协同作用。开始剂量为每日 100 毫克，第

7～10 日增加 100 毫克,至每日剂量 400～800 毫克。不良反应主要是皮疹、消化道反应。偶见骨髓抑制和肾脏毒性反应。该药可引起水钠潴留和诱发哮喘,故心力衰竭和哮喘患者慎用。

③苯溴马隆。该药促尿酸排出作用较强,作用时间长,1 次给药作用可延续 48 小时。初始剂量为 25 毫克,后可增加至 100～150 毫克,维持剂量为 50 毫克,隔日 1 次,早饭后服用。它对肾功能下降(血肌酐＞177 微摩/升)的患者仍然有效。该药不良反应轻微,仅有轻度胃肠道反应,发生率为 1.84％。此类药物可受水杨酸类药物的影响,从而降低其促尿酸排泄的作用。

(2)抑制尿酸合成药:主要药物为别嘌醇。因其结构式与次黄嘌呤相似,作用机制为抑制黄嘌呤氧化酶,阻止次黄嘌呤转变为黄嘌呤及黄嘌呤变为尿酸,从而减少尿酸的生成,降低血尿酸水平。由于此药不增加尿酸的排泄,对肾脏无损害,尤其适用于痛风性肾病患者,不仅可以使症状缓解,还可能减少肾脏尿酸结石的形成。对于尿尿酸排出过多及已有结石的患者也可使用。初始剂量为每次 100～200 毫克,每日 2～3 次,口服。最大剂量可用至每日 600 毫克,待血尿酸降至正常后,改为维持量(每日 100～200 毫克),肾功能不全患者服用时要根据肌酐清除率来调整维持量。约有 20％的患者可有以下不良反应:皮疹,发生率为 3％～10％,严重者可发生剥脱性皮炎、Stevens-Johnson 综合征和中毒性上皮坏死溶解,应立即停药,予以对症处理。可引起肝功能异常、胃肠道不适、粒细胞减少、周围神经炎等。在开始治疗的数周或数月内,可能诱发急性转移性痛风发作。

5. 慢性肾衰竭的处理

(1)早、中期慢性肾衰竭

①维持水、电解质平衡，纠正酸中毒。

②在低蛋白饮食的基础上，保证足够的能量摄入，加足量必需氨基酸或酮酸氨基酸。

③适当补充水溶性维生素，如小量叶酸、维生素 C、维生素 B_6 等。

④贫血患者视情况应用重组红细胞生成素以改善症状，一般患者每次 2 000～5 000 单位，每周 2～3 次，皮下注射。

⑤可以运用有效的单味中药或以单味中药为主的简明方剂配合西药治疗，如大黄等。也可运用中医辨证论治，根据病情选择适当的方剂。国内目前在动物实验及临床的研究中均发现应用大黄后可使粪氮量增加，血尿素氮下降，血肌酐稳定或下降，且对肾脏系膜细胞有抑制作用，并能抑制肾小管细胞的高代谢状态。目前临床应用的主要有大黄灌肠制剂：生大黄粉 10 克，煅牡蛎 30 克，蒲公英 20 克，水煎后，加温水至 600～800 毫升，行保留灌肠 10 分钟，每日 1～3 次。也有制成口服冲剂，如尿毒清，每日 1～3 包，冲服。

⑥控制其他危险因素，如高血压、代谢紊乱等。尽量将血压控制在符合年龄的正常水平，可有效地减缓肾功能的恶化，并使一些常见并发症(如冠心病、心力衰竭、脑卒中等)明显减少。慢性肾衰竭的高血压受多种因素的影响，其中 80% 为水钠潴留，20% 为肾素依赖。目前常用的治疗方案为低盐饮食，合理应用降压药物。大量报道认为，血管紧张素转化酶抑制药及血管紧张素 II 受体拮抗药的应用可以

明显减少蛋白尿,减轻肾小球的硬化和降低血肌酐的水平。但有研究认为对于血肌酐>176微摩/升的患者,应用血管紧张素转化酶抑制药类制剂可进一步升高血肌酐水平。钙离子通道阻滞药可抑制钙离子内流,直接松弛血管平滑肌,扩张周围血管,降低外周阻力,从而使血压下降,并可防止肾小球硬化,因此也可以选用,且最好使用长效制剂。

部分高尿酸血症肾病患者同时存在多种代谢紊乱,如高血糖、高血脂、高胰岛素血症等。这些疾病对肾功能的影响可能是多重因素的,但不管怎样,都需要严格控制血糖、血脂等危险因素及改善胰岛素抵抗,使其恶化趋势得到延缓。血糖的控制宜首选胰岛素治疗,对实在拒绝接受胰岛素治疗的患者,可选用对肾功影响较小的药物,如格列喹酮(糖适平)、瑞格列奈(诺和龙)、纳格列奈(枣力)、阿卡波糖等。调血脂药首选他汀类药物。近年来的研究发现,这类药物不仅可以降低血脂水平,还可延缓肾小球硬化、肾衰竭。胰岛素增敏药噻唑烷二酮类药物,如罗格列酮(文迪雅)、吡格列酮(艾汀)等,可有效地改善患者胰岛素抵抗状态,从而达到控制代谢紊乱,延缓肾衰竭的目的。

(2)终末期肾衰竭:肾脏替代疗法,包括透析疗法(血液透析、腹膜透析),其他血液净化疗法及肾移植术。

6. 急性高尿酸血症肾病的处理 在恶性肿瘤化疗、放疗前,可先预防性地使用别嘌醇以防止体内尿酸浓度过高,剂量可至每日600~800毫克,已有肾功能不全者适当减量。早期可使用甘露醇及呋塞米等髓襻利尿药以增加尿量、碱化尿液和维持出入量平衡等非手术治疗,但多数患者需要血液透析治疗。

（五）继发性高尿酸血症的治疗原则

继发性高尿酸血症及痛风的治疗最关键的是积极治疗原发病，因为原发病往往比痛风更严重、预后更差。

1. 积极治疗原发病，给予及时、恰当的处理。

2. 在治疗原发病时，应仔细分析、比较后选择药物和治疗手段，尽量避免或减少使用可能引发或加重高尿酸血症的药物。如慢性肾病患者及肿瘤患者化疗、放疗后尽量少用或减少使用果糖、维生素 B_{12} 等促进核苷酸分解的药物。

3. 尽快控制急性痛风性关节炎的发作。具体措施同原发性痛风。

4. 一般首选抑制尿酸合成的药物。尤其是肿瘤、血液病化疗、放疗后应尽早使用，降低高尿酸血症和高尿酸尿症。

5. 一般不提倡使用促尿酸排泄药物。因为患者尿尿酸排出常明显增加，尤其是化疗、放疗后，如果使用可加重肾脏负担，并可能引发急性肾内梗死和急性肾功能不全。

6. 控制饮食，限制嘌呤摄入和忌酒。

7. 多饮水和服用碳酸氢钠等，积极稀释和碱化尿液。

8. 注意生活习惯，避免饥饿、劳累、感染和其他应激。

9. 积极治疗高血压、糖尿病、肥胖症等并发症，减少高胰岛素血症的影响。

（六）痛风并发症的治疗

痛风并发症的防治应当在痛风治疗的基础上进行兼顾，不能顾此失彼。糖尿病、肥胖、心脑血管疾病等的防治有较多专著论及，均可以参考采用。一般遵循的原则如下。

1. 饮食 以低嘌呤、低脂、碱性饮食为宜,脂肪应以不饱和脂肪酸为主。减少饮酒或禁酒,多饮水,限定热能摄入,保持理想体重。

2. 运动 体力活动减少、体重增加是痛风和代谢综合征发生的重要诱因。因此患者,尤其是肥胖的患者应当长期、有规律地进行体力活动。运动可使体重维持在理想范围,从而纠正肥胖引起的胰岛素抵抗,降低血清胰岛素、血尿酸水平,改善糖耐量,降低血糖和血压。同时,运动可以降低极低密度脂蛋白、胆固醇、三酰甘油,升高高密度脂蛋白,有效地改善脂质异常,预防心脑血管疾病。运动还可以改善血液循环系统的功能,提高体质,改善生活质量。

运动要依据个人的体力及病情,尽量在医生的指导下,选择合适的运动方式和运动量。

3. 药物治疗 根据不同的情况选择药物。

(1)调脂药物的选择:痛风患者主要表现为三酰甘油升高,低密度脂蛋白胆固醇升高和高密度脂蛋白胆固醇下降,因此经饮食控制、减轻体重、减少饮酒、增加运动等治疗后不能使三酰甘油降至 1.7 毫摩/升以下时,可首选贝丁酸类调脂药,如非诺贝特(立平脂),苯扎贝特(必降脂)、吉非贝齐等。近年有报道,非诺贝特不仅可以明显降低三酰甘油,对血尿酸水平也有明显的降低作用。也可使用烟酸衍生物类(如阿昔莫司等)、深海鱼油制剂或小剂量的胆酸隔置剂。

痛风患者一般无高胆固醇血症,即使伴有轻度高胆固醇血症,也不需要另外用药,因为贝丁酸类药物也可一定程度地降低血清胆固醇。如果血清胆固醇特别高,可选用辛伐他汀(舒降之)、普伐他汀(普拉固)、阿托他汀(立普妥)。

需要注意的是,一般不主张他汀类＋贝丁酸类烟酸类合用,因为可能会出现严重的毒性反应,如骨骼肌溶解症等,应特别注意。

(2)抗高血压药物的选择:一般首选血管紧张素转化酶抑制药,如卡托普利(开搏通)、依那普利、培哚普利(雅司达)、福辛普利(蒙诺)、雷米普利(瑞泰)等。这类药物有以下有利之处:可以提高胰岛素敏感性,改善胰岛素抵抗,尤其适用于伴有肥胖、糖尿病、血脂紊乱的患者。有肾脏和心脏保护功能。主要作用是抑制血管紧张素Ⅱ生成,而血管紧张素Ⅱ可以抑制尿酸的排泄,因此有促尿酸排泄的作用。国外文献已经证明此类药物可降低高血压病患者的血尿酸水平。降压效果稳定、安全性好。也可选用血管紧张素Ⅱ受体拮抗药,如氯沙坦、缬沙坦、伊贝沙坦等,但文献显示这类药物对血尿酸无明显影响。一般不主张使用β受体拮抗药和钙拮抗药,因为这些药可减少肾血流量,不利于尿酸的排泄,而且β受体拮抗药可加重胰岛素抵抗。

痛风患者一般不选用利尿药作为降压药物,尤其是呋塞米等襻性利尿药和噻嗪类利尿药,因为此类药可以抑制尿酸排泄,增加血尿酸水平,诱发或加重急性痛风性关节炎;同时还可以恶化糖类和脂代谢。如果患者伴有冠心病、心力衰竭需要使用利尿药,最好选用螺内酯、氨苯蝶啶等保钾性利尿药,或吲达帕胺、乙酰唑胺等温和利尿药。这些利尿药既可以利尿,又可以一定程度地促进尿酸排泄。

(3)抗糖尿病药物的选择:胰岛素可以促进尿酸合成和抑制尿酸排泄,增加血尿酸水平,而且所引起的高胰岛素血症对心、脑血管疾病可能有加重的作用,因此一般不首选。

磺脲类药物因通过刺激胰岛 B 细胞分泌胰岛素而发挥降糖效果,势必也会引起不同程度的高胰岛素血症,而且和丙磺舒等促尿酸排泄药物有交叉作用,故一般也不宜作为痛风患者的首选。但目前临床上已经较少使用的磺脲类药物,乙酰苯磺酰环己脲例外,因为该药物在肾功能正常时具有明显的促尿酸排泄作用,比较适合肾功能良好的痛风患者。当前,国内外较为推崇的是噻唑烷二酮类(如罗格列酮、吡格列酮等)和双胍类(如二甲双胍)。这两类药物都不刺激胰岛素分泌,而且可以明显降低胰岛素抵抗,不仅可以降低血糖,还有改善血脂、血压的效果,因此非常适宜痛风患者使用。有文献报道,罗格列酮可以明显降低高尿酸血症患者的血尿酸水平。二甲双胍有减肥的效果,也可以间接降低肥胖患者的血尿酸水平。

(4)其他药物:西布曲明(曲美)、奥利斯塔(赛尼可)等减肥药物不仅可以明显减轻体重,还可以降低血尿酸水平、改善血脂紊乱、改善糖耐量,而且安全性良好,可以在医生指导下选用。

(七)中老年人痛风的治疗

对于老年痛风的治疗,既往一直强调控制高嘌呤食物的摄入。新近研究表明,再严格的饮食控制也只能降低60～120 微摩/升的血清尿酸。所以,除避免饮酒及一次性暴食外,对于本来食量就不多的老年患者,已不再如以往强调饮食量的限制。不论急、慢性患者,都要保持充足水分的摄入,增加尿酸排泄。但必须注意患者的肾功能,以防止饮水过多导致心功能不全。同时服碳酸氢钠或碱性合剂以碱化尿液。避免使用促进尿酸合成或进一步损伤肾小管的药物,应使患者的血尿酸控制在 350 微摩/升以下,使痛风性关节炎少发作或者不发作。

老年慢性痛风的治疗原则为:合理安排生活、饮食,避免痛风急性发作;选择不良反应小的药物,寻找出控制血尿酸水平的个体化最佳剂量和服药间歇时间,并长期维持用药;预防和治疗并发症。

1. 急性痛风性关节炎的治疗　常规剂量应用非类固醇抗炎药是简单有效的方法,秋水仙碱口服或静脉注射对缓解急性症状也相当有效。两者均有肯定的消炎止痛作用,但均不降低血尿酸浓度。

(1)秋水仙碱:目前,西方国家及日本已因秋水仙碱的不良反应较大而不再推荐广泛应用。对于老年患者及有心、脑血管病变的患者不宜用秋水仙碱治疗。即使肾功能正常也应减量,用药时间不宜长,24 小时用量应<3 毫克。若需要应用秋水仙碱治疗的患者,尽量以口服为主,且剂量宜小。一般不采用静脉给药,以免引起肾功能损害。秋水仙碱的有效性仅限于关节炎急性发作的 24～48 小时用,且老年人耐受性差,大多服用后有恶心、腹痛、腹泻,尤其是静脉注射后,可引起骨髓抑制、弥散性血管内凝血、肾衰竭、肝细胞破坏等严重不良反应。进入亚急性期者,应把秋水仙碱换成苯溴马隆类药物,并随病情缓解逐渐减量,可以小剂量长期使用。

(2)非类固醇抗炎药:一般对老年患者选用低毒短效的非类固醇抗炎药,如萘普生、酮洛芬、氟比洛芬、非诺洛芬(苯氧布洛芬)等。前体性非类固醇抗炎药类药物,如布洛芬、双氯芬酸、舒林酸胃肠道不良反应较少,对老年患者亦较合适。保泰松因其严重肝毒性、骨髓抑制乃至致死的危险性已不用于临床。吡罗昔康(炎痛喜康)的胃肠不良反应大,易致胃黏膜糜烂、出血、穿孔,故也少用。老年患者可以使用吲哚美辛,但一般给予小剂量,每次 25 毫克,每日 3 次,口服。

(3)糖皮质激素:对于有肾功能不全或非类固醇抗炎药疗效欠佳的老年患者,可短期应用糖皮质激素肌内注射或关节腔内注射。由于老年人的机体抵抗力较低,需要用糖皮质激素治疗的患者要十分慎重。关节腔内注射宜用短效或中效者,每日 1 次,剂量相当于泼尼松 20～40 毫克,共用 4～10 天。糖皮质激素仅用于急性期,用量不宜大。已使用者,要特别注意感染和出血等不良反应。

2. 高尿酸血症的纠正 一般于痛风急性期中止后开始使用。无症状性高尿酸血症在发展为急性痛风之前几乎无不良作用,可以不使用药物治疗。因此,多数学者主张血清尿酸＞550～650 微摩/升或每年 3 次以上发作急性痛风或已存在痛风石、慢性沙砾样痛风者才必须用降尿酸药物。降尿酸药物用量过大时,不仅不良反应大,且血尿酸降低太快可诱使急性痛风发作,故宜小量渐增。用药原则是使尿酸缓慢持续逐渐降至 310～375 微摩/升,最好在细胞外液尿酸饱和度(约 400 微摩/升)以下。

(1)排尿酸药物:排尿酸药物促进尿酸从肾脏排泄,适于每日肾排出尿酸量低(＜6 毫升/分钟)及肾功能良好的痛风患者。因老年人痛风大多属肾排尿酸不足,且对此类药物耐受较好,常多选用。对肾功能不全者,此类药物只能用于肌酐清除率≥50毫升/分钟者。肌酐清除率低至20～30毫升/分钟的患者,主张改用黄嘌呤氧化酶抑制药。用药期间应多喝水,保证每日2 000毫升以上的尿量,同时服用碳酸氢钠每日3～6克,高血压患者换用枸橼酸钠(钾),使尿液碱化到pH值6.0～6.5,以防止尿酸盐在肾小管和尿路沉积。排尿酸药应用指征:非沙砾样痛风;肾功能基本正常,至少不低于中度;24小时尿尿酸排出正常而尿酸清除率＜6毫升/分钟(尿酸清除率/肌酐清除率＜0.06);没有肾钙化或肾结石史。目前常用的排尿酸药有以下几种。

①苯溴马隆。为强有力的利尿药物,促尿酸排泄活性强,在欧洲广泛应用已有多年。半衰期较丙磺舒或磺吡酮长,每次25～50毫克,每日1次,能有效地选择性抑制尿酸经肾分泌后近曲小管的重吸收。该药毒副作用轻微,不影响肝肾功能,很少发生皮疹、发热。在中度肾功能不全(血清肌酐＜260微摩/升)时,苯溴马隆的排尿酸作用仍充分,但此时安全性下降,应慎用。

②丙磺舒。主要抑制肾小管对尿酸的重吸收而促进尿酸排泄。因其同时促进钙从尿中排出,故不宜用于有肾石症患者。另外,这类药物可增加非类固醇抗炎药、磺脲类降糖药及华法林等的血清浓度,联用时应注意减少这些药物的用量。服用此药常从小剂量开始,最大剂量每日不超过2克。

③磺吡酮。是保泰松的衍生物,抑制近曲肾小管重吸收尿酸。排尿酸作用是丙磺舒的3～6倍,半衰期只1～5小时,每天至少用药3次,常用维持量每日300～400毫克。除促尿酸排泄外,尚抑制血小板凝集,适用于有动脉硬化、冠心病的老年痛风患者。此药对胃黏膜有刺激作用,溃疡病

患者慎用。

(2)黄嘌呤氧化酶抑制药:此类药物抑制尿酸的生成,能迅速降低血尿酸浓度,抑制痛风石及肾尿酸结石生成,并促使痛风石溶解。应用指征:沙砾样痛风;尿酸产生过多(普通饮食下尿尿酸排出 800～1 000 毫克/24 小时);继发性痛风;排尿酸药失效或因肾功能不全而不适用者;泌尿系结石者;接受细胞毒药物化疗患者作为防止急性尿酸性肾病的预防用药。

别嘌醇是强烈的黄嘌呤氧化酶抑制药,它的排泄并不会随年龄的增长而逐渐减少,但其活性代谢产物氧嘌醇的排泄量与年龄呈负相关,因而老年患者用该药后容易发生不良反应;另有研究表明,老年患者使用别嘌醇的累积剂量超过 400 克或连续用药超过 3 年以上,可增加患者发生白内障的危险性。对肾功能正常的成年人,可使用维持量 100～300 毫克,每日 1 次。但其不良反应有过敏性脉管炎,通常发生于有高血压、肾功能损害而服用噻嗪类利尿药的老年人,因此老年痛风患者应减少剂量。开始每次 50～100 毫克,隔日 1 次,维持量每日 100～200 毫克足以控制痛风。

三、西医的其他治疗

(一)慢性痛风石手术治疗

在急性痛风性关节炎过后,病情稳定,但关节仍有间断发作疼痛,关节功能受限,甚至出现畸形等,此时最好去医院系统检查或确诊。对慢性痛风或痛风石的主要治疗,包括低嘌呤饮食,戒酒,以及用抗炎和降尿酸的药物等。对确诊有痛风石形成并沉积于关节周围而影响功能或美观者,必要可行外科手术治疗,切除痛风石以保护手足关节功能,手术前要注意适当用药治疗,以防痛风发作。

1. 适应证

(1)痛风石直径＞3 厘米。

(2)关节周围或肌腱中痛风石影响关节活动功能,或致关节变形,手术可以帮助关节功能恢复可防止痛风石的进一步发展增大,而对骨关节的破坏作用。

(3)较大的结石压迫神经,影响关节及肢体功能并出现明显症状,如手腕部屈肌肌腱中痛风石压迫正中神经出现腕管综合征。

(4)痛风结石破溃导致皮肤软组织形成慢性窦道,尤其是合并感染,久治不愈者。

(5)巨大的痛风石,或是数目较多者,适当手术切除后,可减少体内尿酸池的总量,对降低尿酸,减少痛风发作及减轻肾脏负担有利。

2. 禁忌证

(1)急性痛风性关节炎的发作期。

(2)关节或结节破溃已合并全身感染,尚未得到控制。

(3)合并糖尿病、高血压,并且血糖及血压未得到有效控制。

(4)合并其他内科急性或慢性疾病急性发作。

(5)有心力衰竭、肾衰竭,不能耐受手术。

3. 手术方法

(1)在硬膜外或局部麻醉下,行痛风石取出术。

（2）尽可能将关节囊内的痛风石取尽，并将关节滑膜内层结石刮除干净。

（3）取完结石后，要注意冲洗干净，同时要保护好关节软骨和滑膜。

（4）如有骨关节畸形者，可做截骨矫正固定；有皮肤破溃者，要修剪破溃的皮肤，做移行缝合。

（5）缝合后，用灭菌纱布包扎，外用石膏托固定 60 天。待摄 X 片有骨痂生长方可去掉石膏托；如骨痂生长不好者，可继续用石膏托固定至骨痂长好，方可去掉石膏，再行功能锻炼。

（二）物理电治疗

1. 痛风性关节炎的直流电疗法　直流电治疗法包括单纯直流电疗法、直流电药物离子导入疗法和直流电水浴疗法。

（1）适应证：适用于痛风性结石手术后，关节成形术后及关节融合术后的患者。关节炎，多关节炎，关节疼痛、肿胀、积液，滑膜炎，肌腱炎，关节及肢体畸形，关节附近肌肉萎缩和肌无力，肌挛缩，脊柱小关节炎，类风湿性血管炎，雷诺现象，关节滑膜切除术后，关节成形术后及关节融合术后的患者。

（2）操作方法

①单纯直流电疗法

⊙检查局部皮肤有无破损及感觉障碍，选择合适的电极板及衬垫。电极板常采用铅质的金属薄片，厚度为 0.25～0.5 毫米，面积可稍大一些，其形状随治疗部位而定。电极板和导线相接处要平稳且不易脱落，常用锡焊或特制的线夹固定。衬垫由无色的嗜水性好的棉织品制成(最好是绒布);厚度不少于1厘米,为避免金属电极直接接触人体,衬垫应超出金属板的边缘1~2厘米。将衬垫用温盐水浸湿,拧出多余的水分,以衬垫不干且不滴水为度。

⊙准备好砂袋、绷带、细绳、布带子、尼龙搭扣等固定电极用品及比衬垫稍大的隔湿绝缘用塑料布。

⊙将衬垫放在治疗部位并与皮肤紧密接触,然后在衬垫上放金属电极板,在板上再放一块稍大一些的塑料布(或橡皮布)并妥当固定。电极板通过导线与机器相应极性的输出端相连。一般红色线接阳极、绿色线接阴极。阴极电为治疗极,置治疗部位;阳极电为辅极,置相应部位。

⊙检查电疗机毫安表指针是否在零位,极性转换开关是否指向正常位置。电流分流器所指强度应合乎治疗要求,导线连接的极性须正确无误。

⊙电疗机一切正常时,接通电源,缓缓调节输出旋钮。并根据患者的感觉,经1~2次间隔逐渐增加电流至所需强度。

⊙电流强度以衬垫面积并结合患者耐受量而定。一般成年人用0.05~0.2毫安/平方厘米,反射疗法用0.02~0.03毫安/平方厘米。由于个体耐受性差异较大,原则上是以不引起疼痛为宜。

⊙在治疗中如患者感觉电极下有局限性刺痛或烧灼时,应立即停止治疗,并检查原因,经妥善处理后再继续治疗。

⊙治疗时间,一般每次15~20分钟,每日1次,10~20次为1个疗程。疗程间隔5~7日可再行第二个疗程治疗。

⊙直流电的治疗多种多样,常用的几种方法介绍如下。

全身直流电疗法:用一个面积为 300 平方厘米的电极,放在肩胛间区,另外两个各为 150 平方厘米的电极放在两侧腓肠肌部位。

局部直流电疗法:又分为对置法和并置法。对置法:一个电极放在躯体的一侧,另一电极放在其对侧(电极与电极间至少间隙 1～2 厘米,否则易造成短路);并置法:两个电极放在身体的同一侧,亦可用于背部及四肢。

直流电反射疗法:又分为区域直流电疗和短裤区直流电疗。区域直流电疗:将一个披肩形电极(面积 100～200 平方厘米),置于脊柱及肩的上部和锁骨上区,另一个面积 400～600 平方厘米的电极放在腰骶部,病变部位用阳极,腰骶部用阴极(离子导入时视药物极性而定)。开始的电流强度为 6 毫安,每 2 次增加 2 毫安,直到 16 毫安为止。治疗时间自 6 分钟开始,每次增加 2 分钟,至 16 分钟即停止增加。短裤区直流电疗:两侧大腿的前上部各置 200 平方厘米的电极,以分叉导线连于阴极,另一极 400 平方厘米,置腰骶部,或用腰带电极(75 厘米×15 厘米)连于阳极。

⊙治疗完毕,将调节开关、输出旋钮旋至零位,关闭电源,取下电极及衬垫。

②直流电药物离子导入疗法

⊙衬垫须标有符号,供各种药液专用。用时浸湿并拧干至适当湿度,药液要均匀洒在衬垫上,洒药液面贴于皮肤(或用药液浸湿的纱布、滤纸等贴于皮肤,其上放置衬垫)。衬垫上再放置电极板。

⊙所用药物极性必须与主电极一致,其浓度及极性参阅表 5。其他操作方法与直流电疗法相同。

第四章　痛风的西医治疗

表5　痛风电离子导入治疗的常用药物

药　物	极　性	浓　度
醋酸氢化可的松	+	20毫克/毫升
促肾上腺皮质激素	+	稀释10倍（10～15单位/次）
阿司匹林	—	2%～10%
枸橼酸钠	—	1%～5%
草乌酊	+	10%
川乌酊	+	10%
草乌总碱	+	3～10纳克/毫升
硝酸乌头碱	+	0.1%
川芎煎剂	—	30%
陈醋	—	原醋
普鲁卡因	+	2%～5%
雷公藤总萜	+	0.5%乙醇溶液或醋酸乙酯提取药酊
清风藤	—	1%水溶液

⊙用抗生素导入时，宜加厚衬垫或用缓冲液。常用缓冲液为5%葡萄糖液。其方法是第一层置浸有抗生素的滤纸（接触皮肤），第二层置衬垫，第三层置浸有缓冲液的滤纸，第四层衬垫，第五层铅板。

⊙一般每次治疗15～20分钟，每日1次，15～20次为1个疗程。间隔5～7日可做第二个疗程治疗。

③直流电水浴疗法

⊙直流电水浴疗法有四槽浴、双槽浴、单槽浴等，根据病情选用，操作方法基本相同。单槽电水浴时，辅极可将湿布衬垫置于相应部位。

⊙水槽内放入37℃～39℃温水，水位应达上臂下部，足槽水位应达小腿上 1/3,左右两槽内水加适量药物。浴槽的极性根据导入的药物而定。药物浓度一般为衬垫法所用浓度的 1/10。

⊙检查机器上的换向开关是否在正常位置,电位器应在零位。将导线按照所需之极性连接妥当。

⊙治疗时脱去鞋袜,将患肢伸入槽内,注意不要浸湿衣服。

⊙先开总开关,再开分开关,然后转动输出旋钮,逐渐增加电流至所需强度。一般为 10～20 毫安,最大可至 40 毫安。

⊙治疗时间一般为 15～20 分钟。治疗中注意观察患者反应,如出现头晕、虚脱等症状时,应停止治疗,并及时进行处理。

⊙治疗结束,关闭机器后患者方可出浴。

⊙每日或隔日 1 次,15～20 次为 1 个疗程。间隔 7～10 日进行第二个疗程治疗。

(3)注意事项

①输出导线宜用不同颜色,如阳极为红色,阴极为其他颜色,以示区别。如用夹子连接导线与金属电极,宜在其下垫以胶皮等绝缘物。作用电极一般小于辅助电极。

②患者在疲劳或饥饿时不宜进行治疗。治疗中随时观察电流输出,如超过规定量,或患者感觉不能耐受时,应及时调低。

③治疗中不得拨动极性转换开关,电流强度没有降到零时,不得拨动分流器。

④所用药液在使用前应检查有无变质。剧毒药剂量一般不应超过注射用剂量。中药导入时,应尽可能根据其成

分确定极性及浓度,必要时通过实验确定。

⑤治疗后局部涂 50％甘油保护皮肤,并嘱患者勿摩擦及抓伤皮肤。

⑥每次用过的衬垫及不同药液的衬垫要分别冲洗干净,然后煮沸消毒。金属电极板应刷洗干净,保持平整。

⑦青霉素导入之前,应先做皮肤过敏试验。

⑧浴槽与地面绝缘必须良好,炭精电极和浴槽要保持清洁、干净,并做必要的消毒。

⑨在未切断电源前,不得将肢体移出槽外。

(4)禁忌证:对直流电及药物过敏者、严重心脏病、心力衰竭、传染病、局部有广泛或严重皮肤损伤、高热、有出血倾向、急性湿疹、骨关节手术及关节置换后体内有金属导电体者。

2. 痛风性关节炎的高频电疗法　高频电流治疗,主要包括有热效应 皮肤及深部温热作用使血流速度及血循环量显著增加,代谢加强,局部营养改善,组织再生能力提高,达到止痛、解痉挛、促进炎症消退的目的;热外效应:对皮肤和内脏各器官的感受器产生作用,影响网状内皮系统功能,使其吞噬能力增强,白细胞增多,加强机体的免疫能力与组织修复过程。还具有较明显的脱水作用,使炎症渗出减少,消除肿胀。痛风性关节炎临床上适用的有中波、短波、超短波、微波治疗。

(1)适应证:适用于痛风性关节炎急性期、间歇期、慢性期、缓解期的关节肿胀、疼痛,关节积液,以及滑膜炎、肌腱炎、肌膜炎、韧带滑囊炎、软骨炎、骨骺炎。亦用于退行性关节炎、外伤性关节炎、类风湿结节继发感染,如淋巴管炎、蜂窝织炎及关节清理术后、关节融合术后等。

（2）操作方法

①中波电治疗

⊙电极放置方法有并置法、对景法、水槽法等。按病情需要选择。

⊙按医嘱选好电极。铅板电极应压平，微加热。

⊙治疗时金属极板与皮肤贴紧。用绷带、沙袋或患者自身重量固定好。在导线夹与极板连接处垫以橡胶布或塑料布绝缘物。

⊙如在皮肤粗糙、干燥或在凹凸不平的部位治疗时，可在金属极板下加用 10％盐水衬垫。

⊙将电流选择旋钮拨至零位。接通电源后预热 2～3 分钟，再旋至"治疗"位置。根据医嘱及患者感觉，缓慢调节输出旋钮至所需电流强度。

⊙治疗中经常观察患者反应，正常时应有舒适的温热感。如诉过热，应减少输出电流；如电极下灼痛时，应立即切断电源，检查皮肤及电极情况，妥善处理后再进行治疗。

⊙治疗剂量成年人为 3～8 毫安/平方厘米。每次治疗 15～20 分钟，每日或隔日 1 次，10～15 次为 1 个疗程。

②短波电治疗

⊙选择合适的电极及放置方法。电极与皮肤间距离 1～3 厘米。常用方法有以下几种。

电缆电极法：在治疗肢体上绕 2～3 圈（每圈间距至少 2 厘米），或按需要盘成不同形状，置于患部。

鼓状电极法：用支臂将电极固定于治疗部位。

电容电极法：对置法，2 个电极相对，治疗部位处于 2 个电极间；并置法，将 2 个电极放在肢体的同侧；单极法，一个极置于治疗部位,另一个极置于治疗区域较远处。

⊙接通电源,待灯丝加热3～5分钟后再旋至"治疗"位置,调节调谐钮,达到谐振状态。

⊙按医嘱及患者的感觉增减输出剂量,可调节输出控制旋钮。治疗剂量一般分为以下4级:无热能,患者无温热感,氖管亮度极弱;微热能,患者稍有温热感,氖管微亮;温热能,患者有舒适的温热感,氖管明亮;热能,患者有显著热感,但能耐受,氖管甚亮。

⊙每次治疗时间一般为15～20分钟,每日或隔日1次,10～20次为1个疗程。

③超短波电治疗

⊙按需要选好电极,电极种类及治疗方法与短波电治疗相同。电极与皮肤距离(间隙)一般为1～3厘米,可根据需要调节。两极间距以大于电极半径为宜。双极法,分对置法(电场作用于较深的部位)和并置法(电场作用于较浅部位);单极法,治疗较浅的病灶,单极置于治疗部位。

⊙检查治疗机各旋钮是否在零位,接通电源,灯丝加热3～5分钟后,再调至"治疗"挡,调节调谐旋钮达到谐振状态。

⊙治疗剂量同短波电疗法,如需减量,可调节输出旋钮。不得用失谐来调节剂量大小。

⊙治疗中应经常询问、观察患者反应,如诉过热或头晕、心慌等不适时,应立即停止治疗,进行必要的检查与处理。

⊙每次治疗时间为15～20分钟,每日或隔日1次,10～20次为1个疗程。

⊙脉冲超短波的操作方法基本同超短波电疗法。

④微波电治疗

⊙擦干治疗部位的油膏药物、汗液及其他分泌物,除去湿敷料,脱去潮湿、易燃及不吸汗的衣物。

⊙距离辐射法,使用圆形、圆柱形、长方形或马鞍形辐射器,辐射器与人体表面的距离为 10 厘米左右,垂直辐射;接触辐射法,使用聚集式,体腔或马鞍形几种辐射器,直接接触治疗部位进行辐射。

⊙将输出旋钮置零位,开启仪器预热 2～3 分钟,绿色指示灯自动亮,显示预热完毕。

⊙旋动定时器调至所需治疗时间,调节输出强度钮至所需治疗剂量。一般急性期剂量宜小,慢性期剂量可增大。剂量大小视患者的主观感觉和仪器的输出功率而定。最弱剂量,无热感;弱剂量,微热感,常用距离 10 厘米,80 瓦;中等剂量,温热感,距离 10 厘米,80～100 瓦;强剂量,能耐受,距离 10～15 厘米,80～150 瓦;隔沙辐射法剂量减半,接触辐射法的剂量应＜10 瓦,8 厘米直径的圆形辐射器,剂量应＜25 瓦。

治疗结束,定时器自动关闭输出,稍待 2～3 分钟再关闭仪器电源。每次治疗 10 分钟,每日 1 次,10～15 次为 1 个疗程。

(3)注意事项

①防电击伤。治疗时用木制床椅,最好用木地板等与地绝缘。治疗中患者不可接触金属物品,如水管及暖气管道等。他人亦不可触及患者或电极。

②防烧伤。电极板的边缘和转角要圆钝。电极板与皮肤直接接触治疗时要密贴均匀,不可过紧或过松。对骨骼

突出部位治疗,最好用电容电极,适当增加皮肤与电极间距。患者不得随意移动体位,如感过热、灼痛,应立即关闭输出,切断电源,妥善处理后再继续治疗或停止治疗。治疗前需取下所带的金属物品,如手表、钥匙扣等。体内有较大金属异物者,不宜进行此项治疗。

③防损坏仪器。仪器需充分预热后方可启动高压输出,谐振要调至佳良状态,不得以调谐状态来降低输出,大功率治疗机少用单极法。用并置法或对置法治疗时,两电极不得相碰,以防短路损坏机器。治疗中避免导线交叉、互碰或碰患者。微波治疗机内之吹风机如发生故障,应停止使用,未接上辐射器时不得开机,以免损坏磁控管。电极与辐射器及电缆需接触紧密,电缆应避免潮湿或弯折。

④注意安全。治疗部位有汗水或敷料上分泌物较多时,应擦干或更换敷料后进行。局部感觉迟钝或血循环障碍者慎用。工作人员及非工作人员勿停留在高频电场区域内。

(4)禁忌证:活动性肺结核、急性化脓性疾病、出血倾向、皮肤感觉障碍,以及高热患者,体内有金属异物者,置有心脏起搏器者,心血管系统代偿功能不全的孕妇,恶性肿瘤或肿瘤术后等。

3. 痛风性关节炎中频电疗法 中频电治疗能使皮肤痛阈上升,解痛和镇痛作用明显而持久。能使局部血管扩张,促进血液循环,改善组织营养,加速消除局部炎症和致痛递质,还可锻炼骨骼肌。常选用干扰电、音频电(等幅正弦中频电)、正弦调制中频电、双动态扫频电进行治疗。

(1)适应证:适用于痛风性关节炎急性发作期、间歇期慢性止痛和康复作用。关节疼痛、肿胀，滑膜炎，骨化性肌炎，关节功能受限，关节及肢体畸形，关节成形术后。

（2）操作方法

①干扰电治疗

⊙将选好的两组电极妥善固定于治疗部位，并使两组电流交叉在病变部位。治疗电极有衬垫电极、手套电极及抽吸电极3种，可按病情选用。

⊙差频范围选择依据病情而定。止痛，固定差频100赫兹或变动差频0～100赫兹、50～100赫兹、90～100赫兹；促进局部血液循环，变动差频50赫兹或变动差频50～100赫兹；促进渗出物的吸收，变动差频50～100赫兹；治疗肌萎缩，变动差频25～50赫兹；减弱肌张力，变动差频25～30赫兹；移动法差频的选择，常用变动差频20～40赫兹。

⊙检查两组输出机钮是否在零位，将差频范围旋钮调至需要位置，然后接通电源，分别调整两组输出达所需电流强度在0.4～0.8毫安/平方厘米。一般改变差频范围，可直接调整定频、变频旋钮，不必将输出调至零位。

⊙每次治疗15～20分钟，每日1次，10～15次为1个疗程。

②音频电治疗

⊙选好衬垫电极，并用尼龙搭扣或沙袋等妥善固定于治疗部位。电极放置方法有对置法及并置法，视需要而定。

⊙检查输出调节旋钮是否在零位；接通电源，待2～3分钟后即可进行治疗。

⊙缓慢调节输出旋钮，观察电流表指针。逐渐增至所需治疗强度（以患者耐受为度）。

⊙每次治疗 15～20 分钟,每日 1 次,10～15 次为 1 个疗程。

③正弦调制中频电治疗

⊙将选好的电极以并置法或对置法固定于治疗部位。

⊙正弦调制中频电流的波形,有连续调制波、断续调制波、间歇调制波及变频调制波等。调制频率 10～150 赫兹,调制幅度 0～100%。断续及调制时间 1～6 秒,均连续可调。连续调制波(连调波),输出 10～150 赫兹,调制中频正弦电流,用于刺激自主神经及镇痛;断续调制波(断调波),间断输出连调波电流,对神经肌肉组织有明显的刺激作用,适用于周围神经麻痹、肌无力、肌萎缩等;间歇调制波(间调波),间歇输出未调和调制电流,有止痛、促进血液循环及炎症吸收作用;变频调制波(变调波),交替输出调制频率 150 赫兹和连调波电流,有抑制作用,适用于止痛及促进渗出物吸收。

⊙接通电源,按需要依次开启波型、调幅、调频及时间选择旋钮。

⊙对疼痛明显的患者,调制幅度宜小,多为 25%～50%。用于促进血液循环、淋巴回流及炎症吸收时,调制幅度多为 50%～75%。用于电刺激疗法时,调制幅度多为 100%。

⊙治疗中如有异常感觉,应及时将输出电流降到零位,检查原因,予以处理后方能继续治疗。

⊙更换波型前,应将输出旋钮降到零位,以防电击伤。

⊙缓慢调节输出旋钮至患者有舒适之震颤感或能耐受为度。

⊙每次治疗 10～20 分钟,每日 1 次,10～15 次为 1 个疗程。

④双动态扫频电治疗

⊙由于仪器采用微电脑技术,所以使用场所应远离高频电磁场。

⊙将选好的电极以并置法或对置法置于治疗部位并妥善固定。

⊙根据治疗需要,依次调节好仪器的电流参数。

波型:载波仅有正弦波一种。调制波有正弦波、三角波、方波 3 种供选择。常用正弦波。

频率:载波和调制波均先调节各自的"固频"电位器,确定扫频的频率下限值扫至上限值的频率范围。载波频率为,急、慢性较浅表病变及电刺激疗法用扫频 4 000～6 000 赫兹,深部组织病变用扫频 5 000～8 000 赫兹,骨关节病变扫频 2 000～4 000 赫兹,其他治疗用扫频 3 000～6 000 赫兹。调制频率可参阅干扰电疗法的变动差频。

扫频周期:载波周期与调制波周期的时间取值基本相同,表浅软组织病变载波周期与调制波周期均为 3 秒。其他疾病时载波周期与调制波周期均为 6 秒,或视病而定。

调制幅度及断续时间:见调制正弦电疗法。

⊙缓慢调节输出强度旋钮达患者耐受量。

⊙每次治疗 15～20 分钟,每日 1 次,10～20 次为 1 个疗程。

(3)注意事项

①两组电极不得互相接触,衬垫应湿透并紧贴皮肤,勿置于皮肤破损处。金属电极与导线夹子勿接触皮肤,以免引起皮肤烧伤。

②电流不得穿过心脏、大脑及孕妇下腹部,禁止在这些

部位用对置法,并且电流亦应小。

③体内有金属异物的局部不可进行中频电疗。

④患者治疗电极下有刺痛、灼痛时,或仪器输出不稳定时,应停止治疗。

⑤若选用半波输出治疗,接触人体电极衬垫厚度应达0.8厘米,并注意导线极性。

⑥使用干扰电治疗时,尽量避免调节一组电流到较大值后再去调节另一组电流,应该两组同时调节,或者小差距分别调节,以保证开始就形成规则的干扰电场。

⑦干扰电应先采用"静态"方式。调节好后再变为"动态"进行治疗,以保证良好的动态干扰电场,应避免在人体通电治疗时选择"治疗方式"键。

(4)禁忌证:有急性化脓性炎症、出血倾向、局部有金属异物固定、体内置入心脏起搏器、皮肤溃疡、孕妇下腹部、痛风性关节炎并发血栓性静脉炎等,禁用上述治疗。

4. 痛风性关节炎低频电疗法　低频电流通过直接反射作用使血管扩张,改善组织血液循环及营养状况,促进静脉血和淋巴液回流,加速致痛物质排泄,并具有一定刺激作用,引起肌肉收缩而达到治疗目的。痛风性关节炎常应用感应电、电刺激(电体操)、间动电治疗。

(1)适应证:痛风性关节炎中晚期、康复期关节痛、肌痛、肌无力、肌肉挛缩、神经炎、关节强直、骨关节清理术后、术后局部感觉障碍等。

(2)操作方法

①感应电治疗

⊙检查仪器输出强度旋钮是否在零位,其余功能钮是否在治疗所需位置。

⊙患者取舒适的体位,并充分暴露治疗部位,按需选好衬垫电极,除板状电极外,还有手柄电极、碾式电极与金属刷状电极等。

固定法、并置法,两个等大的电极并置固定在肢体或肌肉两端(两极与运动点等距),当有阴阳极时,阴极放在远心端效果可能更好。对置法,两个等大的点状电极于治疗部位对置。

移动法运动点治疗,小的点状电极置于运动点(或穴位)上,150平方厘米片状电极放在相应部位。辅助电极置相应部位。滚动治疗,当作用于大面积的部位时,将滚动电极在治疗部位滚动,另一电极置于相应部位。

⊙接通电源,按需调整频率,缓慢调节输出钮至所需电流强度,一般分强、中、弱3种。

⊙治疗中应观察肌肉收缩状态是否符合治疗要求。

⊙治疗结束时,将输出旋钮旋回零位,切断电源,取下电极。

⊙每次治疗时间15~20分钟。做肌肉刺激以5~10分钟为宜,每日1~2次,10~15次为1个疗程。

②电刺激(电体操)治疗

⊙选好电极及运动点,电极放置方法通常有以下几种。作用于整群肌肉时,将两个板状电极对置或并置于治疗部位。治疗较大面积部位时,用滚动电极,另一板状电极置相应部位。刺激某一处神经肌肉时,将点状电极置于运动点(单极法)或肌肤两端(双极法)。

⊙根据病情,选择适宜之电流种类(如感应电、间动电、直角脉冲、三角脉冲)、频率、脉冲持续时间等。

⊙接通电源,按要求调好电流种类、脉冲时间及频率,旋动输出旋钮至所需电流强度。电流密度一般取 0.2～0.3 毫安/平方厘米,电流强度迅速加大。大面积治疗时,一般在 1 分钟内将电流增至 8～12 毫安/平方厘米(颈、背部 16～18 毫安,腰骶部 18～23 毫安,四肢关节 10～15 毫安)。

③间动电治疗

⊙治疗前向患者说明治疗中的正常感觉(轻度针刺感,震动感和紧压感等)和异常感觉(烧灼、刺痛等)。出现异常感觉时,患者应及时向操作者反映。

⊙检查仪器各挡波型是否正常。输出旋钮应置零位。

⊙按治疗部位选好电极。电极的放置可用并置法或对置法,用于局部止痛时。可将阴极置于痛点上,阳极放在距阴极 2～3 厘米处。血液循环障碍一般沿血管并置、肢体上下并置。

⊙根据治疗目的.选用不同形式电流或 2～3 种组合,按先后顺序进行。治疗时先通过基础电流,一般 1～3 毫安,然后再加脉冲电流。各型间动电流作用如下:暂时性的止痛用密波,长时间止痛用疏密波,促进周围血循环用密波,促进渗出物吸用疏密波或间升波,兴奋肌肉组织用断续波或起伏波,刺激结缔组织用疏波。

⊙每次治疗时间为 10～15 分钟,每日 1 次,8～10 次为 1 个疗程,疗程间休息 3～5 日再行治疗。

(3)注意事项

①每次治疗应由小剂量开始,逐渐增加至所需强度。

②骨、关节手术后 15 日内不宜在手术切口附近的肌肉

上进行治疗。

③金属电极需用纱布包裹或在其下放置衬垫,每次治疗以不引起局部疼痛及肌肉疲劳为度,电极勿置于皮肤破损处。

④衬垫应湿透,并紧密接触皮肤,每次用后需清洗干净。皮肤有皮疹时,应涂以50%甘油或20%蜂蜜液。

(4)禁忌证:急性化脓炎症、出血倾向、高热,痉挛性麻痹、安装有心脏起搏器者、心力衰竭、癌症或癌症手术后患者等,禁用上述治疗。

5. 痛风性关节炎超声波疗法 超声波治疗能改善局部血液和淋巴循环,增强物质代谢,减少渗出,减少组织破坏,降低肌肉和结缔组织的张力,软化和消散硬结及降低神经兴奋性而发挥镇痛和消炎作用。

(1)适应证:适用于各部位关节炎,手术后关节变形性关节炎及肌肉痛、神经痛等。

(2)操作方法

①准备好耦合剂、毛巾或纸巾。根据治疗部位,准备好辅助设备和反向反向器、水枕、漏斗、腔内辐射器、水下治疗设备等。

②准备妥后,接通电源,根据需要选用连续或脉冲输出。调节输出至所需剂量,调好定时装置。治疗中应经常询问患者反应,如有不适,及时处理。治疗结束,将声头拭净,并用75%酒精擦拭消毒。每次治疗15~20分钟,每日1次,10~15次为1个疗程。

⊙直接接触治疗法。超声波发生器与肌肤密切接触,应将耦合剂(液状石蜡、甘油、凡士林等)涂于治疗部位。直接接触法可分移动法和固定法两种。移动法最常用,治疗时发生器以轻压力接触机体,做缓慢往复移动(在狭小部位做圆圈移动),移动速度每秒钟 1～2 厘米,不超过 6 厘米为宜。常用强度为 0.5～2 瓦/平方厘米。固定法,发生器借支架以适当压力固定于治疗部位,接触面涂以耦合剂。做此种治疗时应仔细观察,因在不同组织界面上可能产生强烈的温热作用而出现骨膜疼痛反应,治疗剂量宜小,约为移动法的 1/3。一般常用最大强度为 0.2～0.5 瓦/平方厘米。

⊙间接接触治疗法。水下辐射法,治疗不规则形状的表面或有强烈痛觉敏感性的部位,如手指、足趾关节等时,用水下法。为避免水中气体对超声波的吸收,应在冷开水中进行,超声头应密闭防水,与皮肤距离 2～4 厘米,对准治疗部位,固定或小范围缓慢移动。剂量常为 0.6～2.5 瓦/平方厘米。辅助器法,对颈部、脊柱、关节等不易治疗部位用普通声头时,必须应用辅助器治疗。辅助器有水枕、漏斗、接管、反射器、凹镜及透镜等。剂量应比移动法大,为 2～4 瓦/平方厘米。

⊙超声波药物透入治疗法。将透入的药物加入相应的耦合剂中,搅拌均匀,如为水溶性药物直接溶于水中,脂溶性药物加入羊毛脂中,制成油膏或霜剂备用,将已制备好的药物涂布于治疗部位上,按水下辐射法治疗。

(3)注意事项

①不同部位治疗应严格掌握剂量。

②超声探头切忌放空,必须浸在水中或接触治疗部位后方可调节输出。

③耦合剂要涂布均匀,探头要紧贴皮肤。

④移动法治疗时勿停止不动,治疗时导线不得卷曲或扭转。

⑤做药物导入时,不要使用对皮肤刺激性大的药物及含对患者过敏的药物。

⑥超声治疗机连续工作 1～2 小时后,应休息 20～30 分钟。

⑦超声头把柄如无保护胶层,操作者应戴双层手套。

(4)禁忌证:活动性肺结核、恶性肿瘤、出血征象及孕妇腹部、骨骺部位等,禁用上述治疗。

6. 痛风性关节炎激光疗法　激光照射治疗采用氦-氖激光血管内照射治疗仪,对患者进行低能量氦-氖激光血管内照射治疗,可使患者临床症状明显改善,不易复发,且疗效确切。激光被机体吸收后,能刺激体内酶的活性,刺激皮肤蛋白质合成,改善血液循环,促进炎症吸收。作用于神经系统,可改善机体状况;作用于经络穴位,可调节机体及肢体功能。

(1)适应证:适用于关节炎之关节肿痛、滑膜炎、关节积液、神经炎、软骨炎、肌纤维织炎、神经炎等。

(2)操作方法

①氦-氖激光器治疗

⊙检查激光治疗机电源箱的高压输出引线是否连接牢固,将电压、电流旋钮旋至零位。

⊙根据治疗需要在出光口安装扩束镜、光纤反射镜。

⊙充分裸露治疗部位,并保持清洁。

⊙工作人员及患者戴好护目镜。

⊙打开电源开关。

116

⊙将激光束对准治疗部位,调节扩束镜,使光斑落到治疗部位。如使用光纤治疗,将光纤出口对准治疗部位或穴位进行照射。

⊙治疗时间 5～10 分钟,每日 1 次,10～15 次为 1 个疗程。

⊙治疗结束时,将电压、电流调到最低档,然后关闭电源。

②二氧化碳激光器治疗

⊙检查水流是否畅通(水冷系统有故障时,不得开机工作)。接通电源,依次开启低压及高压开关,并调至最件工作电流量。

⊙缓慢调整激光器,并用散焦光束照射治疗部位。

⊙照射距离一般为 150～200 厘米,局部有舒适之热感为宜,勿使过热烫伤。

⊙每次治疗 10～15 分钟,每日 1 次,7～12 次为 1 个疗程。

⊙治疗结束,按开始操作之相反顺序关闭旋钮(15 分钟内勿关闭水冷系统)。

(3)注意事项

①不得随意移动体位,防止光束偏离治疗区域。

②勿直视激光束。

③应将激光束准确、垂直照射于病灶或经穴上。其他人员不得进入二氧化碳激光束射区。

④如出现心慌、头晕等反应,应立即中止治疗,密切观察,必要时予以对症处理。

⑤患者对治疗温度的感知应正常。如有异常,应立即

告诉给医务人员,并应经常试温,避免剂量发生偏差。

(4)禁忌证:有出血疾病及高热患者禁用。

7. 痛风性关节炎电光浴疗法　电光浴即利用装有电光源的密闭箱来进行治疗。它是红外线、可见光、热空气三者结合而作用于机体的一种治疗方法。

(1)适应证:适用于痛风性关节炎、肌肉痛等。

(2)操作说明

①电光浴有全身治疗与局部治疗两种方法。一是全身电光浴,分卧式与坐式,一般把全身都安置在电光浴器内,头部露在外面。二是局部电光浴,应用局部或躯干电光浴器装置进行四肢及躯干部位治疗,此法应用较广泛。四肢或躯干电光浴时,电光浴箱两端应用毛毯或被单盖好。

②治疗过程中温度及治疗时间逐渐增加,一般温度37℃~45℃,最高至50℃。温度的高低可用电位器及开闭灯泡数目来调节。

③全身治疗每次20~40分钟,每日1~2次,10~15次为1个疗程;局部治疗每次25~60分钟,每日2次,10~15次为1个疗程。

(3)注意事项

①进行全身电光浴前,必须了解患者全身情况,严格掌握禁忌证。

②全身治疗前,应将电光浴器先加热15分钟(尤其是冬季),以防感冒。

③治疗时必须经常观察患者反应,询问感觉与耐受情况,适时调节温度高低,必要时给患者喝水或头部冷敷,同时注意室内空气流通。患者诉头晕、疲乏无力等不适时,应

停止治疗。

④治疗中嘱患者不能随意乱动,以防碰灯泡而烫伤。

⑤全身电光浴治疗后,患者出汗较多,应适量补充淡盐水,适当休息,并穿好衣服,预防感冒。

(4)禁忌证:心脏功能不健全者、体质虚弱者、发热、活动性肺结核患者等。

8. 痛风性关节炎紫外线疗法　紫外线又称化学线,照射机体后所产生的红斑反应具有消炎、消肿、止痛、脱敏和增强代谢的作用,还能增强机体免疫功能。

(1)适应证:适用于急性期、间歇期、慢性痛风性关节炎,滑膜炎,肌炎,软骨炎,骨骺炎,骨质疏松,关节外科手术后等。

(2)操作说明

①生物剂量。是紫外线灯管与皮肤之间有一定距离时,照射皮肤引起最弱红斑(照射后 24 小时内消失)所需的时间(一般用秒作单位)。生物剂量测定常用生物剂量测定器,是用薄金属片制成(亦可用 X 线胶片制作),有 6 个 1.5厘米×0.5 厘米小孔,孔间距离 0.5 厘米,有一活动板可以盖住各孔,将其缝在布上。布是用来遮盖不需要照射的周围皮肤,测定时用两条带子将测定器固定在测定部位上。

⊙测定部位。是在身体对紫外线最敏感的区域(如胸、腹、上臂内侧等)进行测定,目前多在左、右下腹部进行。

⊙测定步骤。患者仰卧,暴露下腹部,将测定器固定,在测定器周围用毛巾或床单盖好,将紫外线灯垂直对正测定器(最常用的距离为 50 厘米)。灯光稳定后,打开第一孔。照射一定时间(酌情可按每隔 5 秒、10 秒或 15 秒)再依次打开各小孔,共 6 孔,结果首先打开的第一孔照射时间最长。

⊙生物剂量的观察确定。照射后 6～12 小时观察测定部位,以出现最弱红斑孔的照射时间为 1 个生物剂量。如在照射后 24 小时观察,则以尚存最弱红斑的前一孔(此孔红斑已消失)的照射时间为 1 个生物剂量。如照射后 6 个孔均未出现红斑或全部出现红斑,则应当增减每孔照射时间,或重新测定。

②红斑量。生物剂量的另一种标准是以红斑反应程度来衡量,一般分以下几级。

⊙亚红斑量。照射后始终不产生红斑,皮肤无明显反应,小于 1 个生物剂量。

⊙一级红斑量。照射后经过 6～8 小时皮肤有轻微淡红色。照射局部无明显感觉,24 小时以内消失,而皮肤无色素沉着,为 2～4 个生物剂量。

⊙二级红斑量。照射后 4～6 小时皮肤出现红斑,颜色较一级红斑量为深,皮肤有轻微发痒。2～3 日红斑消失,而表皮有轻度脱屑及色素沉着,为 4～8 个生物剂量。

⊙三级红斑量。照射后 3～4 小时出现较明显红斑,颜色暗红,轻度水肿,局部有热痛感觉。2～3 日后皮肤开始脱屑,4～5 日后红斑才消退,并留有显著色素沉着,为 10～20 个生物剂量。

⊙四级红斑量。照射后 1～2 小时即出现紫红色斑,有渗出液产生,形成水疱,患者感觉剧烈疼痛,红斑约需 1 周以上才能消退。并留有明显的色素沉着,为 20～30 个生物剂量。

在实际应用中,常把生物剂量与红斑反应结合应用,因生物剂量便于累积计算。而红斑量在治疗上有明确标志,因此两者结合应用比较理想。

（3）操作程序

①预备布、巾、直尺等。

②开机通电，预热治疗用灯，使其发光稳定。

③按确定的部位及方法，如全身照射、中心加量照射、局部照射、穴位照射、多孔照射、节段照射、分区照射、套式（封闭）照射等进行治疗。

④充分裸露欲照射部位，并保持清洁，照射部位周围的皮肤用布、巾遮蔽。

⑤调整紫外线灯，使光源垂直照射于治疗中心，局部照射距离一般为 50 厘米。

⑥治疗完毕关闭电源。

（4）治疗方法举例

①全身照射法。在成年人分胸前、双膝、腰腹部及双腋窝区。灯头中心点分别在腹部及腰部，灯距一般为 50～100 厘米，不少于 50 厘米，剂量从 0.2、0.25 或 0.5 个生物剂量开始，每日 1 次，10～15 次为 1 个疗程。成年人每次照射面积 600～800 平方厘米，不超过 800 平方厘米。

②关节照射法。

⊙肩关节。前面内缘为锁骨中线，下缘平上臂中点；后面与前面相对应，每次可照 3～4 个生物剂量。

⊙髋关节。侧面照射，上缘至髂嵴最高点，下缘至大腿外侧上与中 1/3 交点，每次可照 3～4 个生物剂量。

⊙膝关节。分为前面、左侧面和右侧面，每面的上缘均平大腿下 1/4，下缘平小腿上 1/4，每次可照 5～6 个生物剂量。

⊙踝关节。分内侧与外侧 2 区，上缘平小腿下 1/4，下缘平足上 1/4 处,每次可照射 5～6 个生物剂量。

⊙肘关节。分屈与伸两区,上缘平上臂下 1/4,下缘平前臂上 1/4 处,每次可照射 5～6 个生物剂量。

⊙腕关节。分前后 2 区,上缘平前臂下 1/4,下缘平掌上 1/3 处,每次照射 3～4 个生物剂量。

⊙手与足。照射手足背面,每次 8～10 个生物剂量。

⊙腰背部。每次照射 2～3 个椎关节部位,每次 5～6 个生物剂量。

局部照射每次递增 1～2 个生物剂量。每次照 1～2 个关节,每个关节可照 3～4 次,隔日或隔 2～3 日照射 1 次,一般 5～10 次为 1 个疗程。

(5)注意事项

①工作人员及患者均应戴墨镜,工作人员戴白手套加以保护。

②室内必须通风好,因紫外线能使空气电离产生大量臭氧及氧化氮。室温应保持在 20℃～22℃。

③最好在灯反射器边缘用布做成裙罩,防止斜射或反射的紫外线伤害工作人员及患者。

④紫外线灯必须点亮 3～5 分钟,待灯管发光稳定后方可进行治疗。

⑤注意电源的稳定,因电压波动对紫外线强度有明显影响。

⑥首次红斑量照射后,应检查红斑反应是否合适,以便调整剂量。以后每次照射,不应超过首次照射的范围。

⑦禁服能增加光敏的食物(如灰菜)和药物(如奎宁)。

⑧尽可能预约患者进行集中时间照射,以减少开闭灯

管次数。

⑨紫外线灯有冷却系统的应经常检查,如有故障,不得开机。

(6)禁忌证:活动性肺结核、重症动脉硬化和高血压、急性心肌炎、严重肝肾功能障碍、甲状腺功能亢进、红斑狼疮、恶性肿瘤、急性泛发性湿疹、有出血倾向者、服用易引起光过敏的药物者等,禁用上述治疗。

9. 痛风性关节炎红外线疗法　红外线有促进血液循环,改善组织代谢,降低感觉神经的兴奋性和肌张力,促进局部炎症渗出物吸收的作用。有减轻肿胀、消炎、镇痛和解除痉挛的疗效。

(1)适应证:痛风性关节炎各期关节肿胀、疼痛,关节积液,以及滑膜炎、软骨炎、肌腱炎、肌膜炎、滑囊炎,关节功能与活动受限,关节及肢体畸形,关节结石清除术后,人工关节术后等。

(2)操作方法

①检查红外线辐射器各个部件是否接触牢固,活动支架是否固定在治疗所需位置上。

②预热红外线辐射源,使其处在正常温度状态。

③充分裸露治疗部位,并保持清洁。

④治疗时把红外线辐射器移至治疗部位的斜上方或旁侧,避免因灯泡或陶芯损坏时直接落在治疗部位。照射距离一般 20～30 厘米,可根据情况,随时调整。

⑤出汗多者,可用毛巾拭去汗液。

⑥红外线剂量根据患者感觉、皮肤红斑反应及操作者手试验等判断而定。一般患者应以有舒适热感,皮肤出现

桃红色均匀红斑为宜,如出现大理石样红斑,则表示过热。

⑦每次治疗 20～40 分钟,每日 1 次,10～15 次为 1 个疗程,休息 3～5 日可再行下一个疗程治疗。

(3)注意事项

①防止烫伤。红外线照射过量时,可引起烫伤,一般在照射后 5～6 小时即出现水疱。因此,治疗中必须注意以下几点:对皮肤感觉迟钝、有瘢痕或残缺肢体者,必须经常询问和观察局部治疗情况;治疗前须向患者交代红外线过量会引起烫伤,治疗时如感觉过热,应及时告诉工作人员;治疗中防止患者随意乱动,以免碰着灯而烫伤;治疗结束时,应检查局部充血情况,如发现皮肤有"红紫",可能有过热,局部可涂凡士林、硼酸软膏或绿油膏,以防起水疱;治疗过程中如有疲乏无力、头晕、睡眠不好等现象,应停止治疗。

②保护眼睛。治疗中避免红外线直接照射眼部,必要时可用纱布或纸板遮盖。

(4)禁忌证:恶性肿瘤、肿瘤手术后、有出血倾向者、代偿功能不全的心脏病、重症动脉硬化、活动性肺结核、高热患者等。

10. 痛风性关节炎磁疗法 磁疗能降低感觉神经的兴奋性和肌张力,提高痛阈,改善微循环,促进炎症渗出物吸收,缓解肌肉痉挛,改善组织代谢,从而具有镇痛、镇静、消炎及消肿作用。

(1)适应证:适用于痛风性关节炎急性期,如指(趾)、腕、踝、跖关节及小关节炎,关节的肿胀、积液和疼痛等。

(2)操作方法

①恒定磁场疗法。单置法,将磁片或磁粒直接贴敷在

治疗部位或穴位上,用胶布固定。对置法,先将磁片北极面固定于痛点上,再将磁片南极(S)面固定于对侧相应部位。并置法,极性视需要选用。如需邻近同时贴敷数个磁片时,宜采用同名极法。对皮肤过敏,不宜固定及需长期带用者,可将磁性材料置专用口袋内,系于治疗部位。贴敷磁片的数量及时间视病情而定,一般3～4周为宜。

②脉动磁场疗法。将旋磁机(同名极)磁头置于治疗部位,接通电源,调好转速。将磁疗机(经整流装置的)磁头,按单置法或对置法固定于治疗部位,接通电源,调节输出旋钮至所需磁场强度。

③交变磁场疗法。按需要选好磁头,将导线连至磁疗机之输出端(交流电),再将磁头固定于治疗部位,接通电源,调至所需磁场强度。

④脉冲磁场疗法。按需要选好磁头,并固定于治疗部位后,依次接通电源,调节脉冲频率及磁场强度旋钮达所需强度。

⑤磁按摩疗法。将磁性材料固定于电按摩器的治疗头上,在患部进行治疗。

(3)注意事项:磁疗剂量的选择、磁疗时间及疗程,宜根据患者体质、年龄、部位、病情等而定。磁片勿碰击,以防破裂及退磁。应定期(3～6个月)测定磁场强度。手表勿靠近磁体。所有磁头必须保持良好绝缘。

(4)禁忌证:有出血倾向及极度敏感者,严重心、肾疾病,血液病,高热,白细胞减少的患者慎用。安装心脏起搏器者禁用。治疗中出现心悸、恶心、呕吐、胸闷、乏力、头晕、嗜睡、血压波动可继续治疗,症状严重者停止治疗。

11. 痛风性关节炎高压氧疗法　高压氧治疗痛风性关节炎,主要是增强有氧代谢,改善组织细胞缺氧状态,促进肾上腺皮质激素分泌增多,促血浆纤维结合蛋白水平升高,改善微循环和钙、磷代谢,并促汗腺分泌增多,具有抗炎、清除关节肿胀和疼痛的作用。

(1)适应证:各期痛风性关节炎关节肿痛、滑膜炎、软骨炎、肌腱炎、关节结石清除术后、关节融合术后等。

(2)操作方法

①多人氧舱

⊙每次加压治疗前均须按规定将各系统仔细检查一遍。检查内容包括,管道是否通畅,舱门气密性是否良好,阀门开关是否灵活,各种仪表、供氧装置、空调设备、递物筒、照明及通讯设备是否正常,观察窗有无损坏和电视监视系统工作是否正常。

⊙检查舱内治疗、抢救设备,急救药品、器械、供氧面罩、吸引装置及其他必要的物品是否完好。

⊙开始加压前应先通知舱内开始加压,以便舱内人员及时做好张开咽鼓管的动作;对垂危或昏迷的患者,应向鼻腔内滴入黏膜血管收缩药或进行鼓膜穿刺等。

⊙开始加压速度宜慢,逐渐适当加快。如舱内表压在0.033毫帕以下时,可以0.003~0.006毫帕/分钟的速率加压;舱压超过0.06毫帕以后,加压速度可适当加快,但最快不得>0.015毫帕/分钟。

⊙加压时经常观察患者反应及询问患者有何感觉,如有耳痛,应立即停止加压,嘱患者做吞咽动作;无效者可适当排气,待症状消失,可继续加压;如患者仍无法耐受,减压后出舱。

⊙当舱压升到预定的治疗压力后,即关闭加压阀门,舱压稳定后打开供氧阀门。同时,通知舱内患者带上吸氧面罩,开始吸氧治疗,并开启废氧排除管道的阀门。向舱内输入的氧气压力应比舱压高出 0.4 毫帕。

⊙减压方式分为等速减压法,是以均匀的速度进行缓慢的减压,其减压速率以 0.01~0.015 毫帕/分钟为宜;第二种为阶段减压法,目前尚无一个公认的高压氧阶段减压表供参考。减压时必须严格遵照医师制定的减压方案进行,不得任意缩短减压时间。如因病情变化需要更改减压方案时,须经制订治疗方案的医师准许。

②单人、双人氧舱

⊙加压前须将全系统按规定仔细检查,要求与多人氧舱相同。

⊙患者须穿纯棉织品的衣物,不得携带化纤或毛纺织品及火种进舱。患者先平卧于拉出舱外约 2/3 的担架上。然后推入舱内,锁紧舱门,通知患者开始加压,并嘱其及时做好张开咽鼓管的动作。加压过程中,工作人员要密切观察患者的反应,如有异常情况,及时处理,方法与多人氧舱同。

⊙加压用的气体(氧气或压缩空气)需经减压器减到 0.06~0.08 毫帕后,方可输入舱内。加压时必须控制流量,开始时流量宜小,待舱压升到 0.06 毫帕后,可适当加快,但最快不得＞0.015 毫帕/分钟。

⊙采用压缩空气加压时,待舱压升到治疗要求的压力后,关闭加压阀。同时嘱患者戴上吸氧面罩开始治疗。使用氧气加压时,为提高舱内的氧浓度,需用氧"洗舱",其方法是,待舱压升到 0.02 毫帕(表压)时,打开排气阀,保持舱压不变 2~3 分钟,然后关闭排气阀,继续加压。在稳定治疗过程中,每隔 20 分钟左右"通风"一次,方法与"洗舱"同。

⊙治疗完毕,先嘱患者摘下吸氧面罩,告知"开始减压"。减压应严格按照减压方案进行。待氧舱压力表指示舱压为零后,才准打开舱门。严禁舱压尚未完全解除时开启舱门。

(3)注意事项

①严禁携带易燃、易爆物品进入舱内,进舱人员排空大小便。手表、钢笔等不得带入舱内,以免损坏。

②严格遵守减压方案,如欲更动(尤其是缩短减压时间),须经设计治疗方案的医生准许,以免发生减压病。

③纯氧舱治疗时,不能穿尼龙、腈纶衣裤袜入舱,防止产生静电火花。严格掌握治疗时间,以防氧中毒。

④治疗厌氧菌感染的患者后,按厌氧菌消毒常规进行舱内消毒。

⑤在高压氧治疗过程中应配合其他相应治疗。

⑥高压氧舱在治疗时的舱内氧浓度不得超过 30%;如有超过,应及时开启进、排气阀门,进行通风。

(4)禁忌证:有以下疾病者,禁用高压氧疗法:肺大疱、肺空腔空洞、严重肺气肿、重度高血压、眼压高、青光眼、视网膜剥离、妊娠、月经期、急性呼吸道感染、鼻窦炎、中耳炎、恶病质及氧过敏、非危象贫血、有出血倾向者、气胸、癫痫、精神病未控制者、不明原因高热、心脏瓣膜置换术后等。

第五章　痛风的中医治疗

一、中医典籍对痛风的论述

痛风之名始于金元。须注意的是,中医所称的"痛风",仅包括现代医学中的痛风性关节炎,因此历代医家所论述"痛风"不能等同于现代医学的痛风,仅与现代医学的痛风有相似之处。根据临床表现,以急、慢性关节炎为主要表现时,应属于中医的"痹证、痛风、白虎、历节风"范畴;以尿路结石、肾结石为主要表现时,属于"淋证、腰痛"范畴;以肾脏病变、肾功能不全为主要表现时,属于"腰痛、水肿、关格"范畴。

中医对痛风的认识最早见于《灵枢·贼风》篇:"言贼风邪气之伤人也,令人病焉,今有不离屏蔽……卒然病者……此皆尝有所伤于湿气,藏之于血脉之中分肉之间,久留而不去,若有所堕坠,恶血在内而不去,卒然喜怒不节,饮食不适,寒温不时,腠理闭而不通,其开而遇风寒,则血气凝结,与故邪相袭,则为寒痹。其有热则汗出,汗出则受风。虽不遇贼风邪气,必有因加而发焉。"本段描述说明痛风患者可不因外感风寒之邪或其他邪气而突然发病。古人并不明确有高尿酸血症及尿酸结晶在组织中沉积而导致痛风发作,仅将其病因笼统地称为"湿气",且说明它藏于血脉之中、分肉之间,且久留而不去,这与尿酸过多在血液、组织、关节液中沉积的现代医学理论是一致的。在《灵枢》中对痛风的常见诱因进行了阐述,认为"若有所堕坠""卒然喜怒不节,饮食不适,寒温不时"均可诱发本病。在此篇的下文中,还认识到本病诱因可非常细微,"其所从来者微,视之不见,听而不闻,故似鬼神"。这一描述与痛风发病前一如常人而突然发病、发病剧烈、病因难以查寻的临床表现是一致的。总之,《灵枢》对痛风的病因、诱发因素做了初步探讨,为后世医学研究本病奠定了基础。

《金匮要略》对痛风的认识较之《灵枢》有了很大的进展,有了较为丰富的内容。一是将痛风定名为历节,对痛风者的脏器致病的归属、脉症进行了描述。《金匮要略·中风历节》篇曰:"寸口脉沉而弱,沉即主骨,弱即主筋,沉即为肾,弱即为肝,如水伤心,历节黄汗出,故曰历节。"《金匮要略》又云:"少阴脉浮而弱,弱则血不足,浮则为风,风血相搏,即疼痛如掣。盛人脉涩小,短气自汗出,历节疼,不可屈伸,此皆饮酒汗出当风所致。诸肢节疼痛,身体羸瘦,脚肿如脱,头眩短气,温温欲吐,桂枝芍药知母汤主之。"本篇认为,痛风发病与肝肾两虚有关,并表现为脉沉和脉弱;同时也与气血俱虚、风寒内侵气血凝滞有关,故脉象表现为浮、弱或涩。本篇对痛风的症状描述详细,"疼痛如掣、历节疼,不可屈伸";并将痛风的体征、体质做了描述,如痛风好发于体胖之"盛人",关节肿大,以足肿为甚等。同时提出治疗的方剂桂枝芍药知母汤,至今仍是临床常用方剂。二是强调饮食不节与痛风的关系。《金匮要略·中风历节》中云:"味酸则伤筋,筋伤则缓,名曰泄。咸则伤骨,骨伤则痿,

.

名曰枯。枯泄相搏，名曰断泄。荣气不通，卫不独行，荣卫俱微，三焦无所御，四属断绝，身体羸瘦，独足肿大，黄汗出，胫冷，假令发热，便为历节也。"本篇认为过食"味酸、味咸"之品，内伤肝肾，筋骨受损，发为痛风，临床表现为身体消瘦、足肿、发热汗出。三是对尿酸性肾病作了较详细的观察，将其命名为黄汗，并且认为历节、黄汗为"同源异流"之病。《金匮要略·水气病》云："黄汗之病，两胫自冷，假令发热，此属历节……若身重汗出已，辄轻者．久久必身润，即胸中痛，又从腰以上必汗出，下无汗，腰髋弛痛，如有物在皮中状，剧者不能食，身疼重，烦躁，小便不利，此为黄汗。"又云："黄汗之为病，身体肿，发热汗出而渴，状如风水，汗沾衣，色正黄如柏汁，脉自沉。"明确指出黄汗患者有身体肿、发热、小便不利等表现，这与尿酸肾病的临床表现是颇为相似的。另外，尤在泾在注释《金匮要略》时，指出："知历节、黄汗为同源异流之病，其瘀郁上焦则为黄汗，其并伤筋骨者则为历节也。"并认为肝肾亏虚、心阳复郁为历节黄汗之本。

《金匮要略》论痛风"历节、黄汗"较为详细，但仍将其归属行痹、痛痹之范畴，至唐代则谓之"白虎病"。《外台秘要》言："近效论白虎病者，大都是风寒暑湿之毒，因虚所致，将摄失理，受此风邪，经脉结滞，血气不行，蓄于骨节之间，或在四肢，肉色不变，其病昼静而夜发，发即彻髓酸痛不歇，其病如虎之啮，故名曰白虎之病也。"上述强调痛风的特点为白天痛轻或不痛，入夜痛剧，皮色不改变，疼痛性质如虎之咬，故称白虎病。其病机为外寒与内热相搏，汗浊凝涩，经脉结滞，风寒暑湿之毒蓄于骨节之间。

金元时代，《丹溪心法》言："痛风者，四肢百节走痛，他方谓之白虎历节风证,大率有痰、风热、风湿、血虚。因于风者,小续命汤;因于湿者,苍术、白术之类,佐以竹沥;因于痰者,二陈汤加酒炒黄芩,羌活,苍术;因于血虚者,用芎归之类,佐以红花、桃仁。大法之方,苍术、川芎、白芷、胆南星、当归、酒黄芩。在上者,加羌活、威灵仙、桂枝;在下者,加牛膝、防己、木通、黄柏。血虚,《格致余论》详言,多用川芎、当归,佐以桃仁、红花、薄桂、威灵仙。治痛风,取薄桂味淡者,独此能横行手臂,领南星、苍术等药至痛处。"这是第一次提出痛风之称,并提出痛风的病机为痰、风热、风湿、血虚。同时给出治疗的方剂。但值得注意的是,中医所称的"痛风"仅仅是包括了现代医学中的痛风性关节炎,及至明清又将痛风称为"箭风",如风毒肿溃称之为"箭袋"。元代之后虽对痛风病机立论或病状描述所增不多,但对辨证的归类有所发展。《张氏医通》云:"痛风而庸有常处,其痛上赤肿灼热或浑身壮热,此欲成风毒。"又"肥人肢节痛,多是风湿痰饮流注,瘦人肢节痛是血枯老人性急作劳,患两腿痛,动则痛甚,或血痢用清药,恶血流入经络隧道而变痛风。壮年人性躁,兼嗜厚味,患痛风挛缩,此挟痰与气证"。以上辨证根据人之胖瘦、老壮及病因病机而治法各异。

二、痛风的病因病机及中医诊断

(一)痛风的病因病机

痛风的病机,主要在于人体正气不足,脾肾功能失调,湿热痰瘀等病理产物聚于体内,留滞经络,复因饮食劳倦,七情所伤,感受外邪,内外合邪,气血凝滞不通,湿浊流注关节,发为痛风。久病入络、气血失畅、瘀血凝滞,痰瘀互结而致关节肿大畸形。病久不愈,脾肾阳虚,阴毒内蕴,可发为"关格"(尿酸性肾病、肾功能不全)之变。

1.居处潮湿,淋雨涉水,感受外湿,积渐日久,郁而发热,或脾运不健,水湿内聚,酿生湿热。湿热是导致本病的重要因素。

2.饮食不节,嗜食膏粱厚味,积热既久,熏灼津液为痰,痰浊流滞经络,一旦为外邪触动,气血愈加凝滞不通,则发为痛风。

3.瘀血湿热、痰浊久滞体内,必影响气血运行,不惟血瘀气滞,而且瘀血气滞又可为湿热痰浊胶结之处、凝聚之所而成为痛风。为实证最常见的病理因素。

4.正虚"邪之所凑,其气必虚"。痛风虽以湿热、痰浊、瘀血为常见病理因素,但诸邪之能久羁人体,都源于正气之不足,或因房事不节,肝肾亏虚,精血不足,或因脾虚失运而水湿停聚,或因气郁伤肝,肝失疏泄,气机痹阻,气滞血瘀,亦临床所常见。

综上所述,痛风的病因病机可以归结为正虚邪实。临床上痛风多呈发作性,多由疲劳、房事不节、厚味多餐或感受风寒湿热等外邪诱发,发作时表现为某一局部剧烈疼痛,甚则背不能动,或手不能举,或足不能履地,并且有日轻夜重和转移性疼痛的特点。经休息和治疗后虽可获得好转,但时息时发,日久可致受损部位出现肿胀、畸形,恢复较为困难。甚至出现水肿、小便不利等危重症状。

（二）痛风的中医诊断

大多数中医学者认为,本病属于中医痹证范畴,证型为热痹或湿热痹。痛风的病机在疾病的不同发展阶段是各不相同的,本病初始证候有肝肾阴虚和脾肾气虚两类,但日久阴虚及气,气虚及阴,气阴两虚比较多见。湿浊之邪贯穿始终,同时这种湿邪不同于一般痹证的湿邪。

1. 痛风性关节炎急性期　由于析出的尿酸盐引起的局部非特异性炎症反应,临床表现为关节红肿热痛,中医辨证为湿热痹证。

2. 痛风的间歇期　是指急性发作数天、数周后症状缓解,仅留下炎症皮肤区色泽改变,但历时数月、数年乃至 10 年后复发,此期症状不典型,抓住时机积极治疗,可减少复发的次数或延长复发时间,中医多辨证为脾虚湿困。

3. 慢性关节炎期　痛风性关节炎反复发作可进入慢性关节炎期,引起骨质侵蚀缺损及周围组织纤维化,关节发生僵硬畸形,此期多辨证为脾肾亏损、痰瘀阻络。

4. 痛风后期　痛风发展至后期,尿酸盐沉积于肾间质及肾小管引起肾小管-间质病变,为痛风肾病的特征。因此,在痹证基础上又可根据患者主要表现归属于"水肿、虚劳"等范畴。

三、痛风的中医治疗

（一）痛风性关节炎的辨证施治

痛风性关节炎的患者湿热型治以清热利湿,脾虚湿阻型治以补脾益气除湿,痰瘀痹阻型治以化痰祛瘀通络治疗。针对高尿酸血症是痛风发病的直接原因,于方中选加既能抗炎、消除关节肿痛,又能增加尿酸排泄且具有除痹通络功效的秦皮、伸筋草。同时配合具有清热消肿、活血止痛功效的大黄、栀子、牡丹皮、乳香、没药局部外敷。内外合治,不仅显著提高了治愈率,而且缩短了受累关节红、肿、热、痛消退时间,能收到了防止复发的效果。

1. 湿热壅盛型

主症:关节剧痛突然发作,且多在夜间发作,关节红、肿、热、痛,痛不可触,得冷则舒,可有发热,大便秘结,小便黄赤,舌红,苔黄腻,脉弦数或滑数。

分析:素体湿热偏盛,或因于饮食失节,嗜酒恣饮,过食肥甘,以致湿热内生;湿热之邪流注肢体关节,痹阻气血而出现肢节红肿热痛;便秘、尿赤、苔黄腻,脉数均为湿热之象。

治法:清热利湿,宣痹通络。

方药:四妙丸加味。苍术 10 克,黄柏 20 克,薏苡仁 20 克,川牛膝 15 克,忍冬藤 30 克,嫩桑枝 12 克,晚蚕沙 10 克,宣木瓜 15 克。

加减:热盛者,加知母、生石膏、栀子,以清热;湿重者,加车前草、汉防己,以增利水之力;关节痛甚者,加延胡索、全蝎、蜈蚣,以活血止痛。

用法:每日 1 剂,水煎分 3 次服。

2. 风寒湿盛型

主症:关节肿痛,屈伸不利,或见皮下结节或痛风石。风邪偏胜则关节游走疼痛或恶风发热等;寒邪偏胜则关节冷痛剧烈,痛有定处;湿邪偏盛者,肢体关节重着疼痛,痛有定处,肌肤麻木不仁;舌苔薄白或白腻,脉弦紧或濡缓。

分析:久病不愈,正气亏虚,阳气不足,卫外不固,风寒湿邪乘虚侵入人体经脉,留着于肢体、筋骨、关节之间,闭阻不通,发于关节肿痛、屈伸不利;寒凝则血瘀,脾气虚则聚湿生痰,痰浊、瘀血闭阻经络则见皮下结节或痛风石;苔白、脉弦紧或濡缓为寒湿偏盛之象。

治法:祛风散寒,除湿通络。

方药:薏苡仁汤加味。羌活15克,独活15克,防风12克,苍术12克,当归9克,桂枝10克,麻黄6克,薏苡仁30克,制川乌6克,生姜6克,甘草6克。

加减:上肢痛甚者,加姜黄、威灵仙;下肢痛甚者,加牛膝、木瓜;皮下结节者,加天南星、炮穿山甲。

用法:每日1剂,水煎分3次服。

3. 瘀血阻络型

主症:关节持续疼痛,夜间尤甚,痛不可近,局部肿胀,可见畸形,关节僵硬,活动不利,面色黯滞,舌紫暗,苔薄白,脉弦涩。

分析:病情缠绵,经久不愈,浊毒入络,碍于血运;或劳伤关节、血气瘀滞,阻塞络脉;瘀血痹阻于肢体络脉关节,发为关节疼痛;面色黯滞,舌质暗,脉弦涩为血瘀之象。

治法:活血祛瘀,利湿通络。

方药:活血汤加味。当归15克,赤芍15克,红花10克,牡丹皮12克,川芎9克,泽泻12克,郁金9克,木通12克,秦艽9克,威灵仙15克,防己12克,木瓜15克,路路通12克,臭梧桐10克。

加减:上肢痛甚者,加桂枝领行于上;下肢痛剧者,加牛膝引药下行;剧痛难寐者,加延胡索、乳香、蒲黄、荜茇,以助活血止痛。

用法:每日 1 剂,水煎分 3 次服。

4. 痰瘀互结型

主症:皮下硬结,触之不痛,皮色不变,或溃破形成瘘管,舌质暗红有瘀斑,苔厚腻,脉沉滑。

分析:湿热聚而生痰,痰凝则影响气血流通,痰瘀互结形成痰核,故见皮下硬结;痰浊甚者,局部皮色不变;舌暗红有瘀斑,苔腻,脉滑为痰瘀互结之象。

治法:消痰散结,活血化瘀。

方药:消痰汤加减。昆布 15 克,海藻 15 克,白芥子 10 克,浙贝母 10 克,山慈姑 9 克,玄参 15 克,天南星 10 克,茯苓 15 克,半夏 10 克,党参 10 克,穿山甲 10 克。

加减:血瘀明显者,加丹参、红花;痰核破溃者,加黄芪。

用法:每日 1 剂,水煎分 3 次服。

5. 膀胱湿热型

主症:尿中时夹砂石,小便困难,尿频,尿急,尿道涩痛,腰腹绞痛,甚则尿血,舌红,苔黄,脉数。

分析:湿热之邪化火灼阴,煎耗尿液,日积月累,结为砂石,发为石淋,影响膀胱气化功能而见尿频,尿急,小便短涩,以及热伤血络等症候。

治法:清热利湿,通淋排石。

方药:石韦散加减。石韦 10 克,瞿麦 10 克,滑石 15 克,车前子 15 克,萹蓄 10 克,黄柏 10 克,冬葵子 10 克,海金沙 10 克,乌药 6 克。

加减:尿血者,加白茅根、小蓟,以清热利尿,凉血止血;

腰腹绞痛,者加延胡索、白芍,以理气缓急止痛。

用法:每日 1 剂,水煎分 3 次服。

6. 脾肾阳虚型

主症:气短乏力,纳呆呕恶,腹胀便溏,腰膝痿软,畏寒肢冷,面部、下肢水肿,面色白,舌淡胖,苔薄白,脉沉细无力。

分析:脾气虚弱,日久伤阳,或湿郁损伤阳气,或石淋久治不愈,耗伤肾气,均可导致肾脾阳虚,出现相关病证。

治法:健脾温肾。

方药:附子汤加减。党参 12 克,白术 10 克,茯苓 15 克,黄芪 10 克,制附片 9 克,肉桂 3 克,菟丝子 15 克,泽泻 10 克,车前子 15 克,巴戟天 10 克。

加减:呕恶甚者,加半夏、生姜;气虚水肿明显者,重用黄芪,加防己。

用法:每日 1 剂,水煎分 3 次服。

7. 气血两虚证

主症:倦怠乏力,短气自汗,食少便溏,多痰或饭后腹胀,面色苍白,指甲、目眦色淡,头晕心悸,舌淡,苔根部黄腻,脉细弱。

分析:痛风反复发作,日久气血两虚,故见上述脾肺气虚,肝血不足见证;脾主运化,其职不行,则蕴湿酿痰,食后腹胀;甚则胸闷短气;舌根部主下焦,黄腻之苔见于此处,乃下焦湿热之证。

治法:行气养血为主。

方药:圣愈汤加减。黄芪 30 克,党参 15 克,熟地黄 12 克,当归 10 克,山药 15 克,白术 10 克,川芎 10 克,白芍 12 克。

加减:夹风湿者,可酌加羌活、防风、豨莶草、桑枝之类,但不可纯作风治,否则反燥其血,终不能愈;夹湿热者,加酒炒黄柏;夹痰浊者,加制胆南星、姜汁;病久肾阴不足者,加龟版、肉苁蓉、怀牛膝。

用法:每日 1 剂,水煎分 3 次服。

(二)尿酸性肾病辨证论治

单价尿酸钠在肾髓质内沉积引起间质性肾炎,致肾小球损伤最终引起肾小球硬化。最初表现为夜尿增多,尿比重降低,有轻至中度蛋白尿,开始为间歇性,以后发展为持续性蛋白尿。此外,可见镜检血尿及白细胞增多。并成迁延、缓慢进展,若不予以治疗,则在 10～20 年后出现氮质血症。若伴有高血压、肾盂肾炎、糖尿病等,则较早进入尿毒症期。部分患者以肾小管病为主,病程进展相对迅速,可较早出现肾衰竭。

1. 无症状型

主症:除高尿酸血症和蛋白尿外,无明显自觉症状。

分析:肾虚脾弱,饮食失节,升降出入紊乱,清浊失司,出现早期轻症。

治法:调养五脏,升清降浊。

方药:思仙续断丸加减。杜仲 15 克,续断 15 克,地黄 15 克,牛膝 15 克,羌活 10 克,防风 10 克,五加皮 15 克,木瓜 15 克,萆薢 10 克,薏苡仁 30 克。

用法:每日 1 剂,水煎,每次服 200～300 毫升,每日 2 次。

2. 脾肾阳虚型

主症:腰痛,畏寒,下肢与眼睑微肿,腹胀,便溏,夜尿多、清长,蛋白尿,实验室检测有肾功能不全表现,舌淡胖,脉沉迟。

分析：素禀不足，脾肾阳虚，饮食不节，升降出入紊乱；清浊失司，湿邪痰浊蕴结于肾，阻滞络脉，致肾失封藏，精微下泄；脾不能健运，腹胀便溏；甚则水湿泛滥，一身悉肿；舌淡胖，脉沉迟，为阳虚之证。

治法：温养脾肾，升清降浊。

方药：右归丸、独活寄生丸加减。鹿角 10 克，附片 10 克，肉桂 6 克，杜仲 15 克，桑寄生 30 克，熟地黄 15 克，党参 15 克，黄芪 15 克，山药 15 克，当归 10 克，白芍 15 克，羌活 10 克，独活 10 克，茯苓 15 克，泽泻 15 克。

加减：湿重者，加苍术、薏苡仁；关节肿大，日久不消，湿痰流注关节者，加阳和汤；有瘀血者，加桃仁、泽兰、红花。

用法：每日 1 剂，水煎分 2 次服。

3. 肝肾阴虚型

主症：五心烦热，头晕，口干，尿赤（或血尿），砂石尿，蛋白尿，大便干结，实验室检测有肾功能不全表现，舌红苔少，脉细数或细弦。

分析：肾主藏精，肝主藏血，精血同源。肾阴不足，肝血亏虚，阴失潜藏，相火亢盛，湿邪痰浊蕴于下焦，结为砂石；湿热下趋，则尿频、尿急、尿热、尿痛，甚则血尿，头晕耳鸣。舌红少苔，脉细弦数，是为阴虚内热之象。

治法：滋养肝肾，升清降浊。

方药：六味地黄丸合四物汤加减。生地黄 20 克，当归 10 克，白芍 15 克，山茱萸 15 克，山药 15 克，茯苓 15 克，泽泻 15 克，牡丹皮 10 克，川芎 10 克。

加减：阴虚阳亢，头昏目赤者，加枸杞子、菊花；湿热下注、尿频、尿急、尿热、尿痛者,加滋肾通关丸;砂石淋者,加金钱草、虎杖;血尿者,加琥珀、三七、血余炭;脾失健运,湿郁化热者,去四物汤,加升阳、泻火之品(如柴胡、升麻、黄芪、白术、羌活、黄连、太子参、甘草等);关节红、肿、热、痛者,加黄柏、苍术、草薢;腰痛者,加杜仲、续断;口渴多饮,夜尿多者,加天花粉、覆盆子等。

用法:每日 1 剂,水煎分 2 次服。

4. 寒湿痹痛

主症:关节疼痛,形寒肢冷,局部皮肤多不红,遇寒加重,得温则缓,舌淡苔白,脉多沉紧而弦。

分析:多见于脾肾阳虚者。脾肾阳虚,湿邪痰浊浸于络脉,着于关节,故历节疼痛,形寒肢冷,遇寒加重,得温则缓;舌淡苔白,脉沉紧而弦,为寒湿之证。

治法:温宣降浊。

方药:鸡鸣散加减。生姜 10 克,吴茱萸 10 克,槟榔 10 克,陈皮 6 克,紫苏叶 10 克,木瓜 15 克,桔梗 6 克。

加减:关节肿大,湿盛者,加五积散;血瘀者,加桃仁、红花各 10 克。

用法:每日 1 剂,水煎分 2 次服。

5. 湿热痹痛

主症:发热,恶风,关节红、肿、热、痛,重者如刀割虎啮,手不可近,口渴,烦躁,溲黄而赤,舌红,苔黄腻,脉细数。

分析:多见于肝肾阴虚者。素体阴虚,湿邪痰浊,阻滞络脉,着于关节,蕴结化热,发病急骤,疾如风雨,局部红、肿、痛、热,痛如虎啮,手不可近,口渴,心烦,急躁,小便黄热,是其症候;舌红,苔黄腻,脉细数,为湿熟痹阻之象。

治法：清宣降浊。

方药：当归拈痛汤合三妙丸加减。羌活 10 克，升麻 10 克，葛根 15 克，苍术 15 克，黄柏 10 克，黄芩 10 克，知母 10 克，茵陈 20 克，忍冬藤 30 克，泽泻 15 克，土茯苓 20 克，牛膝 15 克，当归 10 克，赤芍 15 克，生甘草 6 克。

用法：每日 1 剂，水煎分 2 次服。

（三）痛风不同时期的中医症候与治疗

中医学认为，痛风属"痹证"范畴，与"历节、白虎历节"等病症候相类似，认为本病的主要病因是嗜食膏粱厚味，以致湿热内蕴，又兼外感风寒，侵袭经络，气血津液运行受阻，遂使湿热煎熬成痰、瘀凝络道致关节红肿灼痛。亦有患者先天禀赋不足，或年老体虚、脏腑功能失调，尤以脾肾二脏功能紊乱、脾失健运、升清降浊无权、肾失气化，分清别浊失司、湿热内生、蕴久化热、聚痰留瘀而致风湿痰瘀、痹阻经络。近年来，中医药治疗痛风已取得较好效果，且不良反应较少。

1. 急性期 多表现为关节红肿热痛、口干口渴、面红目赤、大便干、溲黄赤、舌红、脉数，治宜清热解毒利湿。常用四妙散合五味消毒饮加减方、四妙白虎桂枝汤（即四妙散合白虎汤加秦皮、伸筋草各 15 克）配合中药外敷治疗。

2. 间歇期 是症状发作后的缓解阶段，此期多辨证为脾虚湿困，治宜健脾化湿。常用三仁汤合升阳益胃汤加减方。

3. 慢性关节炎期 多有骨质侵蚀缺损及周围组织纤维化、关节畸形等，治宜活血化瘀、补益肝肾。常用独活寄生汤合四妙散加减方、桃红四物汤加减方。

4. 肾衰竭期　疾病发展至痛风肾衰竭阶段肝肾阴虚者，用归芍地黄汤加减；气阴两虚者，用黄芪地黄汤加减。同时考虑患者由于本期往往易感邪，常兼夹湿热、寒热、瘀热、水湿之邪，因此不要忘却祛邪，并且化湿化瘀要贯穿始终。

（四）治疗痛风的常用中药

中医治疗痛风的中药是根据中药的性、味、归经及辨证施治，这些中药有清热除湿，祛风散寒，活血通络止痛，补肾养肝益精，健脾利湿散结，益气养血补阴等功效。

1. 清热除湿　土茯苓、忍冬藤、生石膏、栀子、黄芩、黄连、大黄、穿山龙、羚羊角、前胡、生地黄、金银花、连翘、紫花地丁、蒲公英、黄柏、柴胡、大青叶、络石藤、巴山虎、路路通。

2. 祛风散寒　羌活、桂枝、麻黄、防风、五加皮、苍耳子、细辛、附子、川乌、伸筋草、肉桂、巴戟天。

3. 活血通络止痛　独活、威灵仙、鸡血藤、草乌、防己、海桐皮、姜黄、秦艽、桑枝、徐长卿、千年健、透骨草、淫羊藿、雷公藤、松节、豨莶草、蚕沙、路蜂房。

4. 补肾养肝益精　地龙、海风藤、白花蛇、全蝎、蜈蚣、川芎、延胡索、赤芍、川牛膝、青风藤、丹参、红花、莪术、乳香、没药、木瓜、牡丹皮、续断、郁金、乌梢蛇。

5. 健脾利湿散结　桑寄生、杜仲、狗脊、何首乌、女贞子、鹿茸、冬虫夏草。

6. 益气养血滋阴　茯苓、苍术、甘草、薏苡仁、白术、萆薢、天南星、白芥子、黄芪、当归、黄精、白芍、天冬、青蒿、石斛。

（五）古今中医治疗痛风方剂

1. 三气饮（《景岳全书》）

【组　成】　当归、枸杞、杜仲、附子各6克，熟地黄15克，茯苓、芍药（酒炒）、肉桂、牛膝、白芷、北细辛（可用独活代）、炙甘草各3克。

【用　法】　上药加生姜3片，水煎，每次服200毫升，每日3次；或上药用白酒1 200～1 400毫升浸10余日，每次服10毫升，每日3次。

【主　治】　风寒湿痹型痛风。

2. 三圣九（《寿亲养老新书》卷一）

【组　成】　威灵仙150克，干姜（炮制）60克，乌头（炮制，去皮、脐）60克。

【用　法】　上药为末，煮枣肉为丸如梧桐子大，每次15～20丸，用温姜汤送下，每日3次。

【主　治】　痛风疼痛。

3. 大枣汤（《备急千金要方》）

【组　成】　黄芪12克，大枣12枚，附子、麻黄、生姜各6克，甘草3克。

【用　法】　上药捣碎，用水700毫升，煮至300毫升，每次服100毫升，每日3次。

【主　治】　痛风疼痛。

4. 三痹汤（《张氏医通》卷十四）

【组　成】　人参3克，黄芪（酒炒）、白术、当归、川芎、白芍、茯苓各3克，防风、乌头（炮）、防己、桂心、甘草（炙）各1.5克，生姜3片，大枣2枚。

【用　法】　上药水煎，每日 1 剂，不拘时热服。

【主　治】　风寒湿痹型痛风。

5. 七圣散（《太平惠民和剂局方》卷一）

【组　成】　续断、独活、防风、杜仲、萆薢、牛膝（酒浸 24 小时）、甘草各等份。

【用　法】　上药均研细末，每次 6 克，温酒送下，每日 2 次。

【主　治】　风湿热痹型痛风。

6. 五痹汤（《太平惠民和局方》）

【组　成】　片姜黄、羌活、白术、防风各 30 克，甘草（微炙）15 克。

【用　法】　上药切成碎末，每次 12 克，用水 250 毫升，加生姜 10 片，煎至 200 毫升，去渣温服。病在上者餐后服，病在下者餐前服。

【主　治】　风寒湿痹型痛风。

7. 风湿汤（《医方类聚》）

【组　成】　附子（炮、去皮）30 克，防风、桂枝、当归（焙）、白术、甘草、薏苡仁各 30 克，乳香、没药、茯苓各 15 克。

【用　法】　上药研细末，每次 9 克，用水 220 毫升，煎至 160 毫升，空腹白天服 3 次，晚上服 1 次。

【主　治】　风寒湿痹型痛风。

8. 乌药顺气散（《太平惠民和剂局方》）

【组　成】　麻黄（去根、节）60 克，陈皮 60 克，乌药（去木）60 克，白僵蚕（炒）、川芎 30 克，枳壳（炒）30 克，甘草（炒）30 克，白芷 30 克，桔梗 30 克，干姜（炮）15 克。

【用　法】　上药研细末，每次 9 克，用水 150 毫升，加生姜 3 片,大枣 1 枚,煎至 100 毫升,分 2 次温服。

【主　治】　痛风疼痛。

9. 甘草附子汤(《伤寒论》)

【组　成】　附子(炮,去皮)12 克,桂枝(去皮)12 克,甘草(炙)6 克,白术 6 克。

【用　法】　上药以水煎,去渣留汁。每次服 200 毫升,每日 3 次,初服得微汗则解。

【主　治】　风湿型痛风。

10. 龙虎丹(《丹溪心法》卷四)

【组　成】　草乌、苍术、白芷(研粗末、发酵)各 30 克,当归、牛膝各 15 克,乳香 6 克,没药(另研粉)6 克。

【用　法】　上药研细粉末,用酒调 5 克重为丸。每次 1 丸,温酒送服,每日 2 次。

【主　治】　痛风疼痛。

11. 四生丸(《妇人大全良方》)

【组　成】　白僵蚕(炒,去丝)、地龙(去土)、白附子(生)、五灵脂、草乌(去皮、尖)各等份。

【用　法】　上药研末,以米糊为丸如梧桐子大,每次 1 丸,口服,每日 2 次。

【主　治】　痛风疼痛。

12. 白术附子汤(《金匮要略》)

【组　成】　白术 6 克,附子(炮,去皮)10 克,甘草(炙)3 克,生姜(切片)4.5 克,大枣 6 枚。

【用　法】　上药用水 1 200 毫升,煮至 400 毫升,去渣,分 3 次热服。

【主　治】　风湿型痛风。

13. 黄芪五物汤加减(《医学衷中参西录》上册)

【组　成】　生黄芪30克,苍术、当归、生白芍各15克,桂枝、秦艽、广陈皮各9克,生姜5克。热者,加知母30克;凉者,加附子(制)15克;有痰者,加半夏15克。

【用　法】　每日1剂,水煎分3次温服。

【主　治】　热节风、痛风。

14. 防己汤(《备急千金要方》)

【组　成】　防己、茯苓、桂心、生姜、白术各12克,乌头(去皮,熬令黑)7枚,人参6克,甘草9克。

【用　法】　上药切碎,用陈醋200毫升,水2 000毫升同煮,煮至640毫升,每次160毫升,每日服4次。服后当觉燥热麻痹,神志微觉昏沉;若不觉,再服,以觉乃止。

【主　治】　痛风疼痛。

15. 龙虎散(《医学入门》)

【组　成】　苍术30克,全蝎15克,天麻9克,草乌、黑附子各6克。

【用　法】　上药研末,每次3克,用黑豆酒调服,每日2次。

【主　治】　风寒型痛风。

16. 防风天麻散(《宣明论方》)

【组　成】　防风、天麻、羌活、川芎、当归(焙)、草乌头、香白芷、白附子、荆芥穗、甘草各15克,滑石60克。

【用　法】　上药为末,每次1.5～3克,用热酒化蜜少许服下。至药力运行,肌肤微麻为度,每日2次。

【主　治】　风寒湿痹型痛风。

17. 赤芍药散(《太平圣惠方》卷二十三)

【组　成】　赤芍60克,附子(炮裂,去皮)30克,桂心9

147

克,当归 30 克,川芎 30 克,汉防己 30～60 克,萆薢(锉)30
克,桃仁(汤浸,去皮、尖、麸炒微黄)15 克,海桐皮 60 克。

【用　法】　上药捣筛为散,每次服 15 克,每日 2 次;或
上药 15 克用水 300 毫升,加生姜 4 克,煎取 150 毫升,去渣,
空腹时温服。

【主　治】　痛风关节疼痛。

18. 抚芎汤(《重订严氏济生方》)

【组　成】　抚芎、白术(略炒)、橘红各 30 克,炙甘草 15 克。

【用　法】　上药切碎,每次 12 克,用水 230 毫升,加生
姜 7 片,煎至 180 毫升,去渣,不拘时温服。

【主　治】　痛风疼痛。

19. 全身逐瘀汤(《医林改错》卷下)

【组　成】　桃仁、红花、牛膝各 9 克,川芎、没药、五灵
脂、地龙(去土)、甘草各 6 克,秦艽、羌活、香附各 3 克。微热
者,加苍术、黄柏各 6 克;体虚者,加黄芪 40 克。

【用　法】　每日 1 剂,水煎分 3 次热服。

【主　治】　风湿痛风。

20. 附子八物汤(《三因极一病证方论》)

【组　成】　附子(炮,去皮、脐)90 克,干姜(炮)90 克,芍
药 90 克,茯苓 90 克,桂心 90 克,甘草 90 克,人参 90 克,白
术 120 克。

【用　法】　上药研为粗末,每次 12 克,用水 300 毫升,
煎至 200 毫升,去渣,空腹温服,每日 2 次。

【主　治】　痛风疼痛。

21. 独活寄生汤(《备急千金要方》)

【组　成】　独活 9 克,寄生、杜仲、桂心、防风、牛膝、细

辛、秦艽、茯苓、川芎、当归、芍药、干地黄、人参、甘草各6克。

【用　法】　上药切碎,用1 000毫升水,煎取450毫升,每次服150毫升,每日3次。

【主　治】　风寒湿痹痛风。

22. 通痹散(《奇效良方》)

【组　成】　独活、川芎、天麻、当归、白术各等份。

【用　法】　上药研为细末,每次6克,空腹时用酒调服,每日2次。

【主　治】　风寒湿痹型痛风。

23. 黑神丸(《圣济总录》)

【组　成】　黑乌头(炒黑存性)90克,地龙30克,五灵脂15克,麝香(研末)7.5克。

【用　法】　上药除麝香外,研细末,再与麝香和匀,用醋煮面糊丸如绿豆大,每次10丸,用温酒送下,每日2次。

【主　治】　痛风关节疼痛。

24. 痛风丸(《丹溪心法》)

【组　成】　南星(姜制)、苍术(泔浸)、黄柏(酒炒)各60克,川芎、神曲(炒)各30克,白芷、桃仁、防己各15克,威灵仙(酒拌)、羌活、桂枝各9克,红花(酒洗)4.5克,龙胆草2克。

【用　法】　上药研细末,曲糊和丸如梧桐子大,每次1丸,空腹时白汤送下,每日3次。

【主　治】　痛风关节疼痛。

25. 神应膏(《万病回春》)

【组　成】　皮胶90克,乳香30克,没药(为末)30克,生姜(取汁)1 000克。

【用　法】　先将姜汁入砂锅煮沸,再入皮胶化开,将锅取下置灰上,放入乳香、没药搅匀成膏。在不见烟的狗皮摊膏药,贴患处,经常加热。

【主　　治】　痛风关节疼痛。

26. 回阳玉龙膏(《仙传外科集验方》)

【组　　成】　草乌(炒)90 克,煨姜 60 克,白芷、赤芍各 30 克,肉桂 15 克。

【用　　法】　上药共研细末,用热酒调敷患部,或掺于膏药内贴敷,每日 1 次。

【主　　治】　风湿冷痹型痛风。

27. 回阳散(《外科传薪集》)

【组　　成】　煨姜 90 克,炒草乌 90 克,炒赤芍 30 克,肉桂 15 克,南星 30 克,白芷 30 克,炒牛膝 30 克。

【用　　法】　上药共研细末,以热酒调敷局部,每日换药 1 次。

【主　　治】　寒湿型痛风。

28. 四方散(《外伤科学》)

【组　　成】　生南星、生半夏、生川乌、生草乌、野芋头各等量。

【用　　法】　共研细末,用水或酒煮热调和外敷,每日换药 1 次。

【主　　治】　风寒湿痹型痛风。

29. 八仙逍遥汤(《医宗金鉴》)

【组　　成】　当归(酒洗)、黄柏各 6 克,苦参 15 克,茅山苍术、牡丹皮、川椒各 9 克,防风、荆芥、川芎、甘草各 3 克。

【用　　法】　上药共装布袋,扎口,煮沸,用温火再煮 30 分钟,熏洗、敷患部 30 分钟,每日 2 次。

【主　治】　风湿型痛风。

(六)近代名医治疗痛风性关节炎妙方

1. 痛风平汤

【组　成】　土茯苓、紫花地丁、萆薢、车前子、青风藤各20克,酒大黄、秦艽各15克,土鳖虫、黄柏各10克。

【用　法】　每日1剂,水煎分3次热服。

【主　治】　痛风性关节炎。

2. 加味五痹汤

【组　成】　麻黄16~25克,桂枝10克,黄芪、石膏各30克,葛根24克,白芷、红花、防己、防风、知母、羌活、牡丹皮、赤芍、茜草、川乌、土鳖虫、乌梢蛇各10克,羚羊角粉(冲)0.6克。

【用　法】　每日1剂,水煎3次,每次服200毫升,每日3次,15日为1个疗程。

【主　治】　痛风性关节炎。

3. 白虎桂枝加减方

【组　成】　生石膏、虎杖、忍冬藤各30克,牡丹皮20克,桂枝、知母、赤芍、防己、苍术各10克,甘草5克。

【加　减】　发热甚者,生石膏增量,加柴胡12克;痛剧者,加延胡索15克;高血压头痛者,加夏枯草、龙胆草各12克;口干咽燥者,加生地黄、玄参各10克;便秘者,加大黄10克。

【用　法】　每日1剂,水煎3次,每次服200毫升,每日3次,7日为1个疗程。

【主　治】　痛风性关节炎。

4. 痛风汤Ⅲ

【组　成】　薏苡仁30克,土茯苓、萆薢、独活各20克,蚕沙、川牛膝、防己各 15 克。

【加　减】　痛甚者,加乳香、没药各 12 克。

【用　法】　每日 1 剂,水煎 3 次,每次服 200 毫升,每日 3 次,7 日为 1 个疗程。

【主　治】　痛风性关节炎。

5. 健脾利尿凉血汤

【组　成】　生薏苡仁、青风藤各 30 克,土茯苓、萆薢、焦山楂各 20 克,猪苓、瞿麦、萹蓄、车前子、玄参、黄柏各 15 克,白术、牡丹皮各 10 克。

【加　减】　急性期,加生石膏 30 克,苍术、知母各 12 克;慢性期,加全当归、泽泻、皂角刺各 15 克;尿结石者,去玄参,加石韦 12 克,金钱草 30 克。

【用　法】　每日 1 剂,水煎 3 次,每次服 200 毫升,每日 3 次。15 日为 1 个疗程,疗程之间间隔 7 日。

【主　治】　痛风性关节炎。

6. 痛风汤加减

【组　成】　车前草 30 克,苍术、土茯苓、萆薢、怀牛膝各 15 克,知母、黄柏各 10 克。

【加　减】　发热者,加生石膏 30 克;关节肿痛者,加忍冬藤 30 克,赤芍 15 克;痛甚者,去苍术,加白芍 12 克;关节僵硬者,加桃仁、地龙、红花各 15 克。

【用　法】　每日 1 剂,水煎 3 次,每次服 200 毫升,每日 3 次,10 日为 1 个疗程。

【主　治】　痛风性关节炎。

7. 痛风煎

【组　成】　防己、石膏、蒲公英各 15 克,萆薢、知母、苍术、连翘、秦艽、川芎各 10 克,金钱草、薏苡仁各 30 克,生甘草 6 克。

【加　减】　关节红、肿、热、痛者,加炒黄芩 20 克,制乳香、制没药各 12 克,上肢关节痛者,加桑枝 20 克,羌活 12 克;下肢关节痛甚者,加川牛膝 18 克。

【用　法】　每日 1 剂,水煎 3 次,每次服 200 毫升,每日 3 次。治疗期间多饮水。

【主　治】　痛风性关节炎。

8. 玉女煎加减

【组　成】　生石膏、熟地黄、金银花、赤芍各 30 克,知母、牛膝、麦冬、牡丹皮各 10 克,丝瓜络 5 克,生甘草 6 克。

【加　减】　体强且毒热炽盛者,生石膏加倍;关节发病者,去牛膝,加桑枝;痛剧者,加壁虎 10 克;便秘者,加生大黄(后下);症状缓解者,去熟地黄、麦冬,加苍术、白术各 12 克。

【用　法】　每日 1 剂,水煎 3 次,每次服 200 毫升,每日 3 次。

【主　治】　痛风性关节炎。

9. 茵陈五苓汤加减

【组　成】　土茯苓 60 克,茵陈、黄芪、萆薢、白茅根、白芍各 30 克,防己、猪苓、滑石、牛膝各 15 克,延胡索 12 克,甘草 6 克。

【加　减】　热盛者,加忍冬藤 30 克,连翘、黄柏各 12 克;关节周围红斑者,加生地黄 20 克,牡丹皮、赤芍各 15 克;肿痛甚者,加乳香、没药、秦艽各 10 克;痛在上肢者,加羌活、姜黄、威灵仙各 15 克;痛在下肢者,加木瓜、独活各 15 克。

【用　法】　每日 1 剂,水煎 3 次,每次服 200 毫升,每日

153

3 次,10 日为 1 个疗程。

【主　治】　痛风性关节炎。

10. 消痛饮

【组　成】　忍冬藤 30 克,木瓜 25 毫克,泽泻、苍术、牛膝各 15 克,独活、防己、僵蚕、地龙、黄柏、天竺黄各 12 克,赤芍 18 克。

【加　减】　关节痛甚者,加全蝎、地龙各 10 克;关节酸痛者,加党参、杜仲各 12 克。

【用　法】　每日 1 剂,水煎 3 次,每次服 200 毫升,每日 3 次,10 日为 1 个疗程。症状、体征消失后,每 2 日 1 剂,每日 3 次。

【主　治】　痛风性关节炎。

11. 中焦宣痹汤加减

【组　成】　木防己、杏仁、滑石、连翘、栀子、半夏、制乳香、穿山甲珠(炒)、川牛膝、赤芍、赤小豆各 10 克,薏苡仁、晚蚕沙(包煎)、丹参各 15 克,金银花 30 克,甘草 5 克。

【加　减】　发热者,加生石膏 30 克,生青蒿 20 克;胃纳差(或有胃疾者)者,去蚕沙,加木香、鸡内金各 10 克。

【用　法】　每日 1 剂,水煎 3 次,每次服 200 毫升,每日 3 次,15 日为 1 个疗程。

【主　治】　痛风性关节炎。

12. 痛风宁

【组　成】　制川乌、秦艽各 10 克,防己、生黄芪、赤芍各 30 克。

【用　法】　每日 1 剂,水煎 3 次,混合后分 3 次温服,15 日为 1 个疗程。同时禁高嘌呤食物。

【主　治】 痛风性关节炎。

13. 克痛宁汤

【组　成】 生黄芪、生薏仁、土茯苓各 30 克,威灵仙 25 克,当归、汉防己各 20 克,丹参、连翘、川牛膝各 15 克,制乳香、黄连各 12 克,制川乌、红花、生甘草各 10 克。

【用　法】 每日 1 剂,水煎 3 次,混合后分 3 次温服,10 日为 1 个疗程。治疗期间禁酒、高嘌呤及辛辣食品。

【主　治】 痛风性关节炎。

14. 健脾祛瘀汤

【组　成】 黄芪 30 克,丹参、白术各 20 克,半夏、山楂、陈皮、土茯苓、萆薢、红花、车前子(包煎)、滑石(包煎)、地龙各 15 克,川芎 10 克,大黄 5 克。

【用　法】 每日 1 剂,水煎 3 次,混合后分 3 次热服,10 日为 1 个疗程。同时禁酒烟、高嘌呤食物等。

【主　治】 痛风性关节炎。

15. 灯盏花注射液

【组　成】 灯盏注射液 20 毫升,5%葡萄糖注射液 250 毫升。

【用　法】 混合后静脉滴注,每日 1 次,7 日为 1 个疗程。

【主　治】 痛风性关节炎。

16. 祛风湿加减汤

【组　成】 薏苡仁 30 克,威灵仙、土茯苓各 30 克,生地黄、地龙(干)各 20 克,五加皮 15 克,瞿麦、萹蓄、蚕沙、萆薢、徐长卿各 12 克。

【加　减】 痛甚者,加延胡索、川芎各 12 克;关节肿者,加桂枝、赤芍各 10 克。

【用　法】　每日 1 剂，水煎 3 次，混合后分 3 次服，14
日为 1 个疗程。

【主　治】　痛风性关节炎。

17. 泄浊定痛加减汤

【组　成】　生大黄（后下）、威灵仙各 9 克，金银花藤、车
前子（包）各 3 克，土茯苓 20 克，虎杖 15 克，独活 12 克，龙胆
草 6 克。

【加　减】　痛剧者，加川芎 12 克，蜈蚣 3 条；热甚者，加
黄芩、牡丹皮各 12 克；关节肿胀者，加忍冬藤、海桐皮各 10
克；小便不利者，加萆薢、泽泻各 10 克。

【用　法】　每日 1 剂，水煎 3 次，混合后分 3 次热服。
大量饮水，禁酒及高嘌呤食物。

【主　治】　痛风性关节炎。

18. 三藤饮加减

【组　成】　青风藤、鸡血藤各 30 克，丁公藤 15 克，生黄
芪、生薏苡仁各 20 克，当归、威灵仙、萆薢、川牛膝各 15 克，
炮穿山甲、炮附子（先煎）、桂枝、桃仁、苍术各 10 克。

【加　减】　关节肿痛甚者，去炮附子，加炒黄柏、赤芍、
全蝎各 10 克；脾胃虚弱者，加党参、炒白术各 10 克。

【用　法】　每日 1 剂，水煎 3 次，混合分 3 次热服，1 个
月为 1 个疗程。禁酒、烟及高嘌呤食物。

【主　治】　痛风性关节炎。

19. 三妙汤加减

【组　成】　薏苡仁 30 克，茯苓 20 克，苍术、赤芍、法半
夏、焦黄柏、丝瓜络各 12 克，牛膝、冬瓜仁各 15 克，羌活、独

活、防风各 10 克。

【加　减】　发热者,加生石膏 20 克。

【用　法】　每日 1 剂,水煎 3 次,混合后分 3 次温服,7 日为 1 个疗程。忌酒、烟及高嘌呤食物。

【主　治】　痛风性关节炎。

20. 痛风汤加减 1 号

【组　成】　白术、怀牛膝、苍术、泽泻、木瓜、赤茯苓、虎杖、七叶一枝花、忍冬藤各 15 克。

【加　减】　关节红肿者,加生石膏、知母各 15 克;关节痛甚者,加全蝎、地龙各 10 克。

【用　法】　每日 1 剂,水煎 3 次,混合后分 3～4 次温服,30 日为 1 个疗程。禁烟酒及高嘌呤食物。

【主　治】　痛风性关节炎。

21. 痛风加减汤 2 号

【组　成】　五加皮、薏苡仁、半枫荷各 30 克,木瓜 20 克,防己、川牛膝各 15 克,甘草 5 克。

【加　减】　身热者,加钩藤、青天葵各 15 克;关节痛甚者,加地金牛 20 克;热痹者,加秦艽、豨莶草、宽筋藤各 10 克;风寒湿痹甚者,加海风藤、白花蛇舌草各 10 克。

【用　法】　每日 1 剂,水煎混合后分 3 次温服。禁烟、酒及高嘌呤食物。

【主　治】　痛风性关节炎。

22. 宣痹汤加减

【组　成】　忍冬藤、赤小豆皮、滑石各 15 克,薏苡仁 20 克,防己、连翘、法半夏各 12 克,杏仁、蚕沙、栀子各 10 克。

【加　减】　痛甚者,加制乳香、制没药、延胡索各 10 克;

红肿甚者,加牡丹皮、赤芍、牛膝各 12 克;多个关节受损者,加全蝎、地龙、蜈蚣各 6 克。

【用　法】　每日 1 剂,水煎 3 次,混合后分 3 次热服。禁烟、酒,限高嘌呤饮食。

【主　治】　痛风性关节炎。

23. 土茯降浊汤加减

【组　成】　土茯苓、萆薢、泽泻各 30 克,薏苡仁 24 克,当归 20 克,桃仁、红花各 12 克。

【加　减】　红肿甚者,加黄柏、苍术、汉防己、蚕沙、车前子各 12 克;痛甚者,加全蝎 10 克,延胡索 12 克;关节僵直、结节质硬者,加炮穿山甲、蛴螬、露蜂房各 10 克;病程长者,加豨莶草、威灵仙各 12 克。

【用　法】　每日 1 剂,水煎服,每日 3 次,30 日为 1 个疗程。

【主　治】　痛风性关节炎。

24. 急痛汤加减

【组　成】　百合、薏苡仁、土茯苓、萆薢各 30 克,虎杖 20 克,蚕沙(包)、牛膝各 12 克,露蜂房、山慈姑、桃仁各 10 克,红花 9 克。

【加　减】　发热者,加生石膏 30 克,黄柏 12 克;头晕头痛者,加钩藤、菊花各 12 克;关节痛者,加延胡索、川芎各 10 克。

【用　法】　每日 1 剂,水煎 3 次,混合后分 3 次温服。

【主　治】　痛风性关节炎。

25. 当归拈痛汤加减

【组　成】　忍冬藤 30 克,粉葛根、绵茵陈、虎杖根各 15 克,全当归、宣木瓜各 2 克,羌活、独活、防风、防己、松节、赤芍、炒苍术各 9 克,生甘草 5 克。

【加　减】　病在上肢者,加桑枝 15 克;病在下肢者,加川牛膝 15 克;病程长,关节变形者,加海风藤、天仙藤、威灵仙各 12 克。

【用　法】　每日 1 剂,水煎服,每日 3 次,在症状消失后巩固 2 周。治疗期间多饮水,卧床休息,禁酒及高嘌呤食物。

【主　治】　痛风性关节炎。

26. 脾肾汤加减

【组　成】　薏苡仁 30 克,党参、淮山药、茯苓、生地黄、枸杞子、杜仲、牛膝、猪苓各 20 克,车前子、苍术、白术各 15 克,肉桂 8 克。

【加　减】　急性发作期,湿浊热化,加黄柏、生石膏、忍冬藤各 20 克,土茯苓、地龙、蚕沙各 15 克;寒化者,加草乌(制)10 克,麻黄、细辛各 6 克;痛甚者,加桃仁 12 克,土鳖虫10 克,牡丹皮 20 克;关节变形者,加穿山甲(炮)、蜣螂各 10克,威灵仙 15 克;尿结石者,加金钱草、石韦各 20 克。

【用　法】　每日 1 剂,水煎服,每日 3 次,30 日为 1 个疗程。注意多饮水,禁高嘌呤食物。

【主　治】　痛风性关节炎。

(七)中医治疗痛风性关节炎经验方剂

1. 痛风镇痛汤

【组　成】　五加皮、薏苡仁、半枫荷各 30 克,木瓜 20克,防己、牛膝各 15 克,甘草 5 克。

【用　法】　每日 1 剂,水煎 3 次,共取液 400 毫升,混合后分 3 次温服,5 日为 1 个疗程。

【主　治】　痛风性关节炎。

2. 痛风宁汤

【组　成】　薏苡仁 30 克,黄柏、松节、桃仁、红花、当归、川芎各 15 克,牛膝、苍术、制乳香、制没药、全蝎各 10 克,蜈蚣 2 条,甘草 5 克。

【加　减】　局部肿亮者,加猪苓、泽泻各 15 克。

【用　法】　每日 1 剂,水煎 3 次,共取液 400 毫升,混合后分 3 次温服,5 日为 1 个疗程。

【主　治】　痛风性关节炎。

3. 痛风汤加减

【组　成】　车前草 30 克,萆薢 20 克,怀牛膝、苍术、土茯苓各 15 克,知母、黄柏各 10 克。

【加　减】　发作期发热甚,关节红肿剧痛者,加生石膏 30 克,忍冬藤 30 克,赤芍 15 克;痛甚者,加白芍 15 克,去苍术。

【用　法】　每日 1 剂,水煎 3 次,共取液 400 毫升,混合后分 3 次温服,5 日为 1 个疗程。

【主　治】　痛风性关节炎。

4. 当归拈痛汤

【组　成】　黄柏 15 克,防己 15 克,茵陈 20 克,当归、黄芩、苦参各 12 克,葛根、牛膝、羌活、苍术、防风各 10 克,泽泻 18 克,甘草 5 克。

【加　减】　痛甚者,加三七、乳香、没药各 10 克;反复发作者,加黄芪、白芍各 12 克;大便干结者,加大黄 10 克。

【用　法】　每日 1 剂,水煎 3 次,共取液 500 毫升,混合后分 3 次温服,5 日为 1 个疗程。

【主　治】　痛风性关节炎。

5. 痛风定痛汤

【组　成】　石膏、金钱草各 30 克,泽泻、车前草、防风、知母、黄柏、地龙、赤芍各 10 克,甘草 5 克。

【加　减】　病程长者,加海藻 10 克;寒热清退者,去石膏、知母,加白术、薏苡仁、苍术各 10 克。

【用　法】　每日 1 剂,水煎 3 次,共取液 500 毫升,混合后分 3 次温服,7 日为 1 个疗程。

【主　治】　痛风性关节炎。

6. 萆薢汤加味

【组　成】　萆薢 30 克,玉米须、薏苡仁各 20 克,金钱草、虎杖各 15 克,菟丝子、桂枝、牛膝、黄柏、山慈菇、三七、制大黄各 10 克。

【用　法】　每日 2 剂,每剂水煎 3 次,留药汁 400 毫升,混合后分 3 次温服。症状好转后,每日 1 剂,维持 2 周后停药。鼓励患者多饮水,注意低嘌呤饮食,抬高患肢。对高热患者给予输液等支持疗法。

【主　治】　急性痛风性关节炎。

7. 五痹汤加味

【组　成】　黄芪、石膏各 30 克,葛根 24 克,桂枝 20 克,红花 10 克,知母、防己、防风、羌活、牡丹皮、赤芍、茜草、白芷、土鳖虫、乌蛇肉、制川乌(先煎 1 小时去毒)各 10 克,麻黄 6 克,羚羊角粉(冲服)0.6 克。

【用　法】　每日 1 剂,水煎 3 次,混合后分 3 次温服,15 日为 1 个疗程。

【主　治】　痛风性关节炎。

8. 祛风通络健脾利湿方

【组　成】　党参、山药、薏苡仁、忍冬藤各 30 克,地龙、茯苓、滑石、威灵仙各 20 克,苍术、黄柏、泽泻各 15 克,甘草 6 克。

【加　减】　红肿较重者,加生石膏 60 克,金银花 30 克;痛甚者,加延胡索 20 克,制川乌(先煎 90 分钟)15 克;尿路结石者,加金钱草、海金沙各 30 克,石韦 15 克。

【用　法】　每日 1 剂,水煎 3 次,混合分 3 次温服。治疗期间禁高嘌呤食物及酒,注意卧床休息。可用如意金黄散外敷患处,每日换药 1 次。

【主　治】　痛风性关节炎。

9. 痛风清

【组　成】　薏苡仁 20 克,萆薢 12 克,土茯苓、牛膝各 10 克,泽泻 8 克,苍术、黄柏各 6 克。

【加　减】　急性炎症期者,加防防己、秦艽、忍冬藤、桑枝各 12 克;热甚者,加生地黄、知母各 15 克;炎症消退而疼痛未除者,加丹参、牡丹皮、赤芍各 10 克;血尿酸仍高者,加熟大黄、玉米须;关节僵肿不消,触之有结节者,加玄参、当归、红花各 12 克。

【用　法】　每日 1 剂,水煎 3 次,混合后分 3 次热服。

【主　治】　急性痛风性关节炎。

10. 当归回逆加减汤

【组　成】　当归、生地黄、白芍、苍术、木瓜、木通、薏苡仁各 10 克,徐长卿、玄参各 15 克,黄柏 8 克,桂枝 5 克,细辛 2 克,甘草 4 克。

【加　减】　急性期红、肿甚者,加知母 20 克,桑枝 30

克,石膏 10 克;慢性期者,加黄芪 15 克,枸杞子、山茱萸各 10 克。

【用　法】　每日 1 剂,水煎 3 次,混合后分 3 次温服,15 日为 1 个疗程。

【主　治】　急性痛风性关节炎。

11. 清热蠲痹汤

【组　成】　金银花 30 克,鸡血藤 25 克,土茯苓、防己、薏苡仁、木瓜、萆薢、鹿角霜各 20 克,制没药、天南星、车前草、黄柏、乌梢蛇各 15 克,黄芩 10 克。

【加　减】　关节红肿、发热者,加石膏 30~60 克,知母、猪苓各 15 克;关节疼剧者,加全蝎、地龙 15 克;气血虚者,加黄芪、当归各 12 克。

【用　法】　每日 1 剂,水煎 3 次,混合后分 3 次温服。

【主　治】　急性痛风性关节炎。

12. 愈痹汤

【组　成】　土茯苓 50 克,薏苡仁 30 克,威灵仙、赤芍、秦皮、车前子各 20 克,防己、豨莶草、秦艽各 15 克。

【用　法】　每日 1 剂,水煎 3 次,每次 150 毫升,每日 3 次,10 日为 1 个疗程。

【主　治】　痛风性关节炎。

13. 五土五金汤加减

【组　成】　土茯苓 20 克,土大黄、土牛膝各 15 克,土黄连 10 克,土鳖虫 10 克,金银花 20 克,金莲花 10 克,金钱草 30 克,海金沙 15 克,金刚刺 20 克。

【加　减】　全身发热者,加石膏 30 克,知母 15 克;关节肿者,加萆薢 15 克,防己 10 克;关节灼热者,加蒲公英 20

克,七叶一枝花 15 克;关节皮肤色素深者,加穿山甲(炮)、赤芍各 10 克。

【用　法】　每日 1 剂,水煎 3 次,每次 150 毫升,每日 3 次,10 日为 1 个疗程。

【主　治】　急性痛风性关节炎。

14. 宣痹汤

【组　成】　薏苡仁 20 克,忍冬藤、赤小豆、滑石各 15 克,防己、连翘各 12 克,法半夏、杏仁、栀子、蚕沙各 10 克。

【加　减】　关节红肿者,加丹参、赤芍、生地黄各 20 克;疼痛甚者,加乳香、没药、牛膝、延胡索各 12 克;多个关节受累者,加全蝎、地龙各 10 克,蜈蚣 3 条。

【用　法】　每日 1 剂,水煎 3 次,混合后分 3 次温服,15 日为 1 个疗程。

【主　治】　痛风性关节炎。

15. 石膏三妙汤

【组　成】　生石膏(先煎)45 克,生薏苡仁 30 克,延胡索、车前子各 15 克,牡丹皮、泽泻、黄柏、苍术、川牛膝各 10 克。

【加　减】　热重者,加忍冬藤 20 克,七叶一枝花 10 克;湿重者,加桂枝、防己、茯苓皮各 15 克。阴亏者,加知母、天花粉各 15 克。

【用　法】　每日 1 剂,水煎 3 次,每次 150 毫升,每日 3 次,10 日为 1 个疗程。

16. 青冬汤加减

【组　成】　大青根 90 克,忍冬藤、丹参各 30 克,牛膝 15 克,赤芍、川芎、地龙各 10 克,桂枝 5 克。

【加　减】　痛甚者,加三七、没药各 10 克;关节肿者,加丹参、连翘各 15 克;高脂血症者,加山楂、桑寄生各 20 克。

【用　法】　每日 1 剂,水煎 3 次,混合后分 3 次热服,15 日为 1 个疗程。

【主　治】　痛风性关节炎。

17. 通腑泄浊汤加减

【组　成】　石膏(先煎)、金钱草各 30 克;知母、牛膝各 15 克,黄柏、土茯苓、大黄(后下)各 10 克。

【加　减】　红、肿、热甚者,加金银花、连翘、牡丹皮各 15 克;痛甚者,加全蝎 10 克,山慈姑 15 克;尿酸高者,加萆薢、天葵子、车前子各 12 克。

【用　法】　每日 1 剂,水煎 3 次,每次 200 毫升,每日 3 次。治疗期间多饮水。

【主　治】　痛风性关节炎。

18. 痛风消痛汤加减

【组　成】　金钱草 30 克,赤芍 12 克,防己、黄柏、生地黄、车前子、地龙各 10 克。

【加　减】　关节红、肿、热甚者,加水牛角 12 克;痛甚者,加制川乌、蜈蚣各 9 克;慢性期局部肿胀不消者,加苍术、白术各 10 克,薏苡仁 20 克,茯苓 15 克。

【用　法】　每日 1 剂,水煎 3 次,每次 200 毫升,每日 3 次,10 日为 1 个疗程(对初次发病疗效最佳)。

【主　治】　急性痛风性关节炎。

19. 金钱草薏苡仁汤加减

【组　成】　金钱草、薏苡仁各 30 克,赤芍、牛膝、地龙、黄柏、牡丹皮、车前子、泽泻各 10 克,甘草 5 克。

【加　减】　全身发热,局部红肿者,加石膏 30 克,知母

10 克;关节痛甚者,加桃仁、川芎各 12 克;关节肿甚者,加萆薢、防己各 15 克;关节活动不利者,加伸筋草 15 克。

【用　法】　每日 1 剂,水煎 3 次,每次 200 毫升,每日 3 次。关节痛处敷金黄膏,每日 1 次。

【主　治】　痛风性关节炎。

(八)当前中医治疗痛风性关节炎方剂

1. 痛风汤(一)

【组　成】　白术、赤茯苓、木瓜、泽泻、怀牛膝、苍术、忍冬藤、七叶一枝花、虎杖各 15 克。

【加　减】　脾虚湿浊型,加党参、黄芪、茵陈、厚朴花各 12 克;痰瘀阻滞型,加浙贝母、陈皮、当归尾、桃仁各 10 克;湿热蕴结型,加连翘、黄柏、半枝莲各 10 克;湿热弥散型,加淡竹叶、姜竹茹、葛根各 10 克,大黄 6 克;肝肾阴虚型,加生地黄、白芍、枸杞子、山茱萸各 15 克。

【用　法】　急性发作每日 2 剂,水煎 6 次,每次 150 毫升,混合后分 6 次服;间歇期每日 1 剂,水煎 3 次,分 3 次服,30 日为 1 个疗程。禁酒及高嘌呤饮食。

【主　治】　痛风、痛风性关节炎。

2. 痛风汤(二)

【组　成】　五加皮、半枫荷、薏苡仁各 30 克,木瓜 20 克,防己、川牛膝各 15 克,甘草 5 克。

【加　减】　热痹者,加秦艽、豨莶草、宽筋藤各 12 克;风寒湿痹者,加海风藤、千斤拔、白花蛇舌草各 15 克;关节痛者,加地金牛 15 克,独活、木瓜各 10 克。

【用　法】　每日 1 剂,水煎 3 次,混合后分 3 次热服。

【主　治】　痛风性关节炎。

3. 痛风汤(三)

【组　成】　薏苡仁30克,独活、土茯苓、川草薢各20克,蚕沙、防己、川牛膝各15克,甘草5克。

【加　减】　痛甚者,加乳香、没药各15克。

【用　法】　每日1剂,水煎3次,混合后分3次温服,10日为1个疗程。

【主　治】　痛风性关节炎。

4. 痛风汤(四)

【组　成】　土茯苓、薏苡仁各30克,蒲公英、虎杖、紫草各20克,赤芍、草薢、泽泻各15克,川牛膝18克,防己9克,水蛭6克。

【用　法】　每日1剂,水煎3次,混合后分3次热服,10日为1个疗程。注意多饮水,禁烟、酒及高嘌呤饮食。

【主　治】　痛风性关节炎。

5. 痛风汤(五)

【组　成】　Ⅰ号方:益母草、豨莶草、马鞭草、薏苡仁、土茯苓、金雀根各30克,威灵仙、苍术、炒牛膝、何首乌各15克;Ⅱ号方:生地黄、金钱草、金誉根各30克,炙黄芪25克,党参25克,桑寄生、杜仲、何首乌、茯苓各15克。

【用　法】　急性期用Ⅰ号方,缓解期用Ⅱ号方,每日1剂,水煎3次,混合后分3次热服。急性期并用凉血消肿用紫草、车前子各20克,捣烂,外敷患处,每日1次,30日为1个疗程。注意多饮水,限制高嘌呤饮食。

【主　治】　急性痛风性关节炎、间歇性痛风性关节炎。

6. 痛风汤(六)

【组　成】　土茯苓 30 克,薏苡仁 30 克,苍术 15 克,黄柏、羌活、独活、制川乌、制草乌、生地黄各 10 克,木通、甘草各 6 克。

【用　法】　每日 1 剂,水煎 3 次,混合后分 3 次热服,20 日为 1 个疗程。

【主　治】　湿热蕴结型痛风。

7. 痛风汤(七)

【组　成】　党参、当归、黄柏、独活、泽泻、苍术、桂枝各 10 克,云茯苓、威灵仙各 15 克,薏苡仁 30 克。

【用　法】　每日 1 剂,水煎 3 次,混合后分 3 次热服,30 日为 1 个疗程。禁酒,限高嘌呤食物。

【主　治】　湿热蕴结型痛风。

8. 痛风方 I

【组　成】　1 号方:车前子、生牡蛎各 30 克,花龙骨 15 克,太子参 15 克,炒白术、淮山药、泽泻、当归、海藻、熟地黄、生地黄、牡丹皮、茯苓、浙贝母各 10 克;2 号方:车前子、丹参、淫羊藿各 30 克,知母、仙茅、黄柏、山药、茯苓、萆薢各 10 克,木瓜 6 克。

【用　法】　每日 1 剂,水煎,每日服 3 次;2 号方可加豨莶丸,每次 1 粒,每日 2 次。

【主　治】　1 号方治脾肾两虚型痛风肾结石;2 号方治肾阳不足型痛风肾病。

9. 痛风方 II

【组　成】　1 号方:生龙骨、昆布、生牡蛎、海藻、太子参、山药、淫羊藿各 30 克,熟地黄、茯苓各 12 克,浙贝母、赤芍各 10 克;2 号方:生石膏、忍冬藤、络石藤、海风藤、桑枝、木瓜各 30 克,怀牛膝 15 克,苍术 12 克,桂枝、知母、黄柏各 10 克;3 号方:生地黄、怀牛膝、薏苡仁、忍冬藤、生石膏各 30 克,萆薢 15 克,地龙、穿山甲、桂枝、牡丹皮各 12 克,蜈蚣 3 条;4 号方:茵陈、党参、葛根各 30 克,当归、泽泻各 20 克,苦参、防风各 15 克,羌活、黄芩、知母、猪苓各 12 克,苍术 10 克,升麻、甘草各 6 克。

【用　法】　1 号方每日 1 剂,水煎服;并服豨莶丸,每次 10 克,每日 2 次。2～4 号方每日 1 剂,水煎服,每日 3 次。

【主　治】　1 号方适用于无痛风石沉积的痛风,2～4 号方适用于有痛风石沉积的痛风。

10. 痛风方Ⅲ

【组　成】　1 号方:毛冬青、入地金牛各 30 克,豨莶草 15 克,威灵仙、黄柏、牛膝、姜黄、海桐皮各 12 克,苍术 9 克;2 号方:丹参、防己、牛膝各 15 克,桑枝、苍术、秦艽各 12 克,桂枝、川芎、羌活各 10 克,甘草 6 克。

【用　法】　1 号方每日 1 剂,水煎服;并用侧柏叶 30 克,大黄 30 克,黄柏、薄荷、泽兰各 15 克,共研细末,加蜂蜜适量,再加水调呈糊外敷。2 号方每日 1 剂,水煎服;并用大黄、槐花、积雪草各 30 克,煎成药液保留灌肠。

【主　治】　痛风性关节炎。

11. 痛风合剂Ⅰ

【组　成】　白术、茯苓、猪苓、黄柏、苍术、泽泻各 15 克,独活、杜仲、桑寄生、牛膝各 12 克,秦艽、山慈姑、当归、川芎各 9 克。

【加　减】　发作期关节遇风冷加剧者,加桂枝、防风、延胡索各 12 克,去秦艽;关节红肿者,加生石膏、丹参各 12 克;疼痛麻木者,加地龙、乌梢蛇、红花各 12 克;间歇期或慢性期气虚者,加党参、黄芪各 15 克。

【用　法】　每日 1 剂,水煎 3 次,混合后分 3 次服,30 日为 1 个疗程。

【主　治】　痛风性关节炎。

12. 痛风合剂 Ⅱ

【组　成】　生薏苡仁 30 克,独活、羌活、苍术、黄柏各 10 克,车前子(包煎)12 克,何首乌 10 克,制草乌、木通各 5 克,生甘草 3 克。

【加　减】　上肢关节痛甚者,加桑枝、姜黄各 12 克;下肢关节痛甚者,加川牛膝、宣木瓜各 12 克;反复发作者,加桂枝、黄芪、白芍各 10 克;多关节受损者,加威灵仙 12 克,蜈蚣 3 条。

【用　法】　每日 1 剂,水煎 3 次,混合后分 3 次热服,30 日为 1 个疗程。

【主　治】　痛风性关节炎。

13. 当归拈痛汤 Ⅰ

【组　成】　忍冬藤 30 克,粉葛根、绵茵陈、虎杖各 15 克,全当归、宣木瓜各 12 克,防风、独活、羌活、防己、赤芍、油松节、炒苍术、猪苓各 9 克,生甘草 5 克。

【加　减】　关节变形者,加威灵仙、天仙藤、海风藤各 15 克;病在上肢者,加桑枝 15 克;病在下肢者,加川牛膝 15 克。

【用　法】　每日 1 剂,每剂水煎 3 次,混合后分 3 次热服,15 日为 1 个疗程。

【主　治】　痛风性关节炎。

14. 当归拈痛汤Ⅱ

【组　成】　茵陈20克,泽泻18克,防己、黄柏各15克,当归、苦参、黄芩各12克,羌活、防风、苍术、葛根、牛膝各10克,甘草5克。

【用　法】　每日1剂,水煎3次,混合后分3次热服,10日为1个疗程。

【主　治】　痛风性关节炎。

15. 白虎汤加桂枝汤化裁

【组　成】　石膏(先煎)、薏苡仁、丹参、土茯苓、春根藤各30克,黄柏、牛膝、威灵仙、秦艽、萆薢各15克,知母、桂枝、苍术、车前子(包煎)各10克,全蝎6克,白花蛇1条(研末,每次5克冲服)。

【用　法】　每日1剂,水煎3次,混合后分3次热服,7日为1个疗程。

【主　治】　急性痛风性关节炎。

(九)治疗痛风单方、偏方

1. 山慈姑30克,水煎,每次服200毫升,每日2次。山慈姑含有秋水仙碱成分,能有效缓解痛风的发作。适用于痛风的发作期。

2. 萆薢60克,水煎,每次服200毫升,每日2次。适用于痛风发作和缓解期,能增加尿酸排泄,降低血尿酸水平。

3. 雷公藤根(去皮)15克,生甘草5克,每日1剂,水煎,每次服200毫升,每日2次,14日为1个疗程。适用于风寒湿痹型痛风、痛风性肾病等。

4. 土茯苓30克,水煎,每次服200毫升,每日2次。适用于痛风发作,能增加尿酸排泄,降低血尿酸。

5. 金钱草 120 克,水煎,每次服 200 毫升,每日 2 次。适用于痛风缓解期,能增加尿酸排泄,降低血尿酸。

6. 威灵仙 60 克,水煎,每次服 200 毫升,每日 2 次。适用于痛风缓解期,能增加尿酸排泄。

7. 豨莶草、臭梧桐各 15 克,水煎,每次服 200 毫升,每日 2 次。适用于风寒湿痹型痛风。

8. 地龙 12 克,当归、五灵脂、牛膝、羌活、香附、桃仁各 10 克,乳香 6 克,生甘草 6 克。痰热者,加酒炒黄芩、黄柏各 10 克。每日 1 剂,水煎 3 次,混合后每次服 200 毫升,每日 3 次。适用于痛风气血瘀滞者。

9. 土茯苓、威灵仙、生薏仁各 30 克,萆薢 20 克,车前子 12 克,泽泻、泽兰、当归、桃仁各 10 克。每日 1 剂,水煎 3 次,每次服 200 毫升,每日 3 次。适用于痛风性关节炎肿胀疼痛。

10. 樟木屑 2 000 克,加水 2 000 毫升,用大火煮沸后,改用文火再煮 40 分钟后,待温时浸洗患处,每日 1～2 次,每次浸洗 40～60 分钟,5 日为 1 个疗程。适用于痛风性关节炎。

11. 生草乌、生川乌、全当归、白芷肉桂各 30 克,红花 20 克,60%白酒 1 000 毫升。浸泡 48 小时后,再加入风油精 20 毫升混合均匀,每次取适量外搽有病关节处,10 日为 1 个疗程。适用于痛风性关节炎疼痛。

(十)痛风性关节炎内外兼治方

1. 石膏(先煎)、薏苡仁、土茯苓、丹参、春根藤各 30 克,黄柏、威灵仙、萆薢、牛膝、秦艽各 15 克,桂枝、知母、苍术、车前子各 10 克,全蝎 6 克,白花蛇(研末冲服)1 条。每日 1 剂,水煎 3 次,每次服 200 毫升,每日 3 次。六神丸 20 粒,凉开水化开,敷搽患处,每日 2 次,均 10 日为 1 个疗程。

2. 威灵仙、土茯苓各 30 克,萆薢 20 克,车前子 12 克,当归、桃仁、山慈姑、泽泻各 10 克。每日 1 剂,水煎 3 次,每次服 150 毫升,每日 3 次。并用慈星液(山慈姑 30 克,生胆南星、生草乌各 20 克,加 75%酒精浸泡 5 日)搽擦患处。均 10 日为 1 个疗程。

3. 丹参 20 克,生薏苡仁 15 克,制半夏、桑枝、山慈姑、黄柏、忍冬藤各 12 克,土茯苓、秦艽、生甘草、牛膝各 10 克,苍术 6 克,全蝎 6 克。每日 1 剂,水煎,每次服 200 毫升,每日 3 次。用生大黄 50 克,乳香、没药各 15 克,虎杖 20 克,红花 6 克,水煎取液 1 000 毫升熏洗,浸泡患处,每次 30 分钟,每日 2 次。

4. 土茯苓、薏苡仁各 30 克,紫草、虎杖、蒲公英各 20 克,萆薢、赤芍、泽泻各 15 克,川牛膝 18 克,防己 12 克,水蛭 6 克,黄柏、山慈姑各 12 克。每日 1 剂,水煎,每次服 200 毫升,每日 3 次,10 日为 1 个疗程。并用大青膏外敷患处,4～6 小时换药 1 次。剧痛时,服吲哚美辛(消炎痛)25 毫克,每日 3 次。

5. 忍冬藤、薏苡仁各 30 克,黄柏 15 克,白术、川草薢、川牛膝、车前子(包)、石菖蒲各 10 克。每日 1 剂,水煎 3 次,每次服 200 毫升,每日 3 次。并用黄金散酒调均外敷局部,每日 1 次。

6. 海桐皮 30 克,防风、独活、牛膝、赤箭、赤芍、续断、草薢、五加皮、白花蛇舌草、细辛各 15 克。上药共研细末,每次服 20 克,每日 3 次,30 日为 1 个疗程。并用野葛膏(野葛、羌活、川大黄、当归、细辛、白花蛇舌草、桔梗、茵芋、防风、川芎、川椒各 60 克,乌头、升麻、附子各 30 克,巴豆 30 枚。共研细末,另用生姜汁、大蒜叶汁、食醋各 500 毫升,煎取浓缩液 600～700 毫升,加上适量药末,调成糊状)外敷患处,外用胶布固定,每日换药 1 次。

7. 黄芪 20 克,秦艽、昆布、海藻、车前草、汉防己、木瓜、黄柏、栀子、槟榔各 15 克,僵蚕 10 克,木通、山慈姑各 6 克,全蝎 3 克。每日 1 剂,水煎 3 次,每次服 200 毫升,每日 3 次。如在急性关节痛可用金黄(散)膏患部外敷,每日 1 次,用至尿酸正常,症状消失。治疗期间限高嘌呤饮食,禁酒。

8. 独活、苍术、川芎、当归、车前子各 12 克,黄柏、防己各 15 克,赤芍、桃仁、牛膝各 10 克,忍冬藤 20 克。每日 1 剂,水煎 3 次,每次服 200 毫升,每日 3 次,7 日为 1 个疗程。并用金黄散局部外敷,每日 1 次。

9. 茵陈 20 克,泽泻 18 克,当归、黄柏、防己各 15 克,黄芩、羌活、苦参各 12 克,防风、苍术、葛根、牛膝各 10 克,甘草 6 克。每日 1 剂,水煎 3 次,每次服 200 毫升,每日 3 次。并用金黄散加醋适量调糊状外敷患处,每日 1 次。

10. 穿山甲、丹参、牛膝各 15 克,金钱草、泽泻、车前子(包)、青皮、陈皮各 12 克,龙胆草、茵陈各 10 克。每日 1 剂,水煎 3 次,每次服 200 毫升,每日 3 次。并用泽兰、赤芍、羌黄各 200 克,大黄、栀子、黄柏各 150 克,生地黄、生南星、玄参各 100 克,白花蛇舌草 10 克。均研细粉,过 60 目筛。饴糖 1 500 克,蒸馏水 100 毫升,凡士林 4 000 克,熔化后,药温在 40℃时加入药粉。密封保存,用时取适量涂敷患处,用棉垫敷盖,胶布固定,每2日1次。

11. 血见飞、白三七、千金藤各15克,豨莶草、忍冬藤、腹水草、寻骨风、苍耳子、松针、懒泥巴叶各10克。局部红肿甚者,加知母、石膏各30克,姜黄10克;肿胀皮色不变者,加萆薢、薏苡仁各30克,车前子10克;关节变形(或有结节)者,加穿山甲、全蝎、法半夏各12克;痛在上肢者,加羌活、桑枝、连翘各15克;痛在下肢者,加独活、防己、牛膝各15克。将上药煮3次约1000毫升取滤液,浓缩至滴药成珠(酌加防腐剂),外搽患处,绵纸覆盖,冬天绵纸上可加热水袋,每日2～3次,7日为1个疗程。

(十一)急性痛风性关节炎外敷方

1. 大黄、黄柏、黄连、王不留行各等份。将上药晒干,研细粉,用醋适量,调成糊,敷患处0.5厘米,每日换药1次,7日为1个疗程。

2. 大黄、栀子各5份,黄柏4份,黄芩3份。上药共研细粉,过80目筛适量,用温水调均,敷患处0.5厘米。每日换药1次,7日为1个疗程。

3. 炙马钱子、生半夏、艾叶各20克,红花15克,大黄30克,王不留行40克,海桐皮30克,葱须3根。上药入锅加水2000毫升,大火煮沸后用小火再煮20分钟后,患部置锅上边熏边洗30分钟,每日2～3次,5日为1个疗程。

4. 泽兰、姜黄、赤芍各200克,大黄、黄柏、栀子各150克,生地黄、生胆南星、玄参各100克,白花蛇舌草50克。上药研细粉,饴糖1500克,蒸馏水1000毫升,凡士林4000克。熔化后待水降40℃时加药粉,涂于患处,棉垫敷盖,胶布固定,每2日换药1次,4次为1个疗程。

5. 大黄、黄柏、姜黄、胆南星、白芷、天花粉、陈皮、鱼腥草各等份。上药干品者研细粉,用醋或酒适量调糊敷局部,每日1次;鲜品者捣烂成稀糊状,敷患处,每1~2日换药1次,外用棉垫或塑料膜覆盖。

6. 取芦荟鲜品600克,去边刺、外皮,肉贴痛处,每日1次;或取芦荟鲜品割断后流出汁,涂搽患处,每日1次。

7. 生大黄100克,虎杖50克,乳香、没药、制半夏、红花各40克。将上药一同入锅,加水2 000毫升,大火煮沸,小火续煮20分钟后,边熏边洗,待温度50℃时患足(手)关节等均浸浴30分钟,每日2次。

8. 马钱子20克,川乌、草乌、生胆南星各30克,蜈蚣2条,七叶一枝花、三七各40克。将上药研粉,入白酒1 000毫升内,浸7日后外搽(禁内服),每日2~3次,至疼痛消失为止。

9. 黄连、黄柏、黄芩各30克,蜂蜜适量。将上药研粉,用蜂蜜调成糊,敷患处0.2~0.4厘米。每日1次,7次为1个疗程。

10. 取新鲜仙人掌600克,去皮、刺,捣烂直敷患处;也可去皮、刺后贴敷患处固定。每日1~2次,直至疼痛症状消失。

11. 生大黄50克,芙蓉叶30克,赤小豆30克,醋、酒各适量。将上药研细粉,用醋或酒调成糊状,敷患处,厚约0.5厘米。每日1次,2次为1个疗程。

12. 当归、威灵仙、桃仁、独活、松节、乳香、没药、水蛭、血竭各20克,细辛10克,冰片5克。将上药研细末,用黄酒(或醋)调成糊状,敷患处0.5厘米。每日1次,7次为1疗程。

13. 板蓝根 30 克,独活、苍术、黄柏、牡丹皮、泽泻各 15 克,当归、大黄、郁金、白芷、牛膝各 10 克。将药入锅,倒水约 2 000 毫升,大火煮沸后用小火煮 1~2 小时,去渣,再煮至药液 500 毫升。用 3 层纱布浸渍成湿敷贴,外贴患处,绷带包扎。每日 1 次,7 日为 1 个疗程。

14. 蚂蚁、秦皮各 100 克,萆薢、虎杖各 50 克,六轴子、川芎、赤芍各 30 克,桂枝 20 克,甘草 10 克。将上药研细粉,用时加薄荷油 5 毫升,凡士林适量,调成糊膏,摊于绵纸上,敷患处,胶布外固定。每 2 日换药 1 次,3 次为 1 个疗程。

15. 侧柏叶、大黄各 30 克,黄柏、薄荷、泽兰各 15 克。赤芍 12 克,细辛 10 克。将上药共研细末,加蜂蜜适量与醋调成糊状,外敷患处。每日 1 次,7 次为 1 个疗程。

16. 芙黄膏:芙蓉叶、生大黄、赤小豆各等份,共研细末,按 4:6 之比加入凡士林,调和成膏,外敷患处,每日 1 次。适用于湿热痹阻型痛风性关节炎。

17. 侧柏叶 30 克,大黄 30 克,黄柏 15 克,薄荷 15 克,泽兰 15 克。共研末,加蜂蜜适量,再加水调糊,外敷患处。适用于湿热蕴结型痛风性关节炎。

18. 回阳玉龙膏:草乌、煨姜各 90 克,赤芍、白芷、天南星各 30 克,肉桂 15 克。共为细末,加 4 倍量凡士林,调匀成膏,外敷患处。适用于瘀血型痛风性关节炎。

19. 制川乌、制草乌、木瓜、红花各 30 克,加水 2 500 毫升,煎成 2 000 毫升,浸洗患处。适用于瘀血阻络型痛风性关节炎。

20. 柳树花 30 克,金银花 30 克,蒲公英 30 克,土茯苓 30 克,紫花地丁 30 克,生大黄 30 克。加水适量,煮沸后约

30分钟,浸洗患处。适用于湿热痹阻型痛风性关节炎。

(十二)急性痛风性关节炎中西医结合治疗方

1. 生大黄(后下)、黄柏、牛膝、忍冬藤、木防己、牡丹皮、白芥子、秦艽、穿山甲、川芎各10克,薏苡仁30克,威灵仙、土茯苓各20克,干地龙、陈胆星各8克,全蝎4克。每日1剂,每剂煎3次,每次热服200毫升,4小时1次。急性发作时服用秋水仙碱,促肾上腺皮质激素,或泼尼松等。注意低嘌呤饮食、禁酒等。

2. 薏苡仁20克,苍术、地龙、黄柏、牛膝、忍冬藤、乳香各10克。发热者,加石膏、知母各30克;恶风者,加羌活、防风各15克,关节灼痛者,加虎杖、草薢各15克。每日1剂,每剂煮3次,每次热服200毫升,每日4次。并用秋水仙碱(首次1毫克,以后每隔2小时用0.5毫克,至痛减或腹泻,最大量≤3毫克),或口服舒林酸。用5%葡萄糖盐水500毫升加红花注射液10毫升混合后静脉滴注,每日1次,7日为1个疗程。

3. 桑枝、忍冬藤各30克,牛膝15克。急性湿热瘀阻型,加薏苡仁25克,黄柏、苍术、滑石各15克;血热瘀阻型,加生地黄20克,牡丹皮、栀子各10克;慢性热瘀阻型,加生地黄20克,赤芍、牡丹皮、栀子各10克;慢性热瘀阻络型,加生地黄20克,牡丹皮、白芍、乳香、没药各10克;痰瘀阻络型,加僵蚕、地龙各15克,全蝎8克;肝肾阴虚型,加生地黄20克,枸杞子15克,地骨皮、知母、黄柏各10克。每日1剂,每剂煎3次,每次服200毫升,每日4次,20次为1个疗程。并用秋水仙碱,首次0.5毫克,以后分别于2小时、4小时、6

小时、8 小时各服用 0.25 毫克,待症状控制后改为 12 小时 1 次;并口服布洛芬 0.4 克,或吲哚美辛 25 毫克,每日 3 次。

4. 土茯苓、忍冬藤各 30 克,薏苡仁、桑枝各 20 克,木瓜、怀牛膝、白芍各 15 克,黄柏、苍术、秦艽各 12 克,地龙、桂枝、甘草各 9 克。关节红肿痛甚者,加乳香、没药、姜黄各 15 克;湿热甚者,加萆薢、泽泻、蒲公英各 15 克;气虚者,减黄柏 12 克,薏苡仁 20 克,加川芎、当归各 15 克,鸡血藤 20 克;便秘者,加大黄 9 克;痛在上肢加羌活、威灵仙各 18 克;痛在下肢者,加防己 20 克。每日 1 剂,每剂煎 3 次,每次热服 200 毫升,每日 4 次。生理盐水 500 毫升,丹参注射液 20 毫升混合后静脉滴注,每日 1 次,7 日为 1 个疗程。别嘌醇口服。并用止痛消炎膏(生天南星、生草乌、芒硝、独活、皂荚各等量,研细末,用食醋调敷患处),每日换药 1 次。

5. 苍术、薏苡仁、黄柏各 20 克,牛膝、泽泻各 10 克,木瓜、萆薢各 15 克,蜈蚣 3 条(研末冲服)。痛甚者,加延胡索 20 克;红肿甚者,加地龙 15 克;痰浊阻滞者,加白术、云茯苓各 15 克;肝肾阴虚者,加生地黄 20 克,丹参 15 克。每日 1 剂,每剂煎 3 次,混合后每次服 150 毫升,每日 4 次,15 日为 1 个疗程。治疗期间禁高嘌呤食物。服中药同时服别嘌醇 100 毫克,每日 3 次,3 日后停药。

6. 石斛 30 克,生地黄、连翘、紫荆皮、丹参各 15 克,制大黄、葛根各 10 克。每日 1 剂,每剂煎 3 次,每次热服 200 毫升,每日 3 次。并口服别嘌醇片,每次 100 毫克,每日 2～3 次。紫荆皮、生大黄各等量均研细粉,用绿茶水浸 24 小时,加白凡士林适量调匀,外敷患处,绵纸外固定,每日换药 1 次,7 日为 1 个疗程。

7. 豨莶草、海桐皮、威灵仙、当归、川芎、丹参、赤芍各 15 克，桃仁、乳香、没药各 10 克。每日 1 剂，每剂煎 3 次，混合后每次服 200 毫升，每日 4 次。葛根、牛膝、透骨草、苍术、丹参、川乌、草乌、细辛、艾叶、伸筋草、苏木、川芎、血竭、红花、川椒各 20 克。用水 2 000 毫升，煎至 800 毫升去渣，再煮至 500 毫升，加食醋 200 毫升，湿敷患处，每次 30 分钟，每日 2～3 次。关节有红肿热痛者，上午用生理盐水 250 毫升，加青霉素 640 万单位，地塞米松 5 毫克，静脉滴注；下午用青霉素 80 万单位肌内注射，症状减轻后停药。并口服秋水仙碱，或吲哚美辛，或别嘌醇片，或碳酸氢钠片。7 日为 1 个疗程。

8. 生地黄、七叶连各 50 克，马兰草、忽木根、排风藤、青风藤、忍冬藤、金刚藤、山葡萄、地板藤、防己、芦竹根各 30 克，寻骨风、泽泻、防风各 20 克，苍术、黄柏、牛膝各 15 克。每日 1 剂，每剂煎 3 次，每次服 200 毫升，每日 3 次。马兰草 300 克，酒炒后捣烂，外敷患处，每日 1 次。华佗风痛片每次 0.8 毫克，每日 3 次，口服；萘普生片每次 200 毫克，每日 2 次，口服。

9. 发作期用薏苡仁、草薢各 20 克，苍术、蚕沙、防己、泽泻、连翘各 15 克，地龙、乳香、没药、栀子各 12 克；慢性期用党参、丹参、茯苓各 20 克，补骨脂、覆盆子、防己、草薢各 15 克，臭梧桐 12 克，桃仁、白术、红花各 10 克，血竭末（冲服）10 克。每日 1 剂，每剂煎 3 次，每次服 200 毫升，每日 3～4 次。针灸取患处上、下、左、右周围相关穴位刺激。急性发作时用泻法，行强刺激，不留针；慢性期加灸，行弱刺激，留针 10～15 分钟。急性期发作用秋水仙碱 0.5 毫克/小时或 1 毫克/2 小时口服，用至症状缓解（或见胃肠道反应）。

10. 薏苡仁、忍冬藤各 30 克,威灵仙、黄柏、川牛膝各 15 克,萆薢、苍术、牡丹皮、赤芍、泽泻各 12 克。痛在下肢者,加防己 20 克;痛在上肢者,加桑枝 20 克;便秘者,加大黄 10 克;血脂高者,加山楂 30 克;血压高者,加钩藤 30 克;糖尿病者,加天花粉、知母各 20 克;动脉硬化者,加丹参 30 克。每日 1 剂,每剂煎 3 次,每次热服 200 毫升,每日 3～4 次。黄连、黄芩、黄柏、大黄研细粉各等量,用白酒或醋调敷患处,每日 1 次,10 次为 1 个疗程。口服别嘌醇,每次 100 毫克,每日 3 次;或吲哚美辛 25 毫克,每日 3 次。

11. 湿热血瘀型,用茜草、金银花各 30 克,赤芍、玄参、泽兰各 15 克,桃仁 12 克,大黄、红花、甘草各 10 克;脾虚血瘀型,用当归、熟地黄、白芍、党参、白术、茯苓各 15 克,川芎 10 克,炙甘草 8 克,生姜 4 片,大枣 6 枚,茜草 30 克,赤芍、泽兰、金果榄各 15 克,两头尖 12 克,大黄 10 克。每日 1 剂,水煎 3 次,每次服 200 毫升,每日 3～4 次。西医对症治疗,禁酒、烟,控制高嘌呤、高脂肪、高蛋白食品。

12. 湿热型,用土茯苓、忍冬藤、苍术各 30 克,萆薢、蒲公英各 20 克,泽泻 15 克,赤芍、淡竹叶、黄柏、牛膝、地龙各 10 克;湿阻型,用党参、黄芪、土茯苓、薏苡仁各 30 克,白术、茯苓、当归、防己、苍术、萆薢、泽兰、红花各 20 克,陈皮 15 克;痰瘀型,用半夏、制胆南星、萆薢、乳香各 20 克,莪术、陈皮、白芥子各 15 克,土鳖虫 2 克,乌梢蛇 2 克,地龙 2 克(研末分冲),穿山甲珠、蜈蚣各 1 克(研末分冲)。每日 1 剂,每剂煎 3 次,每次热服 200 毫升,每日 3～4 次。并口服秋水仙碱每小时 0.5 毫克(症状缓解或见胃肠道不良反应后停药),双氯芬酸(扶他林)每次 50 毫克,每日 3 次。如上药服用无效时酌用泼尼松,每次 10 毫克,每日 3～4 次,口服。症状减轻后均应停用。

四、痛风性关节炎自然疗法

(一)痛风性关节炎外治疗法

1. 中药热熨疗法

(1)适应证:痛风性关节炎的急性期、间歇性期和慢性期,对痛风性关节炎患者有较好的镇痛作用。

(2)操作方法:将中药配制好后,晒(烘、焙)干,研成细末,再用锅将中药炒热,装入事先准备好的布袋内,扎好袋口,将药袋趁热置于痛点、穴位或关节上,热将药性渗入局部皮肤、肌肉内,使局部血管扩张,血流增加,起到治疗作用。

方 1:归尾、香附、独活、红花各 30 克,透骨草 60 克,草乌、三棱、莪术各 15 克,食盐 500 克,陈醋适量。把透骨草、归尾、香附、独活、草乌、三棱、莪术、红花焙干,研成细末。将药末、醋与食盐一起放锅内炒热,装袋,温度为 60℃～70℃时,将热药袋置痛点、穴位或关节上,并用棉制品保温。每次 50～60 分钟,每日 2 次,20 日为 1 个疗程,每剂中药可使用 5～7 日。

方 2:生草乌、地龙、桂枝各 20 克,生姜 6 克,川芎 5 克,食盐 10 克。将上药切细,研末,与食盐炒热,装入棉布袋内,趁热置于痛点、关节或穴位上。

方 3:独活、羌活各 20 克,防风、荆芥、续断、威灵仙、生川乌、生大黄、没药各 10 克,川芎、胡椒各 5 克。共研细末,

每剂分为 3 份,留 2 份备用。治疗时取 1 份药末,加入 75%
酒精和醋(酒精和醋为 1：2),调成糊状,按治疗部位大小,
先将药糊涂在纱布上,厚度 0.5～1 厘米,再把药纱布覆盖在
治疗部位,使药糊紧贴皮肤并固定,然后在其上方放置加热
物体,如热水袋或白炽灯泡、电暖炉烘烤、照射。照射距离
因人而定,药物可反复使用,每次使用前需用 75%酒精和醋
调和,调和后按上述方法使用。一般每份中药用 6～10 次后
再更换新药。

(3)注意事项

①注意药物温度,预防皮肤烫伤,在做热熨之前,操作
者一定要用自己的前臂内侧皮肤试温,以免烫伤患者。在
治疗时,药物可随时加温。

②药包外层注意保温,治疗时要随时询问患者受热
情况。

③每次治疗完后,要检查局部皮肤有无烫伤、过敏情况。

④皮肤有异常时,应及时处理。水疱者,应涂紫药水,
局部暂停治疗,待皮肤痊愈后再继续治疗。

2. 药包热敷疗法　药包热敷疗法是将中药煮热,用布
包裹敷于患处或穴位,患者借助温热之药力,通过皮肤、腧
穴、经络作用于肌肤,以祛风除湿,温阳散寒,行气活血,通
络止痛,从而达到治疗的目的。

(1)适应证:痛风性关节炎的间歇期、慢性期,缓解疼痛
与康复作用。

(2)操作方法

方 1:当归、生半夏、海风藤、豨莶草各 30 克,牛膝、天南
星、羌活、独活、乳香、红花、杜仲各 20 克,川芎、草乌、桂枝各

10 克。共研细末,装入 15 厘米×8 厘米布袋内,装 6～10 袋,扎紧袋口。置于砂锅或铁锅,加水以平淹药包为度,煮沸后用小火再煮 10～15 分钟,取出药包凉至 50℃～60℃,以微烫、能耐受、又不至烫伤为度,放在患者关节、手、足等痛点部位。药袋用塑料布、棉被(毛毯)盖好,保温。治疗中间,药包还可不断加温。每次热敷 50～60 分钟,每日 1～2 次,20 日为 1 个疗程。

方 2:生草乌、生川乌、生南星、生半夏、透骨草、白芷、乳香、没药各 20 克,桂枝 10 克,麻黄、细辛、冰片(后下)各 6 克,威灵仙 30 克,木瓜 15 克。按方 1 制成热敷药袋,每次热敷 50～90 分钟,每日 1～2 次,20 日为 1 个疗程。

方 3:青风藤、忍冬藤、生大黄各 30 克,露蜂房、威灵仙、桂枝各 20 克,杜仲、松节、生草乌各 15 克,独活、羌活、白芍、细辛各 10 克。按方 1 制成热敷袋,每次热敷 50～70 分钟,每日 1～2 次,20 日为 1 个疗程。

方 4:雷公藤、生黄芪、山茱萸、狗脊各 40 克,海风藤、青风藤、仙茅、丹参各 30 克,土鳖虫、秦艽、蜈蚣各 10 克。按方 1 制成热敷袋,每次热敷 50～90 分钟,每日 1～2 次,20 日为 1 个疗程。

方 5:生草乌、生半夏、露蜂房各 15 克,雷公藤、松节、怀牛膝各 20 克,乌梢蛇、蜈蚣、生附片各 10 克,皂角刺、三棱、莪术各 18 克,麻黄、细辛各 10 克。按方 1 制成热敷药袋,每次热敷 50～70 分钟,每日 1～2 次,20 日为 1 个疗程。

(3)注意事项:煮药的水要留至下次煮药包时再用。每剂中药可连续使用 7 日左右。药包温度不能太烫,以防烫伤皮肤。如有烫伤或水疱,应早期给予处理,烫伤局部不能再做药包热敷治疗。

3. 药液热敷疗法　药液热敷疗法属热敷的一种,具有疏风除湿,通经活络,散结止痛等作用。

(1)适应证:痛风性关节炎间歇期、慢性期患者的止痛和康复,对抗痛风药物高度过敏者,肝、肾功能不全者,有出血倾向者及中老年患者等。

(2)药方及操作方法

方1:海风藤、豨莶草、桃树皮、续断、牛膝、透骨草各30克,羌活、天南星、杜仲各20克,生草乌、红花、乳香、没药、桂枝各10克,川芎、香附各6克。将上述中药一同放入铁锅内,加水2 000～3 000毫升。用大火煮沸后再用小火煮30分钟。取毛巾2条,放入药液内,待药液温度降至50℃～60℃,将毛巾放在患处痛点或关节部位。

方2:生草乌、生半夏、三棱、莪术、防风、荆芥各20克,威灵仙、桃仁、川芎、细辛各10克,干姜、桂枝各9克。将上药放入铁锅内,加水2 000毫升左右,用大火煮沸后再用小火煮30分钟。取毛巾2条放入药液内,待药液温度降至50℃～60℃,将毛巾放在患处痛点或关节部位。

方3:当归、黄芪、牛膝、木瓜、皂角刺各40克,桂枝、透骨草各20克,狗脊、鸡血藤各9克。将上药放入铁锅内,加水2 000毫升左右,用大火煮沸后再用小火煮30分钟。取毛巾2条放入药液内,待药液温度降至50℃～60℃,将毛巾放在患处痛点或关节部位。

(3)注意事项:每日热敷1～2次,每次60～90分钟,20日为1个疗程。每次治疗后注意保温和预防感冒。药液温度不能太高,以防烫伤。如有水疱,应及时处理,局部暂停热敷。

药液可随时加温,如用电加温时,应防触电。治疗时应充分暴露患肢关节,以防药液浸湿衣服。每次煮沸的中药不要倒掉,留作下次继续煮用,每剂中药可连续使用5～7日。

4. 药物熏蒸疗法 药物熏蒸法亦称蒸气浴疗法。是利用药物煮沸或天然矿泉蒸气来熏蒸肌肤,以达到治疗疾病的一种方法。该疗法能够促进机体的新陈代谢,驱邪而不伤正,是内病外治,由内透表,舒筋通络,发汗而不伤营卫的好方法。此法简便易行,无痛苦,老少皆宜,患者易于接受,可分为全身和局部两种治疗。

(1)适应证:痛风性关节炎的急性期、间歇期、慢性期和缓解期及长期服用抗痛风药物所致消化道溃疡,肝、肾功能损害与骨髓功能抑制者。

(2)操作方法

①全身熏蒸疗法。患者可取站立、坐位或卧位姿势。蒸疗室每次能容纳1～2人,头部露出室外,下置一浴盆或大铁锅,盆或锅上有小孔盖与扶手等,周边可承受重力,锅内放入配制的中药,加入水煮沸,产生药物蒸气作用于人体,蒸疗室内温度维持在40℃～50℃。每次20～40分钟,每日1～2次,15～20次为1个疗程。也可用天然地热,或用一定量的天然矿泉水,将药放入,形成热蒸气,两端搭起木档,上面留有缝隙(小孔),木档或竹网上面覆盖5厘米青松针,在上面进行熏蒸,治疗方法、时间依患者而定。

②局部治疗法。手、足部熏蒸疗法可选用砖2～4块,老陈醋400毫升,将砖置火中烧红,取出时将陈醋缓慢往砖上浇,可产生大量醋蒸气,将手或足置蒸气上,进行熏蒸。蒸至砖冷却为止。在浇醋时注意局部保温与防止烫伤。每日

1～2次。

③药物与配方。治疗时仅选一个方剂即可。

⊙干艾叶500克,透骨草、益母草各500克,麻黄、桂枝各300克,蛇床子200克,石菖蒲300克,通草、大血树各500克,荆芥、威灵仙、莪术各200克,土牛膝300克,生马钱子100克。

⊙青木香、石南藤、鸡血藤、桑寄生各500克,爬山虎、透骨草、石菖蒲各250克,生草乌100克,大茴香、防风、独活、木瓜、豨莶草、海风藤各200克。

⊙紫苏叶、透骨草、伸筋草各500克,木通、海桐皮、桑寄生、白芥子各300克,威灵仙、生川乌各250克,独活、豨莶草、皂角刺各200克,牛膝300克,桂枝150克。

(3)注意事项

①如果蒸疗室密封时,应注意通风换气,保持室内温度在37℃～45℃。

②蒸疗时注意防止烫伤与蒸气灼伤。

③蒸疗后应在室内休息30～60分钟,同时注意保温,预防感冒,适量补充淡盐水、果汁等。

④治疗期间不断观察或与患者交谈,发现问题,应及时解决。

⑤治疗中发现过敏者,须立即停止治疗。

(4)禁忌证

①活动性结核病、重症高血压、贫血、心脏病等患者及孕妇禁此疗法。

②局部有破损炎症时,不宜进行本项治疗。

5. 外用敷贴疗法 外用敷贴疗法是将药物直接敷贴在

人体的特定或病变部位的一种治疗方法。本法能避免药物对胃肠道和肝脏的影响,提高药物的利用率与疗效,而且毒副作用小,简便易行,效果肯定。中医学认为,"外科之理即内之理,外治之药即内治之药,所异者法耳"。所以,在采用该疗法时,同样应运用中医学整体观念辨证论治。应根据患者病情、病证选用以下外敷药方,进行加工敷贴。

(1)适应证:痛风性关节炎的间歇期、慢性期,能缓解关节疼痛,对有关节炎的患者有较好的康复作用。

(2)药方及操作方法

①白胡椒 20 克,杉木炭 30 克,威灵仙 15 克,共研细末。用蛋清适量,醋 5 毫升,调成糊状,敷于患处,外用塑料膜裹好后用绷带包扎。

②生半夏、生南星、生川乌、生草乌各 15 克,肉桂、樟脑各 10 克,共研细末。用 50% 的酒精调成糊状,敷于患处,待患处发热后即可去药,间断敷贴,每次 30~60 分钟,每日 1~2 次。本方适宜于寒痹。

③生半夏 30 克,生栀子仁 50 克,生大黄 15 克,红花 10 克,桃仁 15 克,共研细末。用醋调成糊状,敷于患处,外层用塑料膜盖好、固定每次 30~60 分钟,每日 1~2 次。本方适用于关节红肿热痛的热敷。

④川乌、草乌、生南星、附子各 30 克,炮姜、赤芍各 90 克,肉桂、白芷各 15 克,细辛 6 克。把上药共研细末,装瓶内备用。用时根据病变部位适量取药,加 50% 酒精调成糊状,敷于患部,厚 0.5~1 厘米,外层用塑料膜盖好,固定即可。本方对风寒湿痹急性发作有效。

（二）痛风性关节炎针灸疗法

1. 针刺疗法　针刺疗法是中医学宝库中的精粹之一，作为中医治疗的一种手段，它已广泛应用于临床各种病症。其中，在治疗痛风方面，经临床实践，遵循中医基础理论，辨证辨病，处方选穴恰当，针灸方法灵活，治疗时机适宜，尤其对痛风发作，甚至在预防痛风发作的前兆之时进行治疗都能获得满意的疗效。

（1）适应证：痛风性关节炎急性期、间歇期、慢性期和恢复期患者，均有很好的疗效。

（2）操作方法

①下焦湿热证。针刺阳陵泉、膝阳关、梁丘、照海、昆仑、丘墟、申脉等穴。针用强刺激，泻法或刺血法，不宜用灸，每日或间日1次，5～7日为1个疗程。

②瘀血阻络证。针刺曲池、合谷、尺泽、外关、阳池、肩髃、阴陵泉、犊鼻、丰隆、血海等穴。针用泻法或平补平泻法，每日或间日1次，5～7日为1个疗程。

③痰热夹风证。针刺阳溪、腕骨、外关、阳陵泉、梁丘、申脉等穴。针用泻法或平补平泻，每日1次，7日为1个疗程。

④气血两虚证。针刺脾俞、肾俞、足三里、大椎等穴。用补法或平补平泻，留针15～20分钟，并可加用灸法。每日1次，7～10日为1个疗程。

⑤风湿痰瘀、痹阻络脉。采用针刺方法，以足三里、三阴交、丰隆穴为主穴，以大都、太白、太冲穴或外关、阿是穴为配穴，取扶持进针法。也可应用火针点刺放血治疗各类痛风病。

2. 艾灸治疗法 艾灸能温经通络,祛寒散邪,行气活血,散瘀消肿,升提中气,引气下行。艾灸疗法对气滞血瘀、风寒湿痹引起的痛风性关节炎有较好的治疗效果。临床施艾灸一般以虚证、寒证和阴证为主,而阴虚阳亢,邪热内炽,阴虚发热者一般不用灸法。

(1)适应证:适用于少年痛风性关节炎,青年女性痛风性关节炎,痛风性关节炎初期患者。

(2)操作方法:以病变关节为主,配合循经取穴。

①颞颌关节。灸上关、下关、颊车、听宫及阿是穴等。

②肩关节。灸肩三针、肩髃、巨骨及阿是穴等。

③肘关节。灸曲池、外关、合谷、手三里及阿是穴等。

④腕关节。灸阳池、合谷、中泉、腕骨及阿是穴等。

⑤髋关节。灸肾俞、环跳、风市、血海及阿是穴等。

⑥膝关节。灸膝眼(双侧)、血海、梁丘、阳陵泉、阴陵泉、鹤顶、足三里及阿是穴等。

⑦踝关节。灸阴陵泉、悬钟、昆仑、解溪、商丘及阿是穴等。

⑧脊柱。灸大椎、身柱、命门、腰俞、肾俞、腰阳关、大肠俞、夹脊、腰眼及阿是穴等。

以上为艾灸时首选主要穴位,每次治疗时选患肢局部3~5个穴位,必加阿是穴。每次艾炷灸3~5壮,艾条灸5~15分钟,每日治疗1次,各穴位交替进行,15次为1个疗程,休息5~7日再进行第二个疗程。

(3)注意事项

①灸治的顺序。一般先灸上部、背部,后灸下部、腹部,先灸头身,后灸四肢。如不讲灸治顺序,先灸下部,后灸头部,患者容易出现面红、咽干、口燥等症状。

②灸治安全。防止燃烧的艾绒或燃灰脱落,造成皮肤或衣物灼伤,甚至引起火灾等。

③灸治禁忌。孕妇的下腹部和腰骶部不宜施灸,颜面五官和大血管部不宜施瘢痕灸法。

④灸治后的处理。灸后局部皮肤出现微红灼热,属正常现象,无需处理,很快可自行消失。若出现水疱,小者可自行吸收;大者可用消毒针刺破,放出水液,再涂以獾油、甲紫或兰油烃等,并以消毒纱布包敷。瘢痕灸后可在局部盖以消毒敷料,以防感染,保护痂皮。若并发感染者,施灸部有黄绿色脓液或有渗血现象,可用消炎药或玉红膏涂后,再用无菌敷料包扎。

(三)痛风性关节炎的穴位注射疗法

穴位注射又称穴位封闭或水针治疗法,是一种中西医结合的形式,用西药或中成药液在经络穴位注射,通过对穴位的刺激与药理作用调整机体的功能,改善患者状态的康复治疗方法。适用于急性痛风性关节炎、间歇期、慢性痛风性关节炎,痛风患者对抗痛风药物高度过敏。严重消化道溃疡、有出血倾向和肝肾功能不全者禁用药物治疗时,可选用此方法。

1. 注射前准备

(1)准备 10~20 毫升一次性无菌注射器 1 具,针头多个。

(2)根据病情选穴,也可选神经干周围穴和痛点关节外 2 厘米的阿是穴。

(3)凡能进行肌内注射的中、西药物,均可根据适应证选用。药液注入量可根据病情、部位、药物浓度而定。穴位及经络阳性反应点,一般每穴 0.5～2 毫升,关节周围、神经干及四肢、肌肉丰满处,每点可注射 2～6 毫升。

(4)皮肤常规消毒,针尖快速进入皮肤,然后缓慢进行至相应深度,待有酸、胀感时,回抽活塞,如无回血即可注入药物。进针时如出现触电样感觉,说明已刺到神经,应将针退出 0.5～1 厘米,或改向另一方向进针,避开神经后注射药液。

(5)针的刺激强度要根据病情及患者耐受强度而定,体壮及疼痛甚者,用中、强度刺激,可快速推药,一般体弱者采用轻刺激,推药时要缓慢。

(6)针刺深度,要取决于注射的穴位,浅者注射药液少,深者注射药液多。行深部注射时,2/3 药物在深层注射后,1/3 药液退针至肌内注射。注射完毕快速拔针,用棉球按压针眼片刻,并休息数分钟。

(7)常用的注射药物有生理盐水,5%～10%葡萄糖注射液,注射用水,胎盘组织液,抗生素,维生素 C 注射液、维生素 B_1 注射液、维生素 B_{12} 注射液、维生素 B_6 注射液,维丁胶性钙注射液,以及中药提炼的当归、川芎、丹参、草乌等注射液。

(8)常用的穴位为疼痛的局部配以邻近穴位,如风池、大椎、天柱、肾俞、腰俞、腰阳关、腰眼、命门、小肠俞、昆仑、关元俞、环跳、秩边、风市、犊鼻、四强、阳陵泉、足三里、阴陵泉、解溪、太溪、丘墟、照海、肩髃、居髎、曲池、尺泽、外关、肘髎、天井、少海、阳溪、阳池、阳谷、列缺、合谷、后溪、中泉及阿是穴等。

2. 操作方法

(1)用一次性无菌注射器(大小依注射穴位和注射药物

多少而定),一般接 6 号针头即可,抽取所需注射的药物。

(2)选好治疗的穴位,按压时患者有酸、胀、麻等感觉后,用甲紫做一记号再用 2.5%碘酒和 75%酒精做皮肤常规消毒,针头与皮肤表面呈垂直方向在指压痕位快速刺入皮下(进针越快,疼痛越轻)。进针后,为使患者产生针感,针进入一定深度后边进边上下提插,如针刺部位有酸、胀、麻、重的感觉,称之得气或针感,回抽针栓无回血后,即可将药物注入。临床实践证明,针感的有无及强弱,直接关系到治疗效果的好与差。一般而言,得气快速,效果好;得气缓慢,效果差;如无得气,则可能无效。

(3)每次选 3～5 个穴位,每穴注入 0.1～0.5 毫升药液,四肢与腰部用药量大,每穴可注 2～15 毫升。刺激性小的药,如葡萄糖注射液、生理盐水等用量较大;而刺激性大的药物,如乙醇、抗生素、阿托品等用量较小,一般为常规量的 1/10～1/3(0.3～1 毫升),中成药注射液的一般用量为 1～2 毫升,每日或隔日注射 1 次。可做上下、左右交替注射,治疗局部全身兼顾;或单日左侧穴位,双日右侧穴位。同一个穴位应隔3～5 日重复注射 1 次,20 次为 1 个疗程。

3. 注意事项

(1)严格遵守无菌操作,防止感染。

(2)躯干、胸腔部位不宜垂直进针和注射过深,防止刺伤胸膜和内脏。孕妇要特别注意不要在下腹部、腰骶部及合谷、三阴交等穴位做注射治疗,以免引起流产。

(3)所用的注射药物,要注意药理作用、剂量、配伍禁忌、不良反应和变态反应等。凡能引起变态反应的药物(如青霉素),须做皮肤过敏试验,皮试阳性者不可应用,不良反应较大的药物,应谨慎使用。

(4)药液不宜注入关节腔、脊髓腔和血管内,如误入关节腔可能引起关节红、肿、发热、疼痛等反应;误入脊髓腔,有可能引起脊髓损伤;误入腹腔可致腹痛或腹膜炎等。

(5)在神经干通过的部位做穴位注射时,应避开神经干或浅刺为宜,如针尖触到神经干时,患者有触电样感觉,此时即要稍退针,然后再注入药物,以免损伤神经。

(6)拔出针后,要用无菌干棉球在针眼处稍压片刻(1~2分钟),以防针眼出血、渗液和感染等。

(四)痛风性关节炎推拿疗法

用推拿治疗痛风性关节炎时,应根据关节炎症和疼痛部位取相应的主要穴位,采取平、推、拿、按、捻、搓、摇等手法,由轻到重进行。首先应点按大椎、风池、肾俞穴,揉拿手三阴经、足三阴经穴位,点揉手三里、肩贞、合谷穴,每次20分钟,每日1次,7次为1个疗程,适用于痛风各症。患处在下肢应先揉地五会穴及足部各小关节至踝关节,重按足底侧、背侧跖骨间隙,重推亦可;捻、拔、摇各趾各踝关节,每次20分钟,每日1次。患处在上肢则点揉手背侧合谷、阳溪、阳池、腰腿痛点、外劳宫穴及手部各小关节至腕关节,每次20分钟,每日1次,7次为1个疗程。

1. 治疗手法

(1)急性期处于急性发作和间歇期的患者,疼痛剧烈,活动受限,全身免疫力较低,治疗时推拿手法不宜太重。常用的手法有滚法、揉法、推法、按法等。主要目的在于缓解肌肉痉挛,减轻疼痛症状,促进局部血液循环,以利于炎症吸收。治疗后应尽量卧床休息,减少刺激,以免病情加重。发病1～2周后,是治疗的主要阶段,选用滚法、揉法、点法等手法舒筋通络,缓解疼痛。

(2)慢性期处于缓解和稳定期患者,病程迁延时间较长,病情相对稳定,适当选用滚、揉、推、弹、拨、按等手法,能起到治疗疾病与预防疾病复发和减轻残疾率。

2. 具体操作方法

(1)直推法:术者用鱼际、掌根、全掌等不同部位,着力于患者一定部位,做直线前推,称为直推法。患者俯卧于床上,将按摩乳涂于腰骶部、臀部(患侧)、下肢的后外侧,用单手或双手直推,可用鱼际或全掌,自上而下,动作稍慢,力量均匀柔和。在腰骶部、臀部、小腿腓肠肌部,可力量稍大,次数稍多。此法可使肌肉放松,血液循环加快。

(2)掌揉法:患者俯卧位,术者用单手、双手或双手叠加,以手掌的鱼际部位贴于患者的身上,借用双臂的力量做环行向前的按揉,从腰骶部直到腓肠肌部。由轻到重,遇到肌肉紧张、痉挛的部位重点按揉,以逐渐解除肌肉痉挛和深层筋膜、韧带的粘连。本法的施术要点是一定要吸着,力量深入,不宜在皮肤表面搓来搓去。

(3)指揉法:患者俯卧位,术者用拇指末节背伸,以指腹、指侧着力,腕部松韧柔和,富有弹性地做回旋揉法。重点是肩背部四肢关节肌肉、穴位和压痛点,遇到肌结节要着力按揉。此法对解除肌肉结节和痉挛,疗效非常明显。

(4)弹拨法:患者俯卧位或侧卧位,在臀大肌、臀上皮神经点、梨状肌、臀部肌肉等易于粘连的结节部位,术者双手拇指并拢按于病变部位,余指置于上方,双手拇指用力对结节进行弹拨,可有效地剥离粘连,解除痉挛。

(5)提拿法:患者俯卧位,术者双手置于患者下肢,拿住或提起病变部位的肌肉,然后放下,如此反复进行。可迅速缓解下肢肌肉的紧张和痉挛,促进血液循环。

(6)肘运法:患者俯卧位,术者袒露肘关节,前臂屈曲,肘尖置于病变部位,做表里俱动,幅度较大,速度均匀,柔和深透压旋运动,带动肌肉,勿离部位。重点作用于臀部肌肉丰厚处,上、下肢肌肉及关节等。

(7)空掌法:术者指端、大小鱼际、掌根相配合,在患者病变部位上有节奏地叩打。具体操作方法是肘关节自然弯曲,五指并拢屈曲,使手掌呈勺形,掌心虚空,腕部运动带动虚掌活动,将指端、鱼际、掌根同时着力于病变部位,如此自上而下叩打,有节奏地连续操作,也可双掌操作。本手法可使患者感到舒适轻松,以达到肌肉放松,活血通络的目的。

(8)掌剁法:术者用单掌、双掌、合掌的小指掌侧面鱼际部如刀剁式,着力于患者病变部位,起落交替操作,即为掌剁法。掌剁法的操作要点是肘关节和腕关节活动灵活、轻巧,着力富有弹性,速度由慢到快,节奏规律有序。掌剁法根据着力部位可分为单掌剁、双掌剁、合掌剁。掌剁法可作为推拿治疗的收势手法,缓解某些推拿手法的疼痛刺激。

(9)击打法:击打法是用手掌或小鱼际、空心拳叩击、击打损伤部位或病变部位的一种方法。用拳捶击机体叫捶击法,用手掌拍打患处的手法叫拍打法,这两种方式并用,称击打法。操作要点为自上而下,自左而右,反复击打。击打时要求用力轻巧而有反弹感,免得患者有震动感。动作要有节奏、快慢一致,不要击打骨骼突出部位。具有疏通气血、祛风散寒、舒筋止痛、消除外伤瘀结及疲劳酸胀等作用。击打法适用于腰背、臀部、大腿等肌肉厚的部位,对陈旧性损伤或风寒湿证者有较好的疗效。

(10)弹筋法:弹筋法是指触之而起,起而能弹的治疗方法。操作要点为用拇指或食指、中指指腹相对顺肌肉走行的垂直方向,用力将肌束、肌腱、神经提拉,然后迅速放开使其弹回,反复操作 20 次左右。具有解除肌肉痉挛,松解粘连,活血消肿,祛瘀止痛的作用。适用于颈、背、腰、臂等部位风湿痹证。

(11)点穴法:点穴法是根据经络循行路线,选择适当的穴位.用手指在经穴上点压、按摩,又称穴道按摩。操作要点为用拇指、食指、中指或一指点法,或五指捏在一起并拢呈五指点法。用力大小可分为轻、中、重按 3 种。具有疏通经络,疏通气血,调和脏腑,平衡阴阳,防病疗伤的作用。多用于腰背部、四肢肌肉、关节炎或慢性损伤痹证等。

①轻点。是以腕关节为活动轴,主要用腕部力量,以肘和肩关节协调配合。其力轻而富有弹性,是一种轻刺激手法,多用于小儿及年老体弱者。

②中点。是以肘关节为活动轴,主要用上臂的力量,腕关节固定,肩关节予以协调配合。这是一种中等刺激手法,多用于女性患者。

③重点。是以肩关节为活动轴,主要用上臂的力量,腕关节固定,肘关节协调。这是一种强刺激手法,多用于青壮年患者及软组织丰厚部位。

(12)捏法:捏法是用拇指与食指、中指夹住施治部位,或以拇指与其余 4 指相对用力,着力予施治部位,反复交替、自上而下的捏动手法。操作要点为捏法的动作与拿法相似,手指用力较轻。患者取俯卧位,肌肉放松,术者用两手拇指桡侧面夹起脊柱两侧皮肤,随捏随提,顺着经络的行走方向,自上而下,从脊柱的大椎穴向下至龟尾穴,再沿着脊柱两侧至双上肢提捏,食指、中指与拇指要相对捏紧皮肤。舒筋通络,行气活血。适用于脊椎型的腰背部、四肢软组织及小关节病变等。

(13)揉法:揉法是用指螺纹面或手掌根部在皮肤上做轻柔缓和地回旋揉动的一种手法。用大鱼际或掌根部揉的称掌揉法,用手指指腹揉的称指揉法。操作要点为揉动的手指或手掌不移开接触的皮肤,应用腕力,使该处的皮下组织随手或手掌的揉动而滑动。一般用点穴揉或用手指指腹揉,大面积则用手掌揉。具有舒筋活血,温经通络的作用。适用于四肢、颈项、躯干部的痹证。

(14)滚法:滚法是指用手背掌指关节突出部附着在一定的部位或穴位上滚动的手法。具有调和营卫,疏通经络,解痉增力,促进血液循环及解除肌肉疲劳的作用。主要作用于四肢及腰背部等肌肉丰厚的部位。

①侧滚法。用手背近小指侧部分,附在治疗部位,通过腕关节屈伸、外旋的连续往返运动,使之产生滚动。肩、臂、腕关节要放松,手指任其自然,肘关节呈半屈曲位。

②直滚法。空拳,手指以食指、中指等4指的第一指间关节突起部着力于施治部位体表,做均匀的前后往返滚动,着力点要紧贴皮肤,腕部要放松,用力要均匀,滚动要灵活。

(15)擦法:擦法是手掌的大小鱼际、掌根或手指在施治部位皮肤上做直线往返摩擦的一种手法。也可用空心拳进行梳发式的摩擦。操作要点为腕关节伸直,使前臂与手接近相平,手指自然分开,以肩关节为支点,用上臂带动手掌,力量要大而均匀,一般速度为每分钟 90～100 次。动作要灵巧而连续不断,使皮肤微红,产生温热舒适感。注意操作时手掌只能接触肌肤,不可带动深层组织,施术时一般要用些润滑剂,以防擦破皮肤。具有活血祛瘀,舒肌展肤,消肿止痛,祛风散寒,温经通络的作用。多用于腰背、四肢肌肉酸痛及湿痹痛证等。

(16)按法:按法是用右手拇指、食指、中指指腹或掌根、肘顶部着力于体表病变部位或穴位,逐渐用力下压的一种手法。操作要点为通过拇指或掌根、肘顶部按压的力量作用于病变部位,将双手重叠在一起,用圆心螺旋式或均匀式按压。用力大小视患者病情需要及身体的部位和患者耐受程度而定,肘顶加压一般用于腰臀部肌肉特别发达或较肥胖患者。具有活血化瘀,散结,调和气血,解痉止痛的作用。适用于痛风间歇期、慢性期、缓解期和稳定期的辅助治疗。

(17)摩法:摩法是将手掌面或食指、中指、无名指指腹放置于患者体表穴位或病变部位上,以腕关节及前臂轻轻地、慢慢地、均匀地做圆形有节律地摩动。操作要点为肘关节自然屈曲,腕部放松,掌指自然伸直,着力部位要随着腕关节及前臂做盘旋运动。动作要由浅入深,由表及里,由慢到快,和缓自如地摩动,每分钟 40～60 次。具有行气活血,消瘀散肿的作用。摩法刺激轻柔缓和,是按摩胸腹、胁肋、四肢的常用手法。

(18)推法:推法是用指腹、手掌或肘部均衡地着力于患者肢体的一定部位,缓慢地上下或左右推动。操作时手与着力部位要贴紧,做到推力于皮肤,作用于肌肉、脏腑。用力要深沉均衡,不可跳跃、忽重忽轻,拍打力度要缓慢而均匀。具有温经散结,舒筋通络,祛风散寒,活血止阻,调和气血之功效。常用于颈项、四肢痛风性关节炎和腰背、四肢等软组织损伤、陈旧性软组织劳损等。

(19)拿法:拿法是以单手或双手的拇指与其他四指对合呈钳形,施以夹力,提拿于施治部位。根据施治部位的不同,可分为三指拿、四指拿和五指拿法。操作施力时,手指应在一定的部位或穴位上进行有节律地提拿,手指用力应呈对称性持续的,由轻到重,再有重到轻,由浅到深,再由深到浅。不可突然用力,边提拿边连续地旋转移动,上下、前后越过关节顺序移动,将拿于手指中的肌肉逐渐挤捏松脱滑弃、动作柔缓而连贯。具有通经活络、散寒祛邪、活血止痛之功效,常用于颈项、肩、背、四肢痹证等。对于四肢关节、肌肉痛,以及痛风性关节炎患者,防止肌肉萎缩等均有效。

(20)拍打法:是他人(按摩师、家人)或患者自己用双手手掌、空拳在病变的局部和周围,进行有节奏、有规律地拍打,也可用竹片、木棒等物体进行拍打。被拍打的局部皮肤涂以油剂类酒类润滑剂或药物渗透。拍打具有活血化瘀、舒筋活络、祛风散寒、解痉止痛等功效。适用于患者在家庭进行康复与自我治疗等。患者俯卧床上或自然坐位,松开裤腰,腰部和双下肢均穿薄内衣或裸露,全身放松。操作者事先修剪好指甲,站在患者的一侧,将少许丁香油或配制好的外用药酒倒在将要治疗的皮肤上,手掌和五指并拢,放在患者的上肢、背腰部和下肢,进行均匀地拍打。拍打的力量以患者能耐受和皮肤发红为度。拍打的顺序为先上后下,先左后右。每拍打 3~5 遍后,用食指或中指在患者的上肢肩髃、手三里、曲池、内关、合谷、列缺等穴位;背腰夹脊、肾俞、腰俞、腰阳关、命门、大肠俞(双侧)等穴位;下肢环跳、殷门、血海、委中、足三里、阳陵泉、阴陵泉、昆仑等穴位,顺序按压,每穴按压 1~2 分钟。按完一遍后,再进行拍打,每次拍打 40~60 分钟,每日 1 次,20 日为 1 个疗程;也可自行拍打,每日 1~2 次,每次 60 分钟左右。再配合理疗、热敷等综合治疗,效果更好。拍打时,切忌暴力(尤其背部、关节的骨骼凸起部位),用力须均匀。

(五)痛风性关节炎石蜡疗法

蜡疗的透热作用可深达皮下组织 0.2~1 厘米处,且导热性小,热容量大,散热慢和保温时间长(2~8 小时)。故有改善循环、代谢和缓解肌肉痉挛的作用,加上柔和的机械压力作用可减少渗出,有消炎、止痛和消退关节肿胀的作用。

1. 适应证 适用于痛风性关节炎之关节肿痛、关节积液、关节强直、关节与肌肉挛缩、关节囊增厚等。

2. 操作方法 选择精炼医用石蜡,采用隔水加热方法对石蜡加温。准备恒温箱、蜡盘、蜡刀、蜡布、蜡刷、毛巾、毛毯等。

(1)蜡饼法:取各种不同大小的浅盘,将已熔化的蜡倒在盘里,厚 1.5~2 厘米,待稍凉成饼后即将其取出放在塑料布(或胶布)上,然后敷于治疗部位,再用棉垫包裹保温。对手、足部位,可用两盘蜡饼,上下放置,将手、足置蜡饼中。本法是蜡疗中应用最广的方法。

(2)刷蜡法:将石蜡熔化,冷却到 58℃~60℃,用软毛排笔蘸取石蜡液均匀而快速地涂刷于治疗部位,每次涂刷的边缘不应超出第一层蜡膜,这样反复涂刷使蜡层厚度达1~2厘米,然后用棉垫包裹保温。目前也有用刷蜡和蜡饼合用的,即涂刷0.5厘米厚度石蜡液后,加用蜡饼包敷,这样仍可以起到涂刷法的压迫作用,且保温好,又省时间。

(3)浸蜡(蜡浴)法:将石蜡熔化后冷却到54℃~60℃,在患肢先涂一层薄蜡,此蜡层要大于治疗部位,然后迅速将肢体浸入盛蜡液的容器内并迅速提出,稍冷却后再放入,如此重复多次,使蜡厚度达1~2厘米,然后将肢体浸入容器内。此法适用于四肢远端(手、足)部位。

(4)纱布(绷带)法:先用刷子在皮肤上涂一层石蜡,再将8~10层浸透石蜡的纱布敷于蜡层上,然后用胶布(或塑料布)包好,并用绷带固定,上面再用棉垫或棉被包盖。

(5)喷雾法:将石蜡熔化,冷却至70℃~80℃,倒入特制喷雾器内,将蜡液喷在已经清创的创面上,包括周围2~3厘米的健康皮肤上,然后再敷盖蜡饼或石蜡纱布、毛巾等包裹保温。

以上各法治疗时间20~60分钟,每日1次,20~30次为1个疗程,间隔3~5日再进行下一个疗程。

3. 注意事项

(1)熔蜡时宜用间接加热法,防止水分进入蜡锅而发生烫伤。

(2)蜡浴时,应嘱患者每次浸蜡平面勿超过第一层蜡膜的边缘。

(3)用过的石蜡可重复再用,但须定期加入10%~20%的新蜡并消毒和保持清洁。

(4)疗程中应经常观察皮肤反应,如出现皮疹应停止治疗。

（5）患儿因皮肤细嫩，容易烫伤，不宜应用。若用，蜡温稍低于成年人。

4. 禁忌证　高热、化脓性炎症、活动性肺结核、心力衰竭、慢性肾衰竭、甲状腺功能亢进、出血倾向、恶性肿瘤、肿瘤手术后等患者禁用此疗法。

（六）痛风性关节炎寒冷疗法

应用寒冷刺激皮肤，通过快速反应的神经反射或缓慢反应的体液途径，可使机体产生一系列生理反应，能提高中枢神经兴奋性和免疫力功能，具有消炎、消肿、缓解肌肉痉挛、止血、镇痛和抑制代谢等作用。冷敷是减轻关节炎症有效的辅助治疗方法，经在临床应用局部冷敷能减轻炎症关节疼痛和肿胀关节周径，减少滑膜渗液量，因此对炎症发作期的患者实行冷敷治疗是有效的。

1. 适应证　适用于痛风性关节炎急性期、间歇期，慢性期关节肿胀、疼痛，关节积液，关节功能障碍，关节及肢体畸形，滑膜炎，肌腱炎，滑囊炎。

2. 操作方法　患者取舒适体位，暴露患部。

（1）局部冷疗法

①取液氮 80 克和液氧 20 克混合后喷洒病变关节局部，喷出口温度低于 100℃，每次喷射 5 秒，间隔 10 分钟，喷射 3 次，每次治疗 2～3 分钟。

②于盆或桶内装入水和冰，使温度低于 10℃，将患足或手浸入 10 分钟，进行寒冷浴。

③于冰袋内装入冰块 1 000 克和食盐 500 克，充分搅拌后使温度为 18℃，用冰袋迅速按摩关节 3～4 分钟，至皮肤

变红时为止。

④于患部涂 75% 酒精,用吹风机吹冷风,边涂边吹,首次 1 分钟,以后每次增加 30 秒钟,增至 10 分钟为止。吹风结束后适当活动关节。每日 1 次,12～15 次为 1 个疗程。

(2)全身冷疗法

①低温泉和冷水浴。水温 10℃～15℃,入浴 5 分钟,出浴后用干毛巾擦干全身,进入温室或有火炉的房间,待全身无颤抖后穿好衣服。每日 2 次,第二日以后逐渐延长入浴时间达 10～15 分钟,2～3 周为 1 个疗程。

②冷舱或冷室。系由电脑新工艺制成的空气制冷设备,像一间冷气浴室,将 -7.8℃～-100℃ 的冷空气输入冷舱(室),舱内空气极干燥,不会结冰,不会致人冻僵。

3. 注意事项

(1)防止组织冻伤。局部血液循环障碍、皮肤感觉迟钝者不宜使用。冷损伤常发生于寒冷刺激后 24 小时之内,表现为皮肤红肿、触痛。

(2)冷变态反应。治疗时出现全身瘙痒、面部发红、荨麻疹、关节痛、心动过速及血压下降等,应立即停止治疗。

(3)注意保温。治疗前给患者包头、戴口罩、穿好衣服,进入舱内 3～4 分钟后即出舱,再进入逐渐复温的房间或休息室半小时。

4. 禁忌证 局部循环障碍,冷过敏,发热,严重类风湿病有心、肝、肾损害者,高血压,动脉硬化,活动性肺结核,癌症,神经病变等患者禁用此疗法。

（七）痛风性关节炎坎离砂疗法

本法是将坎离砂加醋,产生热效应而用于治疗的一种温热疗法。它既有热作用,又具有药物作用。因其热是在化学反应中产生的,带有水分,治疗局部为湿热,有明显的镇痛解痉作用。其中,中药又具有祛风止痛、理气活血、祛风散寒、散瘀消肿的作用。

1. 适应证　急性、间歇、慢性痛风性关节炎,关节肿胀和疼痛,关节积液,关节功能与活动受限,关节及肢体畸形、挛缩为主的痛风性关节炎、脊柱炎,痛风性关节炎关节附近肌肉萎缩、无力,关节脱位等。

2. 操作方法

(1)净铁末5 000克,米醋3 000毫升,防风100克,当归300克,川芎、透骨草各400克,清水3 000毫升。先将中药切成薄片,然后置米醋和清水中,加热约30分钟,在煎煮时应经常搅拌,待冷后过滤,将药渣除去。将净铁末(即铁末用2号筛子过筛而得净铁末颗粒,直径约2毫米)放在锅内煅红,时间为1～2小时,当铁末烧红时,取上述中药液5 000毫升淬入铁末中,并搅拌均匀,迅速用盖子盖好,让其自然冷却,干燥后即成坎离砂。

(2)治疗时将坎离砂倒入盆中,用2%醋酸或食醋拌匀,至全部潮湿,然后分装于大小不同之布袋中,用浴巾或毛毯包好,待其发热即可应用。

(3)充分暴露治疗部位,纱布垫置于治疗部位,放上沙袋,再盖上棉垫保温。

(4)坎离砂温度可逐渐上升,如超过允许温度时,可在

205

沙袋下面加纱布垫。故应经常测量温度,使之保持治疗的要求温度。

(5)治疗温度一般为 46℃～52℃,每次 20～30 分钟,15～20 次为 1 个疗程,休息 5～7 日可进行下 1 个疗程。

3. 注意事项

(1)随着治疗次数的增加,局部温热觉阈值亦逐渐递增,故不能完全根据患者自己的感觉来提高温度。

(2)坎离砂的最高温度如达不到 70℃时,即不能重复再用。

(3)坎离砂可重复使用 10～15 次,但随着使用次数的增加,发热潜伏时间也相对延长。

(4)治疗中应随时询问患者的感觉,以防烫伤。

(5)患者及工作人员在治疗室都要戴口罩,以防吸入金属粉尘。

4. 禁忌证　同一般的温热疗法。

(八)痛风性关节炎酒、醋疗法

酒、醋在痛风性关节炎的治疗中广泛应用于风寒痹痛、筋脉挛急、胸痹、心腹冷痛等症。

1. 杜仲酒

【原　料】　杜仲(去粗皮、炙)50 克,淫羊藿 15 克,独活、牛膝各 25 克,附子(炮制)30 克,白酒 1 000 毫升。

【制　作】　将 5 味药切成薄片,置容器中,加入白酒,密封、浸泡 7 日后即可。

【用　法】　每次饮 10～20 毫升,每日 3 次,坚持应用 6～12 个月。

【功　效】　补肝肾,强筋骨,祛风除湿。适用于痛风性关节炎,四肢关节疼痛,腰背疼痛,肢寒怕冷,跌打损伤等。

2. 刺五加酒

【原　料】　刺五加 65 克,白酒 500 毫升。

【制　作】　将刺五加切碎,置容器中,加入白酒,密封、浸泡 10 日,过滤去渣即成。

【用　法】　每次饮 10～20 毫升,每日 3 次,坚持应用 6～12 个月。

【功　效】　凉血活血,通络止痛。适用于痛风性关节炎,四肢关节及腰背疼痛,肢寒怕冷,跌打损伤等。

3. 芝麻杜仲酒

【原　料】　黑芝麻(炒)、杜仲、怀牛膝各 13 克,丹参、紫石英各 6 克,白酒 5 500 毫升。

【制　作】　将杜仲、怀牛膝、丹参、紫石英捣碎,装入布袋,置容器中,加入黑芝麻和白酒,搅拌均匀,密封。

【用　法】　每次饮 10～20 毫升,每日 3 次,坚持应用 6～12 个月。

【功　效】　补肝肾,益精血,坚筋骨,祛风湿。适用于痛风性关节炎湿痹症,手脚关节不利,腰腿酸软,精血亏损,筋骨痿软,头晕目眩,大便秘结等。

4. 全蝎祛风酒

【原　料】　全蝎、人参、紫桑葚、钩藤各 20 克,鸡血藤、木瓜、五加皮各 15 克,白酒 500 毫升。

【制　作】　7 味药切碎置容器中,加入白酒密封、浸泡 15～30 日,过滤去渣,瓶贮备用。

【用　法】　每次饮 10～20 毫升,每日 3 次。将药酒涂搽于疼痛关节皮肤上,用手搓揉,在大关节部位用手掌拍打,至皮肤发红即可;或腰背部涂药酒后,用红外线或 100 瓦白炽灯局部照射,每次 20~30 分钟,20~30 次为 1 个疗程。

【功　效】　祛风活络,益气舒筋,除痛,利关节。适用于痛风性关节炎中、晚期,关节痹痛,肌肉挛拘,四肢不利,麻木瘫痪,低血压等。

5. 三蛇酒

【原　料】　乌梢蛇 1 500 克,大白花蛇 200 克,蝮蛇 100克,生地黄、冰糖各 50 克,白酒 1 000 毫升。

【制　作】　将 3 种蛇用酒先润,切短节,干燥;生地黄洗净泥沙,切碎备用。冰糖置锅中,加入适量水,置火上加热溶化,待糖液变成黄色时,停止加热,趁热用一层纱布过滤去渣,待用。白酒装入酒坛中,将配制好的 3 种蛇和生地黄倒入酒中,加盖密封,浸泡 10~15 日,每日摇荡 1 次,到期后开坛过滤澄清,加入冰糖汁,充分拌匀,再滤一遍即成。

【用　法】　每次饮 10~20 毫升,每日 3 次,坚持饮用3~6 个月。糖尿病患者禁用。

【功　效】　祛风湿,透筋骨,定惊吓。适用于痛风性关节炎关节疼痛、瘫痪、四肢麻木、须发脱落等。

6. 痹类灵酒

【原　料】　桃仁、苍术、大秦艽、千年健各 8 克,威灵仙18 克,红花 10 克,炙马钱子 3 克,桑寄生、桂枝、当归、山楂各 8 克,生地黄 16 克,穿山龙、党参、老鹳草各 13 克,白术 10克,白酒 1 000 毫升,白糖 100 克。

【制　作】　将前 16 味药切碎,置容器中,加入白酒和白糖,密封,浸泡 7 日后,过滤去渣即成。

【用　法】　每次饮 10~20 毫升,每日 3 次。糖尿病患者禁服。

【功　效】　祛风散寒,舒筋活络,清肿止痛。适用于痛风性关节炎各期,关节肿痛,四肢冷,肌肉挛缩,关节畸形疼痛,肢体活动不利,神经痛等。

7. 三乌酒

【原　料】　制川乌、制草乌、制何首乌、千年健、钻地风各 10 克,40°米酒 800 毫升。

【制　作】　将中药切碎,置容器中,加入米酒,密封、浸泡 15 日,过滤去渣即成。

【用　法】　每次饮 10~20 毫升,每日 3 次,坚持饮用 3~6 个月。可将药酒涂搽于指、趾关节处揉捏;较大关节处涂搽药酒后拍打至皮肤发红为止;腰背部涂搽药酒后用红外线照射 20 分钟。对较大关节可采用三乌酒直流电离子透入,药酒浓度为 1 毫升酒,加 9 毫升注射用水作为阳极,操作详见直流电离子导入法。

【功　效】　驱寒湿,利关节,通络止痛。适用于急慢性痛风性关节炎,关节剧烈疼痛、肿胀、遇寒痛甚,由风寒湿邪深入筋络而发等症。

8. 追风酒

【原　料】　当归、川芎、白芍、熟地黄、杜仲、川牛膝、香附、羌活、独活、寻骨风、木瓜、桂枝、萆薢、干地龙、茯苓、大枣各 15 克,水蛭、土鳖虫、生三七、红花、生川乌、生草乌、全蝎、蝉蜕各 9 克,枸杞子 5 克,马钱子(制)4 克,乌梢蛇 30 克,蜈蚣 16 克,白酒 1 500 毫升,白糖 100 克。

【制　作】　将前 28 味中药共为粗末,入布袋,置容器中,加入白糖、白酒,密封、浸泡 20 日,过滤去渣即成。

【用　法】　每次 10～20 毫升,每日 3 次,坚持饮用3～6个月。

【功　效】　追风活络,活血止痛。适用于痛风性关节炎中晚期、康复期,顽痹日久,关节变形、肿大,屈伸不利,疼痛不止等。

9. 蜈蛇酒

【原　料】　白花蛇 30 克,蜈蚣 12 克,细辛 20 克,当归、白芍、甘草各 60 克,白酒 2000 毫升。

【制　作】　将 6 味中药共研细末,置容器中,加入白酒,密封、浸泡 10 日即可。

【用　法】　每次饮 10～20 毫升,每日 3 次,3 个月为 1个疗程。

【功　效】　温经散寒,活血祛风,搜风通络。适用于痛风性关节炎,四肢冷痛,关节畸形,肌肉痉挛、腰膝酸软等。

10. 蛇虫酒

【原　料】　金钱白花蛇 1 条,蕲蛇、乌梢蛇各 30 克,蜈蚣 3 条,全蝎 9 克,僵蚕 12 克,蛴螬虫 9 克,羌活、生地黄、熟地黄、忍冬藤各 30 克,木防己 15 克,枸杞子 12 克,当归、牛膝各 9 克,陈皮 6 克,甘草 3 克,大枣 4 枚,白酒 200～1 000 毫升。

【制　作】　将前 17 味中药切碎,置容器中,加入白酒,密封、浸泡 15 日,过滤去渣即成。

【用　法】　每次饮 10～20 毫升,每日 3 次,3 个月为 1个疗程。

【功　效】　祛风除湿,搜风通络,散寒止痛。适用于寒湿型痛风性关节炎,关节窜痛、冷痛、胀痛、酸痛,遇寒痛增及骨节肿大,屈伸不利,筋脉抽挛,血沉增快等。

11. 复方雷公藤酒

【原　料】　雷公藤250克,生川乌、生草乌各60克,当归、红花、桂皮、川牛膝、木瓜、羌活、杜仲、地骨皮各20克,白酒5000毫升,白糖250克。

【制　作】　将前11味切碎,加水2500毫升,用文火煎1.5小时,过滤去渣,加入白糖,溶化冷却后,加入白酒,拌匀滤过即成。

【用　法】　每次饮10毫升,每日3次,坚持饮用3～6个月。

【功　效】　祛风湿,通经络,舒经活血,消肿止痛。适用于痛风性关节炎,关节肿痛、得温则舒、遇寒湿痛增,骨节肿大、屈伸不利,关节强直,目干耳鸣,腰膝酸软,多梦,月经量少或闭经等。

12. 热醋外敷方

【原　料】　醋300毫升。

【制　作】　将醋倒入盆中,加热水1000毫升。

【用　法】　将毛巾浸上热醋水,热敷患病关节、腰背部,每次30分钟,每日2次,30日为1个疗程。

【功　效】　祛风、止痛、消肿。适用于痛风性关节炎早期,关节活动受限,腰痛难忍等。

13. 乌头醋方

【原　料】　生乌头25克,醋300毫升。

【制　作】　将生乌头捣碎成粉状,加醋调成糊状,入砂锅内熬至酱色即成。

【用　法】　将醋药糊摊于布上,贴于病变关节,每日换药1次。每剂中药可用5～7日,30日为1个疗程。

【功　效】　祛风除湿,散寒止痛。适用于痛风性关节炎关节肿痛,关节挛缩,屈伸不利,脊柱炎,腰背疼痛,不能直立及肩周炎等。

14. 小麦秸醋方

【原　料】 小麦秸1000~1500克,老陈醋500~1000毫升。

【制　作】 将以上原料拌匀共炒,趁热装入布袋内,扎口。

【用　法】 热敷患处,凉后再炒,每日2次,每次30~60分钟。

【功　效】 祛风燥湿,止痛。适用于痛风性关节炎及脊柱炎,关节疼痛,得热则舒,遇寒痛增,指、趾关节畸形,肌肉挛缩,弓腰,腰膝酸软等。

15. 南星醋调方

【原　料】 南星1个,米醋适量。

【制　作】 将南星去脐、皮,研细末,入米醋调成膏状。

【用　法】 将药醋摊于纱布上,烘热贴患处,每次30~60分钟,每日2次,30日为1个疗程。

【功　效】 活血通络,祛风止痛。适用于痛风性关节炎中、晚期,关节冷痛,肌肉挛缩,屈伸不利等。

16. 威灵仙醋敷方

【原　料】 威灵仙300克,米醋适量。

【制　作】 将威灵仙研末,用米醋调成糊状即可。

【用　法】 将药摊于纱布上,外敷患部,干后加醋再调糊外敷,每次60分钟,每日2次,30日为1个疗程。

【功　效】 通络止痛。适用于痛风性关节炎关节疼痛、变形、屈伸不利等。

17. 热痹醋糊方

【原　料】 生半夏30克,生栀子60克,生大黄、黄柏各

15 克,桃仁、红花各 10 克。醋适量调糊状。

【制　作】　将前 6 味中药共研为细末,用醋调成糊状,每次 60 分钟,每日 2 次,30 日为 1 个疗程。

【用　法】　将醋糊摊于纱布上敷于病变关节,干后再加醋调敷。

【功　效】　清热解毒,活血止痛。适用于痛风性关节炎早期,关节僵痛、肿胀、活动受限,腰膝酸软,四肢屈伸不利等。

18. 醋炒炭灰方

【原　料】　木炭灰 500 克,蚯蚓粉 300 克,红花 20 克,醋 500 毫升。

【制　作】　将前 3 味混匀上锅炒热,加醋拌炒,混合分装成 2 包。

【用　法】　加醋轮流敷患处,每次 60 分钟,每日 2 次,30 日为 1 个疗程。

【功　效】　温经祛风,活血止痛。适用于痛风性关节炎偏寒湿型,关节窜痛、冷痛、胀痛、酸痛、得温则舒、遇寒痛增,四肢屈伸不利,腰背冷痛等。

19. 川乌草乌醋敷方

【原　料】　生川乌、生草乌、樟脑各 90 克,食醋适量。

【制　作】　将前 3 味共研细末,每次取适量药末,加入食醋调糊状即成。

【用　法】　将药糊均匀地敷于患处,药层厚 0.5 厘米,外用消毒纱布包裹,再用热水袋热敷 30 分钟,每日 1~2 次,30 日为 1 个疗程。

【功　效】　祛风除湿,通经活络。适用于痛风性关节炎,关节肿痛,屈伸不利,项背僵硬等。

20. 芥子醋敷方

【原　料】　白芥子 120 克,醋适量。

【制　作】　白芥子研为细末,用醋调成糊状即成。

【用　法】　将药敷于患处,用红外线照射 30～40 分钟。每日 1～2 次,30 日为 1 个疗程。

【功　效】　祛风湿,温经通络,止痛。适用于痛风性关节炎,关节疼痛、畸形,骨节增大,脊柱炎,肩周炎等。

(九)痛风性关节炎日光浴疗法

日光浴疗法适用于痛风性关节炎慢性期、缓解期和稳定期的康复治疗,以及中老年骨质疏松、血钙水平低等患者。

1. 操作方法

(1)全身日光浴:开始应有几天空气浴,一般先照射身体某一部位,然后逐渐扩大范围,并取不同的姿势(站、坐、卧、蹲、走、跑、跳等),尽量使身体各部位都能受到照射,不要照射头部。照射时间逐渐增加,可由十几分钟增加到 1～2 小时,时间长短,要根据年龄、体质、病情、性别而定,以无不良反应为限。在较长时间照射时,最好间歇几次,中间可在阴凉处进行空气浴。治疗 7 次,休息 1 日,20～30 次为 1 个疗程。

(2)局部日光浴:开始时,可先在阴凉处接受散射光 3～5 日,每次 5～10 分钟的空气浴。然后直接暴露于日光下,但每日仍要先做 5～10 分钟的空气浴,先晒下肢或背部,继则晒上肢或胸、腹部。也可直接照射有病的关节和病变部位,顺序为足部、下肢、上肢、腹部、胸部、背部等。

2. 注意事项

(1)本疗法要根据夏天气候条件进行,气温选在 20℃～

35℃时进行。

（2）治疗时应注意有无头晕、头痛、食欲改变、失眠、烦躁、体温升高，可能中暑应予以对症治疗，并停止日光浴。

（3）治疗时应遵守渐进原则，由小量开始，逐渐增加至规定的最大剂量。在日光浴的过程中，如皮肤出汗，则表示超过剂量，如发现皮肤显著红肿，则为日光浴烧伤特征，应中止治疗。

（4）气温＜20℃、风速＞3 米/小时，应停止治疗。

（5）为了防止日光直射头部发生日射病，须用遮阳伞遮住头部，佩戴护目镜，保护眼睛。

（6）不得在空腹或饭后立即做日光浴，一般在饭后 30～60 分钟才可进行。

（7）日光浴后应在遮阴处休息 10 分钟左右，然后行温水浴。

（8）在日光浴过程中，体内水分、盐类丢失增多，在浴场中须备有维生素、盐类的清凉饮料，随时饮用。

（9）在日光浴治疗过程中，可行各种轻微活动，不可睡眠和阅读、吸烟等。

（十）痛风性关节炎水浴疗法

1. 矿泉水疗法

（1）矿泉水特性

①温度。适宜温度能使末梢血管扩张，血流增加，脉搏加快，心脏排出血量增加，使大脑皮质抑制扩散，降低神经兴奋性。

②浮力。使人在水中的体重变轻，有利于肢体在水中

的功能活动。

③压力。人体受水压作用,有利于四肢血液返回躯干,从而使回心血容量增多,心排血量增加,促进血液循环和代谢加快,病变部位组织代谢增强。

④化学作用。由于有温度、浮力、压力等机械压迫效应,以及矿泉水中的无机盐对人体皮肤产生刺激,形成温度效应和化学刺激效应,这些效应的综合作用可达到镇痛,改善血液循环,调节神经内分泌系统等综合作用。痛风性关节炎患者在发病时,有不同程度的运动、功能障碍,经过矿泉浴的温度、浮力和水的静压力作用,运动器官负担减轻,肢体灵活,可达到运动锻炼的综合治疗目的。

⑤疗效。矿泉浴配合药物、功能锻炼、理疗等综合治疗,效果会更好。矿泉浴适用于痛风性关节炎的间歇期、慢性期和缓解与稳定期的康复治疗。

(2)治疗方法

①全身浸浴。是最常用的一种方法,要求沐浴者安静地仰卧浸泡在浴盆或浴池里,水面不要没过乳头。水面过高会影响心脏功能。水温要保持在 37℃～42℃,每次浸浴10～20 分钟(以个人耐受为准)。这种热矿泉浸浴对神经的兴奋作用较强,能促进新陈代谢。在全身矿泉浴时,还可以配合水下按摩,这对缓解肌肉紧张,减轻神经及关节疼痛,恢复关节功能,促进机体康复均有较好的作用。但因热水浴会使全身大量出汗,浴后要适当休息和补充水分等。

②半身浸浴。仅下半身浸泡在矿泉水中,可因水温、按摩、运动等不同,而有兴奋、强化和镇静作用。

这种半身浸浴水温要维持在 36℃～43℃,每次浸浴时间要因人而异,可采取半坐位或半卧位,水位不可过脐,每次 10～25 分钟,同时用手按摩双下肢肌肉、穴位,做被动关节运动,也可请按摩医生治疗。全身出汗量大时,应适当休息和补充水分。

③局部浸浴

⊙坐浴。将腰部、骨盆、臀部及大腿上部都浸在矿泉水中,此法除能清洁会阴外,还对下腹部组织器官及骨盆部血液循环有很好的作用,矿泉水坐浴有镇静、改善睡眠作用,还具有缓解痉挛、消除疼痛、促进腰骶部炎症吸收、消散作用。水温 39℃～42℃,每次 15～25 分钟,每日 1～2 次。

⊙足浴。双足浸在热矿泉水中,水温要求 39℃～43℃,每次 15～25 分钟,水平面要超过踝关节上 10 厘米,对踝、足趾关节均有较好的解痉止痛作用(浴后要注意保温)。

⊙手臂浴。把双手及前臂均浸在热泉水中,水温维持在 39℃～43℃,每次 15～25 分钟,可反复浸浴,每日 1～2 次,对手指关节、肌肉疼痛有较好的解痉止痛作用。

(3)注意事项

①空腹与饱食后不宜热矿泉浴,一般在饭后 1～2 小时进行。入浴时间的长短要因人而异,同时浴后感觉舒适为宜。如浴中或浴后脉搏超过 120 次/分钟时,浸浴停止并先行休息。

②一般要求热矿泉温度在 38℃～40℃,温度过低或过高,不适宜痛风性关节炎的治疗。

③浴中要防止发生意外,由于水温高,体质弱者出汗过多,易发生虚脱,防止不小心地滑摔倒等。

④浴后容易受风着凉,所以要休息 10～20 分钟,及时补

充水分、盐类或饮料等。同时,患肢(指)注意保温,并加强自主活动。

⑤热矿泉浴一般每日 1 次,每次 15～20 分钟,20～30 次为 1 个疗程。开始每做 2～3 次应间歇休息 1 次,每个疗程间休息 7 日,再接第二个疗程。

2. 氡泉浴疗法

(1)氡泉特点:氡是镭在放射性蜕变过程中产生的一种弱放射气体,性质稳定,质量比空气重,易溶于类脂质中,稍溶于水,水温越高溶解度越低,容易从水中逸出。氡在蜕变过程中不断放出 X 线,产生一系列子代产物,放出具有生物学作用的 α 射线、β 射线、γ 射线。氡的半衰期为 38 天,氡的子代产物在 30 天后放射性剂量甚微,所以氡泉浴疗法不易引起放射病。氡及其 α 射线、β 射线、γ 射线(其中主要是辐射),可以使水分子电离,组织细胞中氢氧根和过氧化氢等氧化物增加,并进一步激活机体蛋白质分子中巯基等活性基因,从而使体内多种酶类、核酸等蛋白质分子的活性或结构发生改变,增强机体的物质代谢过程。可使中枢神经系统的抑制过程加强,产生镇静、止痛和催眠的效应。可使皮肤内血管活性物质释放,心脏排血量增加,可改善血液循环。可提高免疫功能障碍者的细胞免疫功能,使白细胞增加,白细胞吞噬能力增强,血液中异嗜凝集抗体、溶血素和白细胞凝集素等免疫物质增多。此外,氡泉浴还有脱敏、消炎、调整内分泌,特别是生殖腺等功能。

我国的氡泉分布较广,如辽宁汤河、鞍山汤岗子、吉林抚松大营子、西安临潼、广东从化、甘肃武山、云南腾冲等温泉都属于氡泉。

(2)治疗方法:水温保持在 37℃～45℃,每次 20～45 分钟,每日 1～2 次,15～20 次为 1 个疗程。可行全身浸浴、坐浴或局部浸浴。治疗方法与注意事项同矿泉浴疗法。

(十一)痛风性关节炎热泥及沙浴疗法

1. 热泥疗法　热泥是指含有无机盐、有机物、微量元素等具有医疗作用的泥类,有海泥、矿泥、煤泥、淤泥、火山泥、黏土泥和人工泥等。将上述泥经人工或日晒加温,达到一定温度后敷在人体的某些部位,取得医疗作用的方法称热泥疗法。

(1)作用:热泥疗法具有明显的温热作用,在局部温热作用的影响下,温度升高,毛细血管扩张,血液和淋巴循环加快,新陈代谢加速,皮肤及组织的营养得到改善,组织再生功能增强,促进慢性炎症、水肿、粘连、浸润、渗出等的吸收、消散,并提高机体防御能力,从而使组织功能康复。泥有良好的可塑性和黏滞性,对体表组织可产生压迫、摩擦和刺激作用,促进血液、淋巴液的回流而发挥其治疗作用。泥中含有许多阴离子、阳离子、微量元素、有机物、胶体物质、气体、微量放射性元素等,能被皮肤吸收或附着体表,作为刺激物而起治疗作用。另外,泥中的放射性物质对机体产生电离辐射,有的含抗菌物质,具有抗菌作用。

(2)适应证:热泥疗法适用于痛风性关节炎、慢性风湿性关节炎、增生性骨关节炎和手术后瘢痕、痉挛和粘连等。

(3)操作方法

①泥浆浴泥浆温度应根据患者的年龄、病情、体质等来调节,一般从 37℃开始,逐渐达到疾病所需要的治疗温度,

也可先进行矿泉浴,适应几分钟后再进行泥浆浴。时间
10～30分钟,根据情况可逐渐延长,每日1次,隔日或隔2
日1次,10～20次为1个疗程。可采用全身泥浆浴、半身泥
浆浴和四肢泥浴等。

②泥包裹治疗前先在泥疗床上铺毛巾被,上面再铺塑
料布,取温度合适的4～6厘米厚的热泥块置于治疗部位(肢
体应包裹,再包上塑料布,盖上毛巾被)。泥温为42℃～
52℃,时间20～30分钟(以泥发凉为止),每日1次,15～30
次为1个疗程。泥包裹多用于脊柱、四肢等治疗。

(4)注意事项

①泥浴后3～7日,如出现疲乏、头晕、心悸、轻度压迫感
时,应及时调整治疗方式或减少治疗时间。如持续加重者,
应停止治疗。

②年老体弱者、高血压病、心血管疾病患者要慎用。

③要掌握好温度、时间,并注意患者反应,如心率每分
钟超过120次,或出现大汗淋漓、眩晕、心悸等时,应立即停
止治疗,并离开现场休息,给予饮料,必要时吸氧。

④治疗结束后去泥,用水冲洗或用毛巾将身体擦净,然
后卧床休息15～20分钟,勿着凉、吹风,预防感冒。

(5)禁忌证:急性病、发热、感染期,以及高血压病二期
以上、出血性疾病、重度贫血、肾炎、心肾功能不全、传染性
皮肤病等患者禁用此疗法。

2. 沙浴疗法　夏季利用海滩沙、河滩沙或沙漠沙作为
介体,向机体传热而起治疗作用,热沙掩埋亦称沙浴疗法。
沙浴疗法多在海滨浴场疗养地应用,医疗用沙要求为纯粹
的海滩沙或河滩沙,不含有黏土与小石块。沙的特性是容

易烘热,有较小的导热性,有相当大的吸水性,细沙子紧密地贴着体表,可塑性强,可使热均匀地散出。

(1)沙浴作用:热沙的温热作用、机械刺激(沙的重量及其锋利的尖角)作用和其他温热疗法作用相同,主要为增强代谢和排汗作用。对痛风性关节炎有舒筋止痛的作用,治疗时可伴有心率、脉搏、呼吸加快,但一般患者都能耐受。

(2)适应证:热沙浴适用于痛风性关节炎慢性期、稳定期、恢复期等。

(3)操作方法:一般用于沙浴的沙粒直径最好为 0.25 毫米左右,经日晒或人工加热,将沙加热至 40℃～50℃,即可做治疗。

①全身治疗法。患者躺在选好的沙上,除头面、颈、胸、上腹部外,用热沙将四肢掩埋,掩埋厚度 10～20 厘米,每次治疗时间 30～60 分钟。治疗结束后,用清水冲洗,在阴凉处休息 20～30 分钟,20～30 次为 1 个疗程。在海滨进行沙浴与海水浴、日光浴相互配合,效果更佳。

②局部治疗

⊙腰部。准备棉被、床单和油布,患者腰部埋 10～15 厘米厚的热沙,用棉被等包好,至冷却为止;或在沙滩上挖一与身体大小相似的沙坑,将身体卧下后,用热沙掩埋即可。每日 1 次,每次 30～60 分钟,20～30 次为 1 个疗程。

⊙四肢。将手插入或掩埋于 50℃～60℃ 热沙中,治疗时间 30～60 分钟,每日或隔日 1 次。20～30 次为 1 个疗程。

⊙其他。亦可将沙加热至 55℃～60℃,装入布袋,将袋口扎好,放在需要治疗的部位。每日 1 次,每次 30～60 分钟,(冷却后可加热),20～30次为1个疗程。

(4)注意事项

①气候炎热时,不要做热沙浴治疗,以防中暑。

②正中午时,要佩戴护目镜。

③出汗过多时,要及时补充盐、水等。

(5)禁忌症:急性炎症,心、肾功能不全,肿瘤,高热,身体虚弱,结核等患者忌做热沙浴。

五、急性痛风性关节炎的医疗体操康复及护理

(一)卧床医疗体操

医疗体操适用于痛风性关节炎急性期和间歇期卧床运动。患者由于病情需要不能下床活动,下床身体不堪负重而出现疼痛,需要连续卧床休息。在卧床期间配合医疗体操,可以促进身体健康,减少关节负重、变形、疼痛等。

锻炼要循序渐进,动作到位,待适应后,运动量逐渐增加,直至完成全套动作。在锻炼时开始可有轻微疼痛,但不应有剧烈疼痛,运动中应避免用力过猛,力量应均匀。锻炼要视病情而定,并持之以恒,疼痛时少做,恢复期应多做,才能达到康复及预防的作用。一般每次30～50分钟,每日做1～2次。

1. 握拳屈肘屈踝运动

预备姿势:患者仰卧位,两腿自然伸直,两足间距20厘米,两臂置于身体两侧。

动作1:两手握拳,同时屈曲两肘和两踝关节。

动作2：还原成预备姿势，重复做15～20次（图2）。

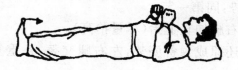

图2　握拳屈肘屈踝运动示意图

2. 举臂挺腰运动

预备姿势：同第一节。

动作1：双臂上举（吸气），同时尽量挺腰。

动作2：还原成预备姿势（呼气），重复做15～20次（图3）。

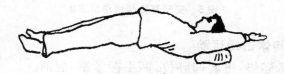

图3　举臂挺腰运动示意图

3. 交替屈伸腿运动

预备姿势：同第一节。

动作1：两臂不动，左下肢髋关节、膝关节同时屈曲90°（吸气）。

动作2：还原成预备姿势（呼气），两下肢交替进行，各重复做16～20次（图4）。

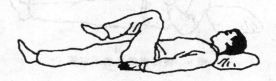

图4　交替屈伸腿运动示意图

4. 交替直抬腿运动

预备姿势:同第一节。

动作 1:右腿伸直上抬(尽量抬高)。

动作 2:还原成预备姿势,左右腿交替,各重复做 8~10 次(图 5)。

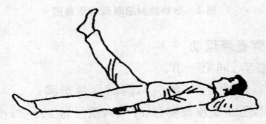

图 5　交替直抬腿运动示意图

5. 转体击拳运动

预备姿势:患者仰卧位,两手握紧拳,屈肘。

动作 1:双下肢伸直不动,躯干抬起,同时右转,左拳向右前方出去。

动作 2:还原成预备姿势,对侧动作相同,但方向相反击右拳。左右各重复做 8~10 次(图 6)。

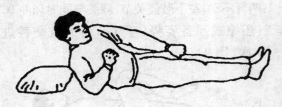

图 6　转体击拳运动示意图

6. 屈腿抬腰运动

预备姿势:患者仰卧位,屈双膝,两手握拳,屈双肘置于身体两侧。

动作1:尽量挺胸、抬腹,将躯干抬起越高越好。

动作2:还原成预备姿势。重复做18～20次(图7)。

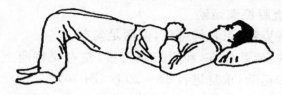

图7　屈腿抬腰运动示意图

7. 抱膝呼吸运动

预备姿势:患者仰卧位。

动作1:两臂侧平举,同时吸气,屈曲左膝,躯干抬起,两手抱膝,同时呼气。

动作2:还原成预备姿势,重复对侧同样动作,但抱右膝,左右各重复做8～10次(图8)。

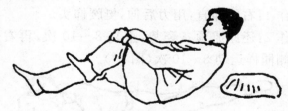

图8　抱膝呼吸运动示意图

8. 仰头挺胸运动

预备姿势:患者仰卧位,两手握拳,屈肘置于身体两侧。

动作1:双下肢固定不动,挺胸,头后仰。

动作2:还原成预备姿势,重复做18～20次(图9)。

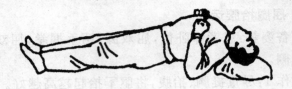

图9 仰头挺胸运动示意图

9. 直腿提髋运动

预备姿势：患者仰卧位，但两足勾起。

动作：两膝伸直，利用腰肌力量，左右交替向上提髋，做形似踏步运动，重复进行 18～20 次（图 10）。

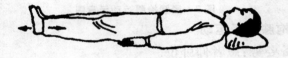

图10 直腿提髋运动示意图

10. 直腿前屈后伸运动

预备姿势：患者左侧卧位，右手扶床，右腿在上伸直，左腿在下屈曲。

动作1：右腿伸直，用力后伸，挺腰仰头。

动作2：还原成预备姿势，重复 8～10 次，再右侧卧位，重复对侧同样运动 8～10 次（图 11）。

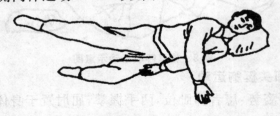

图11 直腿前屈后伸运动示意图

11. 单直腿后上抬运动

预备姿势:患者俯卧位,两臂及两腿自然伸直。

动作1:左下肢伸直并尽量向后上抬。

动作2:还原成预备姿势,对侧同样动作,但向后上抬右下肢,左右交替各重复做8～10次(图12)。

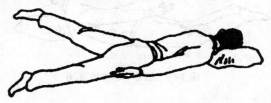

图12　单直腿后上抬运动示意图

12. 俯卧撑运动

预备姿势:患者俯卧位,两肘屈曲,两手置于胸前按床,两腿自然伸直。

动作1:两肘伸直撑起,同时躯干向上抬起,挺胸仰头。

动作2:还原成预备姿势,重复做18～20次(图13)。

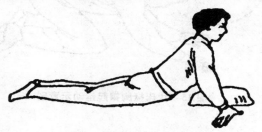

图13　俯卧撑运动示意图

13."船形"运动

预备姿势:患者俯卧位,两臂伸直向后伸。

动作1：两臂、两下肢伸直并同时用力向后上抬起，同时挺胸抬头。

动作2：还原成预备姿势，重复进行18～20次（图14）。

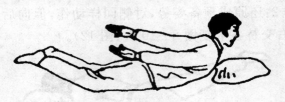

图14　"船形"运动示意图

14. 伏床挺胸撑起运动

预备姿势：患者臀部后坐，跪撑于床上，两手撑于前方。

动作1：屈双臂，上体尽可能俯卧床面并向前移，然后两臂伸直撑起。

动作2：还原成预备姿势，重复进行18～20次（图15）。

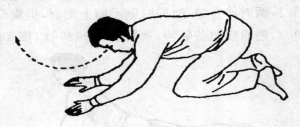

图15　伏床挺胸撑起运动示意图

（二）主要关节锻炼操

根据受损的关节不同，锻炼方式、方法与活动量也不同，活动量由小开始，关节活动度逐渐加大，持之以恒。

1. 颈部关节操　双手叉腰，做低头、仰头、左右转头动作,然后做"∞"字运动,顺时针做 4 次,逆时针做 4 次,每次6～10 分钟,每日 2～4 次。动作要缓慢进行,运动中出现头晕、眩转、恶心、手麻者,应立即停止运动,坐或卧床休息。

2. 上肢关节操

(1)肩关节操:不论操前或操后,注意肩关节保温,可将三角巾或毛巾折叠固定在肩关节部位。夜间睡觉更应注意保温,以防受凉。

①取坐位或站立位。双手外展伸平,握空拳,做旋转动作,再屈肘。双拳向头部紧靠、伸直、屈肘,再向头部紧靠。每次 8～10 分钟,每日 2～4 次,连续 6～10 日。

②一臂由前方伸向对侧肩部,另一手掌托其肘,帮助手掌越过对侧肩,手指越过肩胛更好。交叉对换位置,每次8～10 分钟,每日 3～4 次。

③面对墙壁站立,肘伸直,做手指爬墙运动,尽可能达到最高的高度(上体应保持正直,不要耸肩)。可以双手做,也可单手做,单手者可交换位置进行练习。每次力争比前一次更高些,反复做 10 次,每次练习 10 分钟左右,每日 2～3 次。

④患者取站立姿势,由健侧手拿住毛巾一端,另一端由背部放下,用患侧手抓住(紧),健侧屈肘伸肘拉毛巾,帮助患侧肩关节做旋前、内收动作。每次 8～10 分钟,每日 2～3 次。

⑤滑车固定在墙壁 2 米高处,绳子 3 米由滑车穿过,双手各抓住绳索两端,由健侧上肢屈、伸肘,拉动患侧上肢做伸、屈运动。每次 5～10 分钟,每日 2～3 次。

⑥患者取站立位,双臂下垂,双手持物或哑铃,两臂平

举,能持续 1～4 分钟为好,再缓慢放下,反复进行。仰卧,两臂向上伸直,双手抓住重物,向上举起,稍停,两臂再缓慢放下,再举起重物至开始姿势,反复进行。每次 10 分钟左右,每日 2～3 次。本练法可在间歇期卧床时练。

⑦患者呈站立位,两手握住木棒(直径 2～3 厘米,长 1.2 米)两端,放于体前,以健侧上肢帮助患肢做肩关节外展或内收、内旋等动作,反复进行。每次 10 分钟左右,每日 2～3 次。

⑧患者取仰卧位或站立位,双肩放松,可行单手上肢(或双手上肢)上抬与头平行(上肢抬举 180°),反复操练,每次 10～20 分钟,每日 3～6 次。

(2)肘关节操

①取仰卧位,前臂平摆于躯体两侧,前臂抬举 90°或手握拳抬举 90°,稍停,慢慢放下。反复操练,每次 10～20 分钟,每日 3～4 次。

②取俯卧位,两臂展开,前臂在床边下垂,手持约 1 千克重物,屈肘,稍停慢慢放下,反复进行。所持重物依病轻重而定。每次 10 分钟左右,每日 2～3 次。

③取站立位,手掌向上,两臂向前平抬,迅速握拳及屈曲肘部,尽力使拳到肩,再迅速伸掌和伸肘,如此反复多次进行。然后两臂向两侧平举,握拳和屈肘运动同前。每次 10 分钟左右,每日 2～3 次。

④取站立位,双上肢自然下垂,放在身体侧面,掌心向前,手持重物屈肘抬举重物,稍停,慢慢放下。反复进行。每次 10 分钟左右,每日 2～3 次。

(3)腕关节操:双手合掌,反复揉、搓致掌心发热,合掌后反复交替用力向一侧曲,手腕尽力做屈伸运动。

（4）手指关节操：双手握拳，放开，再握拳。在握拳时每只手像握紧铅笔或钢笔，平伸肘可尽量将手掌和手指平贴桌面，或两手用力合掌。

3. 下肢关节操

（1）髋关节操

①下蹲运动：取站立位，双足与肩同宽，双手扶住物体用力下蹲，起立。重复下蹲和起立，每次重复 10 回，每日增加 1 回，每日 2～3 次。

②卧床抬腿：取平卧位，双上肢和下肢自然平放，先左下肢尽力抬高；再右下肢，尽力抬高。每次抬 8～10 回，每日增加 1～2 回，每日 2～3 次。

③弯腰屈髋：取站立位，双足并拢，身体前屈，用手摸足，不要屈膝，恢复原位。反复操练，每次 10 分钟，每日 2～3 次。

④卧床屈髋屈膝：取仰卧位，双下肢抬举，屈髋、屈膝，双手紧抱膝部，放开，恢复原位，如此反复操练。每次 10 分钟左右，每日 2～3 次。

（2）膝关节操

①取俯卧位，两手握毛巾两端，中间套在患肢踝关节处，手拉毛巾帮助膝关节屈曲。适用于膝关节屈曲功能障碍者。每次 10 分钟左右，每日 2～3 次。

②取俯卧位，健侧足在患侧腘窝部用力，帮助患侧膝关节屈曲。每次 10 分钟左右，每日 2～3 次。

③取跪立位，将身体的重心下压，帮助膝关节屈曲。每次 5～10 回，每日增加 1 回，每日 2～3 次。

④取站立位，做下蹲运动，同时做髋、膝关节运动，但要注意安全。

（3）踝关节操：取座位或卧位，做踝关节屈曲、背伸、内旋、外旋转等运动各做 8～12 次，每日 3～4 次（取决于病情轻重，轻者多做，重者少做）。

（三）医疗保健操

适用于痛风性关节炎的间歇期与慢性稳定恢复期功能锻炼。

1. 八段锦

（1）两手托天理三焦：两脚分开同肩宽，两眼平视前方，面带笑容，宁神调息，舌抵上腭，气沉丹田，鼻吸口呼。双手十指交叉于小腹前，随即翻转掌心向下，缓缓由胸前上举两臂，翻掌上托于头顶，目视手背，稍停片刻；松开交叉的双手，自两侧向下划弧，慢慢落于小腹前，稍停片刻。如此反复练 8～10 次。配合呼吸，两手上托时深吸气，放下时呼气（图 16）。

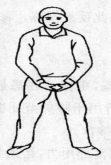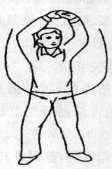

图 16　两手托天理三焦示意图

（2）左右开弓似射雕：自然站立，左足向左横跨一步成马步，两膝向内扣紧，两足做下蹬用劲，意如骑在马背；两臂下垂，手握空拳于髋部；随后两手向胸前抬起与乳部相平，左手在内,右手在外,叠于胸前。右臂弯曲为"弓手",手指做箭式,即食指、中指并拢伸直,余三指屈曲捏拢快速指向右前方,头顺势转向右侧,双目通过右手食指凝视右前方,左手同时半握拳,缓慢而有力地拉向左胸外侧,意如弓箭待机而发。稍停片刻,将两腿伸直,顺势两手向下划弧,收回于胸前,再向上划弧,经两侧缓缓下落于两髋外侧,同时收回左腿还原为站式。再换右足向右,如此左右调换。拉弓时吸气,复原时呼气,反复做 8～10 次(图 17)。

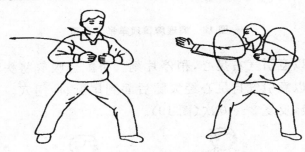

图 17　左右开弓似射雕示意图

(3)调理脾胃须单举:单举站立,两腿与肩同宽,两臂平屈于胸前,手心向上,指尖相对。左手向上高举过头,指尖向右,掌心向上,同时右手用力下按,掌心向下,指尖向前并吸气。两臂弯曲,左手背贴于头顶,右臂屈于肋侧,呼气。右手向上高举过头,再吸气,掌心向上,指尖向左,同时左手用力下按,掌心向下,指尖向前。左右手相反,姿势动作相同,还原直立。如此左右反复 8～10 次(图 18)。

(4)五劳七伤往后瞧:自然站式,先将左手劳宫穴贴在下腹丹田处,右手贴在左手背上(女性相反)配合吸气,挺胸收腹,上体不动。随呼气转头向右后方看去,设想看到右足

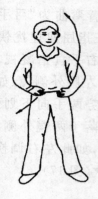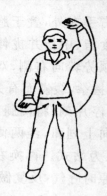

图 18　调理脾胃须单举示意图

心,并以意引气右足心,稍停片刻。再配合吸气将头转向正面,并以意引气自足心经大腿后面到尾骶、命门穴。如此左右调换,反复 8～10 次(图 19)。

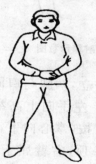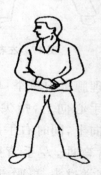

图 19　五劳七伤往后瞧示意图

(5)摇头摆尾去心火:自然站立,左脚向左侧横开一大步,屈膝下蹲成马步,上体正直,两眼平视,两手按膝上部,手指向内,向臂肘处撑劲,以意领气由丹田至足心,意守涌泉穴,随后以腰为轴,躯干摇转至左前方,头与左膝呈一垂线,臀绷直,右臂弯曲,以助摇摆,稍停片刻,即向后方向摇摆,反复8~10次(图20)。

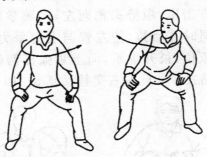

图20 摇头摆尾去心火示意图

(6)两手攀足固肾腰:自然站立,膝盖挺直,两手叉腰,四指向后托肾俞穴,先向后仰,然后上体前俯,两手顺势从腰部平掌下按,沿膀胱经下至足跟,手向前攀足尖,意守涌泉穴。稍停片刻后直腰,手提至腰两侧,意引气至腰,意守命门穴,两手叉在腰上,如此反复8~10次(图21)。

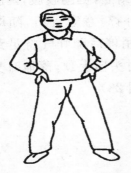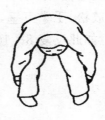

图21 两手攀足固肾腰示意图

（7）攥拳怒目增气力：自然站立，左足横出一大步，屈膝下蹲成马步，两手屈肘提至腰间，半握拳，拳心向上意守丹田或命门，两臂环抱如半月状，两拳相对，距三拳许，随即将左拳向左前方击出，顺势头稍向左转，随拳凝视远方，瞪目虎视。右拳同时往后拉，使左臂与右臂争力；稍停片刻，两拳同时收回原位，松开虚拳，向上划弧经两侧缓缓下落，收回左脚还原站式。如此左右交替反复8～10次（图22）。

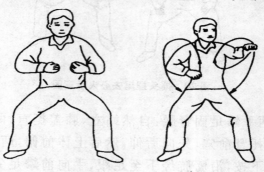

图22 攥拳怒目增气力示意图

（8）背后七颠诸病消：自然站立，挺胸收腹，两腿伸直并拢，两臂自然下垂，肘臂稍作外撑，意守丹田，随即平掌下按，顺势提起足跟，配合吸气，稍停后随呼气将足跟下落着地，身体放松，手掌下垂，提足时头向上顶，落地时身体稍有振动感。如此反复8～10次（图23）。

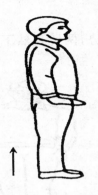
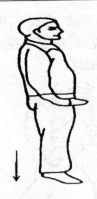

图 23　背后七颠诸病消示意图

2. 五禽戏　模仿禽的动作进行锻炼既要形似,更要神似,还要全身放松,意守丹田,呼吸均匀等。

(1)熊戏:身体自然站立,两脚平行分开,与肩同宽,两臂自然下垂,两眼平视前方(图 24)。

①右腿屈膝,身体微向左转,同时右肩向前下晃动,左臂随之下沉,左肩则向后外舒展,右臂微屈上提(图 25)。

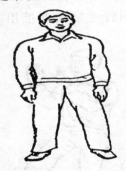
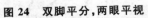
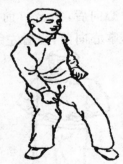

图 24　双脚平分,两眼平视　　**图 25　右腿屈膝,左肩向外舒展**

②左腿屈膝,身体微向右转,同时左肩向前下晃动,左臂亦随之下沉,右肩则向后外舒展,右臂微屈上提(图 26)。

如此反复晃动,次数不限。

(2)虎戏:脚跟靠拢成立正姿势,两臂自然下垂,两眼平视前方(图27)。

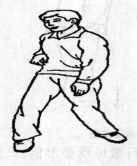

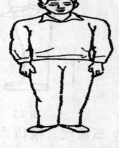

图26　左腿屈膝,右肩向外舒展　　图27　立正,两眼平视

①两腿屈膝下蹲,重心移至右腿,左脚虚步,脚掌点地,靠于右脚内踝处,同时两手握拳提至腰两侧,拳心向上,眼看左前方(图28)。左脚向左前方斜进一步,右脚随之跟进半步,重心坐于右腿,左脚掌虚步点地,同时两拳顺胸部上抬,拳心向后,抬至口前两拳相对翻转变掌向前推出,高与胸齐,掌心向前,眼看左手(图29)。

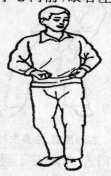

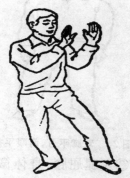

图28　两腿微屈,双手握拳看左前　　图29　左脚向前,两拳翻掌看左手

②左脚向前迈进半步,右脚随之跟至左脚内踝处,重心坐于左腿,右脚掌虚步点地,两腿微屈,同时两掌变拳撤至腰两侧,拳心向上,眼看右前方(图30)。右脚向右前方斜进一步,左脚随之进半步,重心坐于左脚,右脚掌虚步点地,同时两拳顺胸部上抬,拳心向后,抬至口前两拳相对翻转变掌向前推出,高与胸齐,掌心向前,眼看右手(图31)。如此反复左右互换,次数不限。

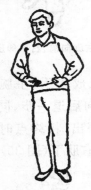 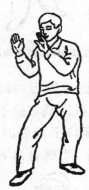

图30　左脚半步,两掌变拳看右前　　**图31**　右脚向前,两拳翻掌看右手

(3)猿戏:脚跟靠拢成立正姿势,两臂自然下垂,两眼平视前方。

①左脚向前轻灵迈出,同时左手沿胸前至口平行处时,向前如取物样探出,将达终点时手指撮拢成钩手,手腕自然下垂(图32)。

②右脚向前轻灵迈出,同时右手沿胸前至口平处时向前如取物样探出,将达终点时手指撮成钩手,手腕自然下垂,左手收回至左肋下(图33)。

③右腿向后退一步,同时左手沿胸前至口平行处时向

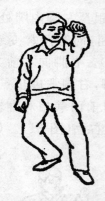
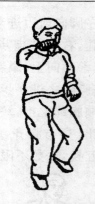

图 32　左脚向前,左手伸出成钩手　　图 33　右脚向前,右手伸出成钩手

前如取物样探出,将终点时手指撮拢成钩手,手腕自然下垂,右手收回至右肋下(图 34)。左脚向后退一步,同时右手沿胸前至口平行处时向前如取物样探出,将终点时手指撮拢成钩手,手腕自然下垂,左手收回至右肋下(图 35)。

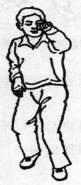
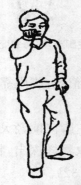

图 34　右脚后退,左手　　　　图 35　左脚后退,右手
　　　伸出,右手收回　　　　　　　伸出,左手收回

　(4)鹿戏:身体自然直立,两臂下垂,两眼平视前方。

　①右腿屈膝,身体后坐,左腿前伸,左膝微弯,左脚虚踏,

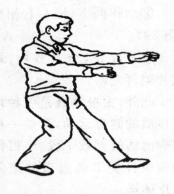

图36　腰胯旋转

左手前伸,左臂微屈,左手掌心向右,右手置于左肘内侧,右手掌心向左。两臂同时在身前逆时针方向旋转,左手绕环比右手大些。同时,腰胯、尾骶部也逆时针方向旋转,久而久之,过渡到以腰胯、尾骶部的旋转带动两臂的旋转(图36)。

②动作同上,惟左右相反。

(5)鸟戏:两脚平行站立,两臂自然下垂,两眼平视前方。

①左脚向前迈进一步,右脚随之跟进半步,右脚尖点地,同时两臂慢慢从身前抬起,掌心向上,与肩平时两臂向左右侧方举起,随之深吸气(图37)。两脚相并,两臂自侧方下落,掌心向下,同时下蹲,两臂在膝下相交,掌心向上,随之深呼气(图38)。

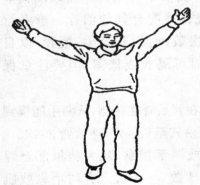

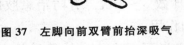

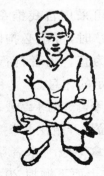

图37　左脚向前双臂前抬深吸气　　**图38　下蹲,双臂膝下相交,深呼吸**

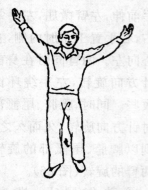

图 39　右脚前双臂前抬,深吸气

②动作同上,惟左右相反(图 39)。

收式立正,全身放松,站立片刻再走动。

此外,太极拳既是一种增强体质的健身运动,又是一种防病治病的有效手段,亦可作为痛风性关节炎患者的康复治疗体操。

(四)自我疗法

痛风性关节炎患者单纯依赖医师来解除病痛是不切实际的。在积极配合医师正规治疗的同时,患者应根据自身特点和实际条件,运用可以掌握的各种医疗技术和保健知识,采取相应的自我治疗方法,变被动为主动。痛风性关节炎患者可采用自我推拿的方法,并配合其他治疗。患者行自我推拿时,可不必拘时间、次数,动作要轻柔、缓和,以自感舒适为宜。患者自行操作时可隔衣或裸露,但要注意保暖和充足的休息。

1. 摩肾　两手掌或拳紧贴在背后脊柱两侧,从两手能摸到的最高位置开始往下摩擦,经肾俞穴至长强穴,连续做 30 次。

2. 拿下肢　术者用一手或两手捏拿,从大腿根部至踝部止,自上而下顺捏 20 次,每日做 3～4 次。有防治患肢肌肉萎缩,减轻疼痛,疏通经络的作用。

3. 单手拿上肢与搓手　患者可行坐、走、站等姿势,将左手搭在右肩，自上而下，边滑边捏至右肘，并捏住右肘关节停顿 10～20 秒钟，再往前臂边滑边捏，滑至右前臂的穴位时，应重捏重按，出现酸、胀、麻时停顿 30～60 秒，从拇指顺序开始至小指做牵拉。主动运动和被动运动相交替，活动手指关节，反复操练 3～5 次，然后再将右手搭在左肩上，做与上相同的动作。最后双手合拢，反复搓揉至双手掌发热为止。此动作每日可以做 5～6 次，每次20～30 分钟。

4. 通经络　病患在下肢，患侧下肢循经压腰俞、肾俞、上髎、次髎、中髎、下髎、承扶、殷门、委中、承山、昆仑、环跳、阳陵泉穴；双上肢肩部，压手三里、曲池、列缺、内关、合谷、双手十指等穴。每穴按压时有酸胀感，持续按压 1～2 分钟，以疏通经络，减轻疼痛。

5. 拍打　用单手或双手掌，或空心拳自上而下，先两侧，再前后的顺序拍打患肢。每日 3～4 次，每次 20～30 分钟。

（五）护理方法

良好的护理对痛风性关节炎患者的治疗与康复极为重要。护理是多方面的，主要有以下几项。

1. 精神护理　由于疾病影响学习、工作、社会活动和家庭生活，从而给患者带来种种问题，如恐惧，对待疾病的消极情绪。尤其当治疗效果不佳，症状反复时，容易出现悲观失望和精神压抑。他们常常唉声叹气，情绪低落，暗自落泪以致焦虑烦躁，多愁善感，有的甚至精神失常，产生自杀念头与行为。因此，需要给予患者同情、理解和帮助，多给予安慰，鼓励。帮助患者消除精神压抑和心理障碍，如耐心倾听患者的诉说,让他们"出气发泄",尽可能地安慰和鼓励他们积极与疾病做斗争,以简捷、诚恳、坦率、实事求是的语言和心态安慰和帮助患者,使他们有充分的信心和毅力去战胜疾病。

2. 生活护理 保持家庭环境清洁、安静,患者使用的物品要方便易取,桌椅、床铺、马桶或浴池等设施要适合患者的需要。饮食要易消化,可口,少油腻,营养丰富。有规律的室内活动及有益的文化娱乐活动都会使患者减轻病痛。

3. 督促服药和锻炼 督促患者按时服药,指导协助其进行关节功能锻炼。坚持生活自理,切不可由家属或护士包办日常活动,如穿、脱、洗、漱等。要让患者和家属了解,不坚持锻炼而长期卧床不起,四肢关节不活动,不仅不能治好痛风性关节炎,还可能变成永久残疾。

4. 其他

(1)体疗项目不宜过多,一般选 1～2 项,并掌握活动量,不能操之过急。如在体疗中发现患者食欲差、失眠、体重明显下降、脉搏超过原来的 30%,这往往是锻炼过度引起或者有其他疾病,应酌情减少运动量,必要时去医院复诊。

(2)过去吃过哪些食物曾明显诱发关节发病的,应该"忌口"。除此以外,食物要吃得丰富多样,保证营养全面、合理。

(3)急性发作或反复发作期间有发热、血尿酸持久升高不降者;受累关节明显肿胀,关节腔有渗液者;颈椎或下肢负重关节病变明显者;并发血管炎或心肺病变者,应卧床休息 2～3 周,按时配合服药,待急性期症状缓解,关节疼痛减轻,再帮助患者起床做康复锻炼。

第六章 痛风的膳食疗法

一、痛风患者的饮食治疗原则与饮食安排

(一)饮食治疗原则

由于痛风的发生、发展与饮食有很重要的关联,因此身体肥胖与身体超重者都要重视每天的饮食情况。如果注意饮食,可以使痛风迟来或不会发生,而且在用药时也会增加药物的疗效;如果饮食不在意,那痛风会跟随终身,生活质量明显下降。

由于原发性痛风与肥胖、原发性高血压、血脂异常、糖尿病、胰岛素抵抗关系密切,因此痛风患者应坚持低嘌呤、低蛋白、低脂肪及低盐饮食,并应多饮水,不喝酒。特别是对高尿酸血症并有慢性结节肿、尿酸性肾结石、严重的痛风及有急性发作者,勿食用高嘌呤饮食。另外,痛风有病程长、反复发作等特点,故在痛风预防、治疗和康复的整个过程中,合理的饮食调理与治疗是非常重要的。

1. 避免高嘌呤饮食 虽然外源性嘌呤不是痛风发病的主要原因,但高嘌呤饮食可使血尿酸浓度升高,诱发痛风急性发作。因此,减少富含嘌呤食物的摄入,在痛风的防治上十分重要。有研究表明,严格限制嘌呤饮食可以使患者的

血尿酸降低 15％～20％。有学者对一组痛风患者给予中等度限制热能和糖类，适当增加蛋白质量，以不饱和脂肪酸代替饱和脂肪酸，经过饮食控制 4 个月血尿酸下降 18％，同时每月痛风发作的次数减少 67％。该研究还认为，上述饮食结构有利于提高胰岛素的敏感性，进而促使血尿酸水平的下降。

高嘌呤类食物在急性期与缓解期均应禁忌食用，主要包括动物内脏、肉类和贝壳类。火锅中的肉类、海鲜和青菜等混合涮食，汤汁含有极高的嘌呤。因此，为了吃火锅不诱发痛风，应少吃肉，不喝火锅汤，多饮水。含嘌呤中等量的食物，在痛风急性期禁用，缓解期每日可食用荤食 60～90克，蔬菜少量。在痛风急、慢性期可食用含嘌呤很少的食物，每日嘌呤摄入量急性期控制在 100 毫克以下，慢性期控制在 150 毫克以下。因此，患者可进食的普通食物是牛奶、奶制品、豆浆、豆腐、鸡蛋、各类水果、各种谷物制品、大部分蔬菜、糖、果酱和蜂蜜、植物油等。注意食物烹调方法，合理的烹调可以减少食物中的嘌呤含量，如将肉食先煮弃汤后再烹调食用，会大大减少肉食中的嘌呤含量。另外，禁用辣椒、咖喱、生姜等刺激性调味品。

2. 素食为主的碱性食物 选食碱性食品可使体内碱量增加，尿 pH 值升高，降低血尿酸浓度，甚至使尿液呈碱性，从而增加尿酸在尿中的可溶性，促进尿酸的排出，防止形成尿酸肾结石。这些食物主要有油菜、白菜、胡萝卜与瓜类、海藻、紫菜、水果等富含微量钾的蔬果，可以有效地抑制尿酸沉积。另外，进食蛋制品、粗糙食物、豆类、花生、芝麻、核桃等，可补充人体蛋白质、微量元素和维生素。

3. 多饮水,不喝酒 喝水可增加尿量,促使尿酸排出。应鼓励患者多饮水,一般每日液体摄入总量不少于 2 500 毫升。但不要喝清凉饮料和含乙醇饮料,可饮富含维生素和钾的果蔬汁、豆奶等。为防止夜间尿液浓缩,可在睡前或夜间饮水。但痛风合并肾损害出现少尿、水肿时,应准确记录患者饮水量及尿量,根据排出量计算入液量。

乙醇能在体内产生乳酸,降低尿酸的排出,应限制。禁饮纯乙醇饮料,如白酒、葡萄酒及其他含乙醇浓度高的饮料。试验证明,啤酒中也含有大量的嘌呤,饮用一瓶啤酒后血中尿酸浓度增加 1 倍,而且长期饮用大量啤酒者痛风发病率明显高于其他人群,所以原则上应禁饮啤酒。江米酒、小香槟汽酒和其他食物混合食入时,对尿酸代谢的产生影响不大,可以节制饮用。茶叶、咖啡及可可在体内代谢只能产生甲基尿酸盐,不会生成痛风结石,因此不作严格限制,可适量饮用。

4. 营养素的搭配 痛风的发病与高蛋白、高脂肪膳食等不良膳食习惯密切相关。如蛋白质摄入过多使核酸分解过多,脂肪摄入增加可使血酮浓度升高抑制肾脏排泄尿酸等。因此,通常要求总热能不超过标准体重的 20%～30%,蛋白质每日 1 克/千克体重,每日总蛋白量 60～70 克,占总热能的 15%～20%,脂肪为总热能的 25%～30%,其余热能为糖类。

(1)糖类(碳水化合物):糖类为痛风患者热能的主要来源,每日总热能应较正常减少 10%～15%。注意热能应逐步减少,以免体内脂肪过度燃烧引起痛风急性发作。主要以粗米、粗面为主,配以各种新鲜蔬菜、水果等,能提高尿酸盐溶解度,有利于尿酸的排出。

(2)蛋白质:由于蛋白质摄入能加速痛风患者尿酸合成,故痛风患者需限制蛋白质摄入量。急性期每日0.8克/千克体重,缓解期每日<1克/千克体重。牛奶、鸡蛋没有细胞核,不含核蛋白,可作为动物蛋白质的来源。对痛风合并肾功能受损患者,血尿素氮超过250毫摩/升时,蛋白质供给量为0.5克/千克体重,优质蛋白占总蛋白量的50%～70%。蛋白质主要以牛奶、蛋类、植物蛋白为主。按标准体重每日0.5～1千克体重,病情严重时应限制在0.8克以下或总量不超过50克。

(3)脂肪:脂肪在体内具有阻碍肾脏排泄尿酸作用,应长期限制摄入。痛风患者每日摄入脂肪含量30～40克,以不饱和脂肪酸为主。为减少饱和脂肪酸摄入,烹调应选用植物油。

摄入脂肪过多,可减少尿酸的排泄,一般要求在痛风发作时脂肪每日限制在50克以内。对油炸、油煎之类食品应禁用,经常食用蒸、煮、炖、汆、卤之类食品。

(4)维生素:充足的B族维生素,能促使组织内淤积的尿酸盐溶解。因尿酸在酸性环境中容易析出结晶,在碱性环境中容易溶解,故多食用蔬菜、水果等既能促进尿酸排出,又能供给维生素和无机盐的碱性食物。粗米、粗面中的B族维生素含量丰富,应适当食用。

(5)食盐要限量:食盐中的钠有促使尿酸沉淀的作用,尤其伴有高血压、冠心病及肾病时,每日每人食盐摄入总量应限制在5克以内(对人多家庭较好掌握,人少较难控制可用食醋等代替)。

痛风患者饮食控制是非常重要的,要点是控制食物中的嘌呤摄入量,如正常人每日可摄入嘌呤 600～1 000 毫克,而痛风患者每日应控制在 150 毫克,急性期控制在 100 毫克以内,慢性期控制在 150 毫克以内。

(二)痛风患者的饮食安排

不论急性或慢性期的痛风患者,都要严格控制饮食,才能有效地配合药物治疗。控制饮食有利于减少痛苦,减轻肾脏损害,促进早日康复,预防复发均有重要意义。

1. 痛风患者食物选择　对痛风患者而言,必须了解各种食物中嘌呤的含量,将其分为以下几类。

(1)无嘌呤食物:嘌呤含量很少(每 100 克＜20 毫克)或不含嘌呤的食物。

①谷类。大米、精白米、小米、玉米、白面、富强粉、面包、馒头、通心粉、面条、细挂面、苏打饼干。

②蔬菜类。卷心菜、胡萝卜、白萝卜、芹菜、大白菜、莴苣、刀豆、南瓜、茄子、黄瓜、倭瓜、番茄、西葫芦、甘蓝、厚皮菜、山芋、土豆、山药、洋葱、青葱、海带、紫菜、泡菜、咸菜等。

③蛋、乳类。鸡蛋、鸭蛋等;各种鲜奶、炼乳、奶酪、酸奶、奶粉及麦乳精、蜂蜜、藕粉等。

④饮料。汽水、茶、巧克力、咖啡、可可等。

⑤其他,如苹果、杏、梨、橙、葡萄、核桃、栗、花生酱、洋菜冻、果酱等。

(2)低嘌呤食物:每 100 克食物嘌呤含量＜75 毫克。

①蔬菜类。芦笋、花菜、四季豆、豌豆、青豆、荷兰豆、菜豆、大豆、花生、龙须菜、菠菜、蘑菇、大蒜等。

②鱼、贝类。青鱼、白鱼、鲱鱼、鲥鱼、金枪鱼、鲫鱼、龙虾、螃蟹、牡蛎等。

③禽畜类。鸡肉、火腿肉、羊肉、牛肉汤。

④其他。麦片、麦麸、面包、植物油及坚果类等。

(3)中嘌呤食物:每100克食物嘌呤含量75～150毫克。

①鱼类。鲤鱼、鳕鱼、大比目鱼、鲈鱼、梭鱼、河鳗、鲭鱼、鳝鱼等。

②肉类。猪肉、牛肉、牛舌、熏火腿、鸭肉、鸽子肉、鹌鹑肉、野鸡肉、兔肉、鹿肉、火鸡肉等。

③其他。贝壳类及扁豆等。

(4)高嘌呤食物:每100克食物中嘌呤含量＞150毫克。例如,猪大肠、猪肚190毫克,动物脑195毫克,肉汁160～400毫克,牛肾脏200毫克,牛肝脏233毫克,沙丁鱼295毫克,凤尾鱼363毫克,胰脏825毫克,卤肉因食物不同含量不一样。

2. 痛风患者所需热能与营养素计算 痛风患者所需营养素应依病情、身高、体重、年龄、活动量等具体情况而定,总体按糖类、蛋白、脂肪占总热能的比例分别为55％～65％、10％～15％、20％～30％的原则计算三者的所需量,结合患者具体情况及饮食习惯安排三餐或多餐食谱。

(1)计算公式

每日摄取的热能＝标准体重(千克)×工作量

标准体重(千克)＝身高(米)×身高(米)×22

(2)全天所需热能在三餐中的分配比例:早餐30％,中餐40％,晚餐30％。某男,痛风患者,从事脑力劳动,身高1.7米,体重70千克。

标准体重：$1.7 \times 1.7 \times 22 \approx 64$ 千克。按每日每千克体重所需热能 20 千卡计算，则全天热能摄入应为：$64 \times 20 = 1\,280$ 千卡。

全天糖类需要量：按总热能的 60% 计算，每克糖类提供 4 千卡热能。$1\,280$（千卡）$\times 60\% \div 4$（千卡）$= 192$（克）。

全天蛋白质需要量：按总热能 15% 计算，每克蛋白质提供 4 千卡热能。$1\,280$ 千卡 $\times 15\% \div 4$ 千卡 $= 48$（克）。

全天脂肪需要量：按总热能 25% 计算，每克脂肪提供 9 千卡热能。$1\,280$ 千卡 $\times 25\% \div 9$ 千卡 ≈ 35（克）。

该患者全天需要三大营养素量分别为糖类 192 克，蛋白质 48 克，脂肪 35 克。

（3）痛风发作期的饮食方案：计算全天所需食物量，同样以身高 1.7 米患者为例，此时患者活动受限，卧床休息。因此，按每日每千克体重所需热能 20 千卡计算，全天所需 $1\,280$ 千卡热能。按糖类、蛋白质、脂肪占总热能的 60%、15%、25% 计算，则全天需要糖类 192 克，蛋白质 48 克，脂肪 35 克。折合食物量为谷物类 200 克，牛奶类 250 克，鱼肉蛋类 275 克，蔬菜 500 克，食油 10 克（植物油为主）。

①三餐食物量分配。早餐 1/5，中餐 2/5，晚餐 1/5；或早餐 1/5，中餐 2/5，晚餐 2/5。

⊙早餐。牛奶 250 克，谷类 30 克，菜 100 克。

⊙中餐。谷类 100 克，肉 75 克（或鱼 120 克，或蛋 75 克，肉 60 克，或鱼 100 克），菜 200～300 克，植物油 5 克。

⊙晚餐。谷类 70 克，肉 60 克（或蛋 75 克，或鱼 80 克），菜 200～300 克，植物油 5 克。

②水果点心。在水果中嘌呤含量极少，可作为辅食补

充营养。在急性痛风性关节炎发作时,可选用碱性水果作为点心,如香蕉 150 克,苹果 200 克,梨 200 克,柿子 150 克,杏 200 克,草莓 300 克,西瓜 500 克等。

③一周食谱。根据患者病情和身体状况,将每日的食谱分为主食、主菜、汤、水果等,尽可能保证副食中的蔬菜新鲜,品种多,营养丰富。

⊙星期一

早餐:鲜牛奶 200 克,荷包蛋 1 个,馒头片 10 克,凉拌黄瓜或咸菜。

中餐:白米饭 100 克,胡萝卜炖排骨,炒芹菜丝、小瓜片、紫菜汤。

晚餐:绿豆稀饭,馒头 1 个,青椒炒羊肉片,土豆丝、炒白菜,凉拌海带。

⊙星期二

早餐:鲜牛奶 200 克,荷包蛋 1 个,面包片 10 克,香菇油菜。

中餐:白米玉米饭 100 克,青椒肉丝,卤牛肉片,甘蓝丝,番茄鸡蛋汤。

晚餐:三明治面包 1 个,蒸南瓜块,水汆肉丝,虾皮白菜。

⊙星期三

早餐:鲜牛奶 200 克,荷包蛋 1 个,葱油花卷 1 个,凉拌豆芽。

中餐:白米或高粱米饭 100 克,清蒸鲢鱼,冬瓜炖火腿片,炒四季豆。

晚餐:白米粥 200 克,香菇花卷 60 克,蒸青鱼,炒西葫芦片,紫菜虾皮汤。

⊙星期四

早餐:鲜牛奶 200 克,荷包蛋 1 个,土司 3 片,醋汁卷心菜。

中餐:白米红薯饭 100 克,素炒番茄,莴苣炒羊肉丝,丝瓜汤。

晚餐:鸡蛋面 200 克,炒土豆丝,煮刀豆。

⊙星期五

早餐:酸奶 200 克,蛋糕 3 块,素炒胡萝卜丝。

中餐:白米饭 100 克,清蒸山药块,醋熘洋葱,素炒茄子,三鲜素菜汤。

晚餐:素包子 80 克,白米粥,蒸火腿肉片,素炒瓜尖,紫菜汤。

⊙星期六

早餐:奶酪,白米粥,苏打饼干,凉拌黄瓜。

中餐:白米饭 100 克,青椒炒鸡蛋,素炒油菜,蒸南瓜块,紫菜蛋汤。

晚餐:鲜水饺 10 个,素炒胡萝卜丝,蒸青鱼,香菇油菜汤。

⊙星期日

早餐:鲜牛奶 200 克,鸭蛋 1 个,炒土豆丝,凉拌绿豆芽。

中餐:杂粮米饭 100 克,莴苣炒肉丝,番茄炒鸡蛋,素炒茄子,紫菜汤。

晚餐:鸡蛋面片 250 克,鲜菇炒肉丝,素炒卷心菜。

以上食物仅供参考,每天要补充水分 2 000～3 000 毫升(菜汤内少放盐)。

（三）痛风患者的饮食烹调注意事项

1. 鱼肉类 嘌呤为水溶性物质，在高温状态下更易溶于水。所以，痛风患者食用鱼肉类食物时先用沸水氽1～5分钟后再烹饪，这样就能减少食物中的嘌呤含量，同时也减少了热能。

2. 蔬菜类 痛风患者所食用的蔬菜，如豆腐、菠菜、空心菜等含嘌呤比一般菜要高，因此在烹饪前用沸水氽1～3分钟（豆腐可用沸水多煮5～10分钟），捞出再烹饪，能减少很多的嘌呤物质。

3. 烤箱、微波炉与不粘锅 这3种厨具在制作肉类膳食时，在盘底铺上铝箔纸，可以吸去溶出的嘌呤和油脂，还可避免使用过多的油，而致热能过多，同时也减少了维生素的丢失，口味还独特。主要是能降低肉类中的嘌呤和油脂等。

4. 调味品 痛风患者的菜肴多要清淡，其中主要是控制盐，如盐摄入过多（人均每日不超过5克）既可引起血压升高，还可使水钠在体内潴留，造成肾功能损害等。因此，痛风患者的应多用食醋、香油、胡椒、葱等类调味品。

二、痛风患者常用食疗药膳方

中医学认为，"药食同源"。食物同时也是药物，用之得当，可以防病治病。《寿亲养老新书》说："人若能知其食性而调用之，则倍胜于药也。"痛风性关节炎运用中西药物治疗，以调整机体功能，还要因人、因病、因时、因地选用低嘌吟食物,戒酒,帮助患者尽快康复。中医辨证常用食疗和药膳介绍如下。

(一)常用食疗方

1. 炒笋丝 竹笋 250 克,植物油、食盐适量。切丝,用植物油炒熟,酌加食盐调味即成。宜常服。适用于痛风未发作时。

2. 加味萝卜汤 萝卜 250 克,柏子仁 30 克,植物油、食盐各适量。萝卜洗净切丝,用植物油煸炒后,加入柏子仁及清水 500 毫升,同煮至熟,酌加食盐即可,可常服。适用于痛风发作时。

3. 桃仁粥 桃仁 15 克,粳米 160 克。先将桃仁捣烂如泥,加水研汁,去渣,加粳米煮成粥,即可食服。活血祛瘀,通络止痛。适用于瘀血痰浊痹阻型痛风。

4. 薯蓣薤白粥 生淮山药 100 克,薤白 10 克,粳米 50 克,清半夏 30 克,黄芪 30 克,白糖适量。先将粳米淘好,加入切细的淮山药和洗净的半夏、薤白共煮成粥,加适量糖,不拘时间和用量食用。益气通阳,化痰除痹。适用于因脾虚不运,痰浊内生而导致的气虚痰阻之痛风。

5. 白芥莲子山药糕 白芥子粉 5 克,莲子粉 100 克,鲜淮山药 200 克,陈皮丝 5 克,大枣肉 200 克。先将淮山药去皮,切成薄片,再将大枣肉捣碎,与莲子粉、鲜白芥子粉、陈皮丝放碗中,加适量水调和均匀,蒸糕作早餐,每次 50~100克。具有益气,化痰,通痹功效。适用于痰浊痹阻、脾胃气虚型痛风。

(二)常用药膳方

1. 赤小豆粥

【原　料】　赤小豆30克,糯米(新米、香米任选一种)20克。

【制　作】　先煮赤小豆至熟,再加糯米煮粥至熟即可。

【用　法】　每日1剂,分1～2次食用,宜经常食用。

【功　效】　适用于风湿热痹,晨僵,关节肿痛,活动痛剧,得冷则舒,发热口渴,心烦多汗者等。

2. 黄花菜根饮

【原　料】　黄花菜根50～100克,黄酒适量。

【制　作】　将黄花菜根洗净,切成2厘米长的段,用500毫升水煎30分钟,去渣。

【用　法】　每日1剂,分2次与黄酒同服,30日为1个疗程。

【功　效】　适用于风湿热痹,晨僵,关节肿痛,活动痛剧,得冷则舒,发热口渴,心烦多汗等。

3. 柳茄蹄筋汤

【原　料】　西河柳100克,茄子根30克,猪蹄(牛蹄筋)200克,食盐适量。

【制　作】　将西河柳、茄子根洗净,切碎,加水1500毫升,煎汤去渣,加入猪蹄或牛蹄筋,煮沸后用小火炖至蹄筋熟烂,加食盐即可。

【用　法】　每日1剂,分2次吃肉、喝汤,可长期食用。

【功　效】　适用于风湿热痹,晨僵,关节肿痛,活动痛剧,得冷则舒,发热口渴,心烦多汗等。

4. 赤豆饮

【原　料】　薏苡仁、赤小豆各 50 克,金银花藤(用纱布包)20 克。

【制　作】　先将赤小豆、薏苡仁入锅,加水 1000 毫升,煮至豆烂,再放金银花藤,继续煮 20 分钟,去纱布包即可。

【用　法】　每日 1 剂,分 2 次食用,夏秋季宜常食用。

【功　效】　适用于风湿热痹,晨僵,关节肿痛,活动痛剧,得冷则舒,发热口渴,心烦多汗等。

5. 姜辣面

【原　料】　面条、辣椒、生姜、花椒(油炸过)、大蒜各适量(因人而放)。

【制　作】　同面条煮食。

【用　法】　每次 200 克,趁热吃,以出汗为宜,每日 1～2 次。

【功　效】　适用于四肢关节肿痛,遇寒则剧,得热则缓,关节不红,触之不热,痛难屈伸,活动受限等病症。

6. 薏苡仁粥

【原　料】　薏苡仁、核桃仁各 6 克,糯米 30 克,蜂蜜 3 匙,姜汁 10 毫升。

【制　作】　将薏苡仁、核桃仁(去黑皮)、糯米同入锅,加水 1 600 毫升,用文火煮熟,食用前加蜂蜜、姜汁,搅匀。

【用　法】　每日 1 剂,空腹分 2 次温热食,可经常食用。

【功　效】　适用于四肢关节肿痛,遇寒则剧,得热则缓,关节不红,触之不热,痛难屈伸,活动受限。

7. 瘦肉辣根汤

【原　料】　猪瘦肉 100 克,辣椒根 90 克,生姜 10 克,红糖(或食盐)适量。

【制　作】　将猪瘦肉洗净,切片,生姜拍碎,辣椒根洗净切段。锅内加水1 000毫升,加辣椒根煮20分钟后,去渣留汁,放姜煮5分钟,放猪肉片大火煮沸3分钟即可(依不同口味放红糖或食盐调味)。

【用　法】　每日1剂,分2次喝汤、吃肉,可经常食用。

【功　效】　适用于四肢关节肿痛,遇寒则剧,得热则缓,关节不红,触之不热,痛难屈伸,活动受限等症。

8. 蛇肉汤

【原　料】　蛇肉100克,生姜、胡椒、味精、食盐各适量。

【制　作】　将蛇肉与生姜同下锅炖汤,待肉熟后放胡椒、味精、食盐即可。

【用　法】　每日1剂,分2次吃蛇肉、喝汤,可经常食用。

【功　效】　适用于四肢关节肿痛,遇寒则剧,得热则缓,关节不红,触之不热,痛难屈伸,活动受限等症。

9. 薏苡仁防风粥

【原　料】　薏苡仁30克,防风10克,大枣10枚,粳米30克。

【制　作】　将薏苡仁、防风、大枣、粳米同下锅,加水1 000毫升,用武火烧沸后,再用文火煮至米熟成粥。

【用　法】　每日1剂,分2次食用,宜常食用。

【功　效】　祛风散寒,解毒通络。适用于痛风性痹痛、屈伸不利。

10. 莲子糕

【原　料】　莲子粉、大枣肉、茯苓各100克,鲜山药200

克,陈皮丝 6 克,红花 10 克。

【制　作】　将红花煮水,去渣;山药去皮,切成薄片;将茯苓、大枣肉捣碎,与莲子粉、陈皮丝共调匀,加入红花水,调和均匀,放蒸笼蒸熟为糕。

【用　法】　做早点食用,每次 100 克,每日 2 次。

【功　效】　具有祛风散寒,解毒通络功效。适用于全身多关节呈游走性窜痛、屈伸不利。

11. 樱桃酒

【原　料】　樱桃 500 克,五加皮 50 克,60°的高粱酒(或玉米酒)500 毫升。

【制　作】　将樱桃洗净,晾干,放入容器内,放入五加皮、高粱酒(或玉米酒),密封瓶口 10 日即可用。

【用　法】　每次 20～30 毫升,每日 2 次,宜常饮用。

【功　效】　具有祛风散寒,解毒通络功效。适用于全身多关节呈游走性窜痛、屈伸不利。

12. 桃仁蜂蜜粥

【原　料】　桃仁 15 克,肉桂 10 克,大米(糯米或香米)100 克,姜汁 2 毫升,蜂蜜 10 克。

【制　作】　先将米煮成粥后,将桃仁、肉桂放入,再煮20～30 分钟,加姜汁、蜂蜜搅匀。煮片刻即可。

【用　法】　每日 1 剂,分早晚食用,宜经常食用。

【功　效】　具有祛风散寒,解毒通络功效。适用于全身多关节呈游走性窜痛、屈伸不利。

13. 五汁饮

【原　料】　鲜枸杞子、雪梨(去皮)、鲜麦冬各 100 克,鲜芦根 200 克,鲜金银花 150 克。

259

【制　作】　先将金银花切2厘米长段,用水煮汤约100毫升,去渣,再将上述任意一种榨汁。

【用　法】　加温饮用,每日3～4次,经常饮用。

【功　效】　具有补肝益肾,滋阴补虚,散寒除湿,通络止痛功效。适用于关节肿痛,腰膝酸软,肢体筋缩,屈伸不利,肌肉消瘦等。

14. 枸杞腰花汤

【原　料】　猪肾(或狗肾、羊肾、牛肾)2个,枸杞子、续断各50克,姜片、食盐、葱、味精各适量。

【制　作】　将猪肾剖开,去臊筋,洗净,切成薄片。枸杞子、续断与水同煮沸后,用文火煮20分钟,去续断,将猪肾片放入锅中再煮沸2～5分钟,再放入姜片、食盐、葱、味精即成。

【用　法】　每日早、中、晚餐各1次,宜常食用。

【功　效】　具有补肝益肾,滋阴补虚,散寒除湿,通络止痛功效。适用于关节肿痛,腰膝酸软,肢体屈伸不利,肌肉消瘦,筋缩肉倦等。

15. 清蒸甲鱼

【原　料】　甲鱼(1只)500克,制何首乌、枸杞子各10克,大枣10枚,姜、葱、食盐、黄酒、清汤各适量。

【制　作】　甲鱼宰杀后去头、肚肠,切块,与何首乌、枸杞子、大枣共放大碗内,加姜、葱、食盐、黄酒、清汤,放锅中隔水炖或蒸笼蒸至熟烂即可。

【用　法】　每日1剂,分2次吃甲鱼肉、喝汤。

【功　效】　具有补肝益肾,滋阴补虚,散寒除湿,通络止痛功效。适用于关节肿痛,腰膝酸软、肢体屈伸不利,肌肉消瘦,筋缩肉倦等。

16.清炖龟肉

【原　料】　乌龟 500 克(1 只),黄芪 10 克,大枣 15 枚,姜、葱、绍酒、食盐、味精各适量。

【制　作】　先将乌龟杀后剖开,去头、肚肠,切块,与黄芪、大枣、姜、葱、绍酒、食盐同入土罐,用草木灰火或木炭火煨 4～6 小时后即可。食用前放味精。

【用　法】　每日 1 剂,分 2 次吃乌龟肉、喝汤,宜常食用。

【功　效】　具有补肝益肾,滋阴补虚,散寒除湿,通络止痛功效。适用于关节肿痛,腰膝酸软、肢体屈伸不利,筋缩等。

17.清炖童子鸡

【原　料】　童子鸡 500 克,人参 10 克,桃仁 9 克,苹果 1 个,绍酒、姜、食盐各适量。

【制　作】　将鸡宰杀后去毛、内脏(留鸡肝、鸡心、鸡血等);人参切薄片,苹果拍破。将人参、苹果、桃仁放入鸡腹内,再将鸡放入砂锅内,加水 1500 毫升,用大火烧沸后再用小火炖至鸡肉熟烂即可。

【用　法】　每日 1 剂,分 2 次吃鸡肉、喝汤,宜常食用。

【功　效】　具有补肝益肾,滋阴补虚,散寒除湿,通络止痛功效。适用于关节肿痛,腰膝酸软,肢体屈伸不利,筋缩肉倦等。

18.清蒸乌梢蛇

【原　料】　乌梢蛇(300 克左右)1 条,鹿角粉 5 克,生姜、葱、清汤、绍酒、食盐各适量。

【制　作】　将乌梢蛇宰杀,去皮、头、内脏,切成 3～5 厘米段;生姜去皮,拍破;葱洗净,切段。将蛇肉、鹿角粉、生姜、食盐、葱段、清汤、绍酒放入碗中,上蒸笼蒸或隔水炖至蛇肉烂熟即可。

【用　法】　每日1剂,分2次吃蛇肉、喝汤,宜常食用。

【功　效】　具有补肝益肾,滋阴补虚,散寒除湿,通络止痛功效。适用于关节肿痛,腰膝酸软,肢体屈伸不利,肌肉消瘦,筋缩肉倦等。

19. 乌头粥

【原　料】　生川乌10克,大米、大枣、姜汁各适量。

【制　作】　将生川乌入锅,加水1 000毫升,煮沸后再用文火煨60分钟,加大米、大枣、姜汁煮至米熟烂为止。

【用　法】　每日1剂,分1～2次食用,秋冬季宜常吃。

【功　效】　具有温经散寒,除痹止痛功效。适用于痛风性关节炎的寒痹邪实所致筋骨剧痛,四肢屈伸不利,关节肿痛等。

20. 木瓜苡仁粥

【原　料】　刺木瓜30克,薏苡仁20克,糯米100克,冰糖10克。

【制　作】　将木瓜洗净,切片(或条),薏苡仁洗净,糯米洗净一同入锅,加水800～1 000毫升,先浸泡30～60分钟后,煮沸后用文火煨至糯米、薏苡仁熟烂,加入冰糖溶化即可。

【用　法】　每日1剂,分2～3次食用,宜长期食用。

【功　效】　具有舒筋活络,散寒除湿,补中益气功效。适用于痛风性关节肿痛,腰膝酸软,疲乏无力等。

21. 羊脊粥

【原　料】　羊脊骨150克,肉苁蓉、薏苡仁各30克,香米60克,党参20克,姜、绍酒、食盐各适量。

 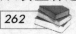

【制　作】　将羊脊骨洗净,漂去血水,剁成3～5厘米小块入锅;生姜去皮,拍破,与薏苡仁、肉苁蓉、党参、香米、食盐一同入锅,加水2 000毫升,先用武火烧沸后,再用文火煮至米熟脊骨肉熟烂、汤呈乳白色即可。

【用　法】　每日1剂,分2次吃肉、喝粥,可经常食用。

【功　效】　具有补肾虚,益精气,强筋骨功效。适用于痛风性关节炎的中、晚期,兼有全身消瘦,神乏无力,腰膝酸软,骨质破坏等。

22. 附片蒸羊肉

【原　料】　制附片30克,鲜羊肉500克,山药200克,老姜10克,料酒15毫升,葱段5克,胡椒粉、味精、食盐各适量,猪油30克,清汤300毫升。

【制　作】　将羊肉洗净,放入锅内,加水1 000毫升,煮熟捞出,切成小薄片;附片洗净,放在碗底,羊肉放在附片上,山药放在羊肉上,老姜去皮,切片,与猪油、料酒、葱段、食盐、味精、胡椒粉一同放在山药上,放入清汤入蒸笼蒸3小时即可。

【用　法】　每次200克,每日1～2次,宜间断食用。

【功　效】　具有蠲痹散寒,益气养血功效。适用于痛风性关节炎中、晚期,寒痹阳虚、手足拘挛剧痛者。

23. 黄芪炖鸡

【原　料】　童子鸡1只,黄芪60克,龟版胶20克,赤小豆100克,绍酒、姜、葱、桂皮、食盐各适量。

【制　作】　先将鸡宰杀,去毛、肚肠,留鸡肝、血,洗净;把黄芪洗净,切片,用纱布包扎,与赤小豆放入鸡腹内,龟版胶亦置鸡腹内,把鸡放入砂锅内,加水2 500毫升,放姜、食盐、桂皮、绍酒,先用武火烧沸后,再用文火煮至鸡肉熟烂,再放葱段,捞去中药包即可。

【用　法】　每次200克,吃鸡肉、喝汤,每日1～2次,宜间断食用。

【功　效】　具有补益气血,滋阴补肝健肾功效。适用于痛风性关节炎中期,肝肾阳亏虚,气血不足,全身消瘦,疲乏无力等症。

24. 桑枝煨鸡

【原　料】　土公鸡1只,老桑枝50克,桂枝30克,鸡血藤40克,杜仲20克,生姜15克,黑豆300克,绿豆100克,绍酒、葱、食盐、味精各适量。

【制　作】　将鸡宰杀,去毛、肚肠,留肝、心、血等;将桑枝、桂枝、鸡血藤、杜仲切成3厘米长段,用纱布包扎,置鸡腹内,将鸡放入砂锅内,并将黑豆、绿豆、生姜一同入锅,放水2000毫升,放食盐,用武火煮沸,放绍酒,用文火煨至鸡肉熟烂,食用前放葱段、味精,捞去中药包即可。

【用　法】　每次200克,鸡肉、豆、汤一同食用,每日1～2次,宜间断食用。

【功　效】　具有补血益气,清热通痹,益肾健脾功效。适用于痛风性关节炎的湿热痹证,肿胀、疼痛,活动时加剧、疼痛不可触者,体质虚弱等。

25. 杜仲煨羊肉

【原　料】　鲜羊肉500克,山药200克,人参、杜仲、桂枝各15克,生姜、葱、食盐、味精各适量。

【制　作】　将羊肉洗净血水,切成2～3厘米小块;山药去皮,切块;生姜去皮,拍破,与羊肉、山药、人参、杜仲、桂枝一同入砂锅,放水 1 000 毫升,将砂锅置草木灰火或木炭火中煨 6～8 小时,食用前放食盐、葱段、味精即可。

【用　法】　每次 200 克,吃羊肉、山药、人参,喝汤,每日 1～2 次,宜间断食用。

【功　效】　具有补益气血,健脾益肾,补肝功效。适用于痛风性关节炎出现的肾阳亏虚,气血不足,肿胀、疼痛迁延不愈,手足筋挛拘急等。

26. 壮阳狗肉汤

【原　料】　狗肉 800 克,菟丝子 40 克,制附片 15 克,何首乌 10 克,桂枝 6 克,绍酒 15 毫升,生姜 10 克,植物油 20 毫升,葱 5 克,味精、食盐各适量。

【制　作】　将狗肉洗净,整块用沸水汆透捞出,切成 2～3 厘米长小块;生姜去皮,拍破;葱切段。锅烧热,加植物油烧 7～8 成热,放姜片煸炒,倒入绍酒、狗肉块,将菟丝子、制附片、何首乌、桂枝用纱布包好扎紧,一同放入砂锅内,加水 2 000 毫升,放食盐,用武火煮沸后,再用文火炖至狗肉熟烂,捞去中药包,食用前放味精即成。

【用　法】　每次 200 克,吃狗肉、喝汤,每日 1～2 次,宜经常食用。

【功　效】　具有补脾益肾,蠲痹散寒,益气养血功效。适用于痛风性关节炎,关节肿痛等。

27. 鳝鱼猪肉羹

【原　料】　鳝鱼 300 克,猪瘦肉 100 克,杜仲、黄芪各 20 克,女贞子 30 克,姜、葱、植物油、绍酒、醋、胡椒粉、食盐各适量。

【制　作】　先将杜仲、黄芪、女贞子一同入锅,加水 800

毫升煮沸后,用微火煮 30 分钟,捞出中药备用;鳝鱼剖开,去内脏、头尾,留血,切段备用;猪肉洗净,剁成碎末,放热油锅内煸炒后.加入中药汁,煮沸后放入鳝鱼段,姜、葱、绍酒煮沸,用文火煮至猪肉、鱼肉熟烂,加醋、食盐、胡椒粉即成。

【用　法】　每次 150 克,吃鱼肉、喝汤,每日 1～2 次,宜经常食用。

【功　效】　具有补肝益肾,益气补血,祛风通络功效。适用于痛风性关节炎,手足筋挛等症。

28. 乌梢蛇炖山药

【原　料】　乌梢蛇 500 克,山药 500 克,料酒 10 毫升,姜 5 克,葱 5 克,食盐 3 克,鸡精 3 克,胡椒粉 3 克。

【制　作】　将乌梢蛇宰杀后留血,去头、脏、尾、皮,切成 3～5 厘米段块;山药去皮,洗净,切块;姜去皮,拍破,切片;将山药、蛇肉段、姜、葱、料酒同放砂锅内,加水 800 毫升,置武火上烧沸.再用文火煮至蛇肉、山药熟烂,加入食盐、鸡精、胡椒粉即成。

【用　法】　每次 200 克,趁热吃蛇肉、喝汤,每日 4 次,宜常用。

【功　效】　具有补肝益肾,祛风除湿,清热利尿功效。适用于痛风性关节炎,肢体挛拘,四肢水肿,小便不畅,高血压等。

29. 木瓜烧猪蹄筋

【原　料】　猪蹄筋 300 克,木瓜 30 克,青菜头 100 克,料酒 10 毫升,姜 5 克,葱 5 克,食盐 5 克,鸡精 3 克,植物油 35 克。

【制　作】　将木瓜洗净,切薄片;猪蹄筋用油发好,清水漂洗干净,切成 2 厘米长的段;青菜头洗净,切成 3 厘米大小的块;姜切片,葱切段。将炒锅置武火上烧热,加入植物油,烧至六成热时,下入姜、葱爆炒,随即下入猪蹄筋、料酒和青菜头、木瓜,炒至变色,加水少许烧熟,再加入食盐、鸡精即成。

【用　法】 佐餐食用,每日 1～2 次,宜常食用。

【功　效】 具有疏经活络,化湿和胃功效。适用于痛风性关节炎筋脉拘急,关节肿痛、活动不利,下肢肿胀等。

30. 防己炒肉片

【原　料】 猪瘦肉 300 克,防己 30 克,土豆 100 克,姜 5 克,葱 10 克,食盐 3 克,鸡精 3 克,植物油 30 克,蚕豆粉适量。

【制　作】 将防己洗净,用清水泡发,切成薄片,加水100 毫升,先用武火烧沸,再用文火煮 10 分钟,滤取药液备用。猪瘦肉洗净,切薄片,与蚕豆粉拌匀;姜切片,葱切段。将锅置于火上烧热,加入植物油烧至六成热时,将肉片爆炒熟出锅,再下入姜、葱爆香,倒入炒熟的瘦肉片、土豆、料酒,炒至变色,加上防己药汁,炒匀,加入食盐、鸡精拌匀即成。

【用　法】 佐餐食用,每日 1～2 次,宜常食用。

【功　效】 具有祛风除湿,宣痹止痛,活络消肿功效。适用于痛风性关节炎四肢关节热痛、活动不利等。

31. 秦艽煮猪腰花

【原　料】 猪肾(腰子)2 只,秦艽 30 克,料酒 10 克,姜 5 克,葱 10 克,食盐 3 克,鸡精 3 克,植物油 30 克。

【制　作】 将秦艽用清水洗净、切片;猪腰子切开,去臊筋,切成腰花片;姜切片,葱切段。将炒锅置武火上烧热,加入植物油烧至六成热时,下入姜、葱爆香,加入清水 800 毫升烧沸,加入秦艽煮 20 分钟,下入腰花、食盐、鸡精煮熟即成。

【用　法】　每日 1～2 次,趁热吃,可常食用。

【功　效】　具有祛风湿,疏经络,清虚热功效。适用于痛风性关节炎,肾虚腰痛,耳聋、耳鸣等。

32. 加皮杜仲炖狗肉

【原　料】　狗肉 300 克,五加皮 30 克,杜仲 20 克,姜 5 克,葱 10 克,食盐 3 克,鸡精 3 克,胡椒粉 3 克,香菜 25 克,料酒 10 毫升。

【制　作】　将五加皮及杜仲洗净,切成细条;狗肉反复冲洗干净,切成 3 厘米见方的厚块;姜拍破,葱切段。将五加皮、杜仲、狗肉、姜、料酒同放炖锅内,加水 1 200 毫升,置武火烧沸,打去血沫,再用文火炖至狗肉熟烂,加入食盐、鸡精、胡椒粉、香菜即成。

【用　法】　每次 150 克左右,吃狗肉、喝汤,每日 2 次,宜常食用。

【功　效】　具有祛风湿,补肝肾,强筋骨功效。适用于痛风性关节炎,腰膝酸软,颈腰疼痛等。

33. 雷公藤炖牛肉

【原　料】　牛肉 300 克,雷公藤 30 克,莴苣头 100 克,姜 5 克,葱 10 克,食盐 3 克,鸡精 3 克,胡椒粉 3 克,料酒 10 毫升。

【制　作】　将雷公藤根切片,与叶、花一起洗净;牛肉洗净,切成 3 厘米见方的块;姜切片,葱切段;莴苣头去皮,切成 3 厘米见方的厚块。将牛肉、雷公藤、莴苣头、料酒、姜、葱同放瓦锅内,加水1 800毫升,置武火烧沸,再用文火炖煮至牛肉熟烂,加入食盐、鸡精即成。

【用　法】　每次100克(雷公藤有毒,不可多食),吃牛肉,喝汤,每日1～2次,连续食用3～6个月。

【功　效】　具有祛风除湿,通经活络功效。适用于痛风性关节炎急性期关节肿痛等。

34.丝瓜络炖羊肉

【原　料】　羊肉300克,丝瓜络30克,白萝卜100克,料酒10克,姜5克,葱10克,食盐3克,鸡精3克,胡椒粉3克,香菜25克。

【制　作】　将丝瓜络洗净,切成3厘米段;羊肉洗净,切成3厘米见方厚块;白萝卜去皮,切成3厘米见方的厚块;姜切片,葱切段。将丝瓜络、白萝卜、羊肉、料酒、姜、葱同放入瓦锅内,加水1 800毫升,置武火烧沸,再用文火炖至羊肉熟烂,加入食盐、鸡精、胡椒粉、香菜即成。

【用　法】　每日1剂,分1～2次吃羊肉、喝汤,宜常食用。

【功　效】　具有舒筋活络,益气补虚,清热化痰功效。适用于痛风性关节炎属风湿热型关节红肿热痛等。

35.忍冬藤炖猪排骨

【原　料】　猪排骨500克,忍冬藤30克,料酒10毫升,姜5克,葱10克,食盐3克,鸡精3克,胡椒粉3克。

【制　作】　将忍冬藤洗净,切成3厘米段;排骨洗净,砍成5厘米见方的块;姜切片,葱切段。忍冬藤、排骨、姜片、料酒、葱段同放瓦锅内,加水1 500毫升,置武火烧沸,再用文火炖煮至排骨肉熟烂,加入调料即成。

【用　法】　佐餐食用,吃排骨肉、喝汤,每日1～2次,宜常食用。

【功　效】　具有祛风通络,舒筋活血,清热解毒功效。适用于痛风性关节炎湿热型关节红肿等。

36. 鸡血藤炖乳鸽

【原　料】　乳鸽3只,鸡血藤30克,料酒10毫升,姜5克,葱10克,食盐3克,鸡精3克,胡椒粉3克。

【制　作】　将鸡血藤洗净,切片;乳鸽宰杀后留血、心、肝,去毛、内脏、爪;姜切片,葱切段。将鸡血藤、乳鸽、料酒、姜、葱同放瓦锅内,加水800毫升,置武火烧沸,再用文火炖至鸽肉熟烂,加入食盐,鸡精、胡椒粉即成。

【用　法】　佐餐食用,吃鸽肉、喝汤,每日2次,宜常食用。

【功　效】　具有舒筋活络,益气补血功效。适用于痛风性关节炎,血虚体弱尤宜等。

37. 露蜂房炖鹌鹑

【原　料】　鹌鹑6只,露蜂房30克,料酒10毫升,姜5克,葱10克,食盐3克,鸡精3克,胡椒粉3克。

【制　作】　将露蜂房切成3厘米见方的块;鹌鹑宰杀后去毛、内脏及爪,每只切4块;姜切片,葱切段。将露蜂房、鹌鹑、料酒、姜放入炖锅内,加水500～800毫升,置武火烧沸,再用文火炖煮至鹌鹑肉熟烂,加入食盐、鸡精、胡椒粉即成。

【用　法】　分2次佐餐食用鹌鹑肉和汤,宜常食。

【功　效】　具有祛风止痛,攻毒消肿功效。适用于痛风性关节炎关节肿痛,肩周炎,血气两虚等。

38. 鲈鱼炖千年健

【原　料】　鲈鱼(约500克)1尾,千年健20克,料酒10

毫升,姜 5 克,葱 10 克,食盐 3 克,鸡精 3 克,胡椒粉 3 克。

【制　作】　将千年健洗净,水发软,切片;鲈鱼宰杀后去鳃、鳞、肠,洗净;姜切片,葱切段。将千年健、鲈鱼、姜、葱、料酒同放炖锅内,加水 1 000 毫升,置武火烧沸,再用文火炖煮至鱼肉熟烂,加入食盐、鸡精、胡椒粉即成。

【用　法】　每次 200 克,吃鱼肉、喝汤,宜常食用。

【功　效】　具有舒筋活络,祛风湿,强筋骨,补肝肾功效。适用于痛风性关节炎,气虚血虚,目眩头晕等。

39. 羌活煮泥鳅

【原　料】　活泥鳅 300 克,羌活 30 克,料酒 10 毫升,姜 5 克,葱 5 克,食盐 3 克,鸡精 3 克,胡椒粉 3 克。

【制　作】　将羌活润透,洗净,切片;泥鳅先放清水中 12～24 小时,吐去肠中杂物备用;姜切片,葱切段。将羌活、泥鳅、姜、葱、料酒同放炖锅内,加水 500 毫升。置武火上烧沸,再用文火烧煮 25 分钟,加入食盐、鸡精、胡椒粉即成。

【用　法】　佐餐食用,每日 1～2 次,宜常食用。

【功　效】　具有祛风散寒,祛湿止痛,解表功效。适用于上肢痛风性关节炎关节疼痛,对肩关节、颈椎关节的冷痛特别有效。

40. 威灵仙炖牛筋

【原　料】　牛蹄筋 300 克,威灵仙 20 克,料酒 10 毫升,姜 5 克,葱 10 克,食盐 3 克,鸡精 3 克,胡椒粉 3 克。

【制　作】　将威灵仙洗净,切碎,放入锅内,加水 500 毫升,置武火上烧沸,再用文火煎 25 分钟停火,过滤,收取汁液备用。姜切片,葱切段;牛蹄筋用清水发透,洗净,切成 3 厘米长的段。将威灵仙液、牛蹄筋、姜、葱、料酒同放锅内,加水 1 000 毫升,置武火烧沸,再用文火炖至蹄筋熟烂,加入食盐、鸡精、胡椒粉即成。

【用　法】　每次 200 克,吃牛蹄筋、喝汤,每日 2 次,可常食用。

【功　效】　具有祛风除湿。强筋骨,通经络功效。适用于痛风性关节炎关节疼痛等。

41. 威灵仙炖鹿骨

【原　料】　鹿骨 1 000 克,威灵仙 20 克,料酒 10 毫升,姜 5 克,葱 10 克,食盐 3 克,鸡精 3 克,胡椒粉 3 克。

【制　作】　将威灵仙洗净,切碎,放入锅内,加水 1 000 毫升,置武火烧沸,再用文火煮 25 分钟停火,过滤,收取药液备用;姜切片,葱切段;鹿骨洗净,捶破。将威灵仙药液、鹿骨、料酒、姜、葱同放炖锅内,加水 1 500 毫升,置武火烧沸,再用文火炖煮鹿骨,加入食盐、鸡精、胡椒粉即成。

【用　法】　每次喝汤 300 毫升,每日 2 次,可常食用。

【功　效】　具有祛风除湿,强筋骨功效。适用于痛风性关节炎下肢关节痛等。

42. 木瓜蒸鳗鱼

【原　料】　鳗鱼(500 克)1 尾,木瓜 40 克,料酒 10 毫升,鸡精 3 克,姜 5 克,葱 10 克,食盐 3 克,鸡油 30 克,胡椒粉 3 克。

【制　作】　将鳗鱼宰杀后,去鳃、内脏;木瓜用水煎煮取药液 100 毫升待用;姜切片,葱切段。将鳗鱼用食盐、鸡精、料酒、姜、葱腌渍 30 分钟,捞出鳗鱼,放入蒸盘内,加入药液、鸡油,置蒸笼内,大火蒸至鱼肉熟即成。

【用　法】　每次 200 克,吃鱼、喝汤,每日 2 次,可常食用。

【功　效】　具有补虚,祛风湿功效。适用于痛风性关节炎关节疼痛,虚痨骨蒸,寒湿痹痛,妇女崩漏等。

43. 透骨草炖驴肉

【原　料】　驴肉 500 克,透骨草 20 克,料酒 10 毫升,姜 5 克,食盐 3 克,鸡精 3 克,胡椒粉 3 克。

【制　作】　将驴肉洗净,切成 3 厘米见方的块;透骨草洗净,盛装在纱布袋内,扎紧口;姜切片,葱切段。将透骨草药包、驴肉、料酒、姜、葱同放炖锅内,加水 1 500 毫升,置火上烧沸,再用文火炖煮 45 分钟,加入食盐、鸡精、胡椒粉即成。

【用　法】　每次 200 克,趁热食用,每日 2 次,可常食用。

【功　效】　具有祛风除湿,补气血功效。适用于痛风性关节炎多关节疼痛等。

44. 龙凤汤

【原　料】　乌鸡 1 只(800~1 000 克),木瓜 50 克,白花蛇(饲养品)500 克,料酒 10 毫升,姜 5 克,葱 10 克,胡椒粉 3 克,食盐适量。

【制　作】　将白花蛇宰杀后去头、皮、内脏,洗净,切成 3 厘米长的段;木瓜洗净,切片;乌鸡宰杀后,去毛、内脏及爪;姜切片,葱切段。将乌鸡、木瓜、白花蛇肉、料酒、姜、葱同放炖锅内,加水 2 800 毫升,置武火烧沸,再用文火煮至鸡肉熟烂,加入食盐、胡椒粉即成。

【用　法】　每次 200 克,吃肉、喝汤,每日 2 次,宜常食用。

【功　效】　具有祛风除湿,壮筋骨,定惊搐功效。适用于痛风性关节炎,得热痛减等。

45. 西芹炒蛇肉片

【原　料】　西芹 100 克,白花蛇(饲养品)300 克,料酒

10 毫升,姜 5 克,葱 10 克,鸡精 3 克,植物油、食盐各适量。

【制　作】　将白花蛇宰杀后去头、皮、内脏,洗净,切成
3 厘米见方的片;西芹去黄叶、老梗,洗净,切成 3 厘米长的
片;姜切片,葱切段。将炒锅置武火上烧热,加入植物油烧
六成热时,下入姜、葱爆香,随即下入蛇片、料酒,炒至变色,
加入西芹炒熟,加入食盐、鸡精即成。

【用　法】　佐餐食用,每日 1～2 次,宜常食用。

【功　效】　具有祛风湿,降血压功效。适用于痛风性
关节炎、高血压等。

46.蛇肉炒香菇

【原　料】　白花蛇(饲养品)300 克,香菇 300 克,鸡胸
脯肉 100 克,料酒、姜、葱、鸡精、胡椒粉、食盐各适量。

【制　作】　将白花蛇宰杀后去头、皮、内脏,洗净,切成
薄片;鸡肉洗净,切成 3 厘米见方薄片;香菇去根洗净,切成
薄片;姜切片,葱片段。将炒锅置或火上烧热,加入植物油,
烧至六成热时,下入姜、葱爆香,即下蛇片、鸡片、料酒,炒至
变色,加入香菇炒熟,加入食盐、鸡精、胡椒粉即成。

【用　法】　佐餐食用,每日 1～2 次,随量经常食用。

【功　效】　具有祛风湿功效。适用于痛风性关节炎骨
关节疼痛、变形等。

47.蛇肉炒茭白

【原　料】　乌梢蛇(饲养品)300 克,茭白 150 克,辣椒
10 克,姜 5 克,葱 10 克,食盐 3 克,鸡精 3 克,植物油适量。

【制　作】　将乌梢蛇宰杀后去头、皮、内脏,洗净,切成
薄片;茭白去皮,洗净,切成 3 厘米见方的片;辣椒切丝,姜切
段。将炒锅置武火上烧热,加入植物油烧至六成热时,下入

姜、葱爆香,随即下入蛇肉片、料酒,炒至变色,加入茭白炒熟,加入食盐、鸡精即成。

【用　　法】　佐餐食用,每日 1～2 次,随量经常食用。

【功　　效】　具有祛风除湿,补气血功效。适用于痛风性关节炎关节疼痛,血虚气短,纳差等。

48. 黄芪蛇肉汤

【原　　料】　活蛇(饲养品)500 克,生黄芪 30 克,薏苡仁 60 克,当归 9 克,生姜 10 克,大枣 20 克,食盐、绍酒、味精各适量。

【制　　作】　将蛇宰杀后去头、皮、内脏(留蛇血),洗净,切成 3 厘米段。把全部用料洗净,一齐放入瓦锅内,加清水、绍酒,文火煨 2 小时,取出蛇骨,放入食盐和味精即可。

【用　　法】　每次吃 200 克蛇肉,并喝汤,每日 2 次,可常用。

【功　　效】　具有补气活血,祛湿逐痹功效。适用于痛风性关节炎,身体倦怠等。

49. 黄芪煨牛筋

【原　　料】　新鲜牛蹄筋 500 克,生黄芪 60 克,桂枝 9 克,当归 12 克,生姜 10 克,葱白 10 克,食盐、鸡精各适量,草果 1 个。

【制　　作】　将牛蹄筋洗净,用沸水氽透后切成 3 厘米长的段。把全部药料洗净,与牛蹄筋和草果一道放入瓦锅内,加清水适量,用文火煨至蹄筋熟,放入食盐和鸡精即可。

【用　　法】　每次 200 克,吃牛蹄筋、喝汤,每日 1～2 次,经常食用。

【功　　效】　具有补气活血,祛风逐寒功效。适用于痛风性关节炎,神疲气短等。

50.附片炖鸡肉

【原　料】　鸡肉 500 克,熟附片 10 克,杜仲 12 克,生姜 10 克,大枣 20 克,食盐 3 克。

【制　作】　把鸡肉洗净,切成 3 厘米大小之块状,与上料一齐放入瓦锅中,加清水适量,用武火煮沸后改文火煮 2～3 小时,至汤入口无麻辣感为度,加入食盐即可。

【用　法】　每次 100 克,吃鸡肉、喝汤,每日 2 次,间断食用。忌生冷食物。

【功　效】　具有温肾逐寒,祛湿止痛功效。适用于痛风性关节炎关节剧痛,手足厥冷。

51.牛膝煨羊肉

【原　料】　羊肉 400 克,川牛膝 12 克,当归 9 克,玉竹 15 克,枸杞子 12 克,生姜 5 克,食盐、鸡精各适量。

【制　作】　把羊肉洗净,切成 3 厘米×3 厘米小块,中药用纱布包好,扎紧袋口,一齐放入瓦锅内,加入清水、食盐,用木炭火或草木灰火煨 6～8 小时,至羊肉熟烂为度,加入鸡精调味即可。

【用　法】　每次 150 克,吃羊肉、喝汤,每日 2 次。

【功　效】　具有养血强筋,活血通痹功效。适用于痛风性关节炎,关节挛痛,活动不灵,伴心悸、眩晕等症。

52.锁阳龟肉汤

【原　料】　乌龟 1 只,干地黄 25 克,锁阳 15 克,砂仁 3 克,生姜 5 克,胡椒粉 2 克,食盐 3 克,鸡精 3 克。

【制　作】　把乌龟宰杀后去内脏,洗净,切成块,与洗净的其他原料一齐放入砂锅内(砂仁后下),加清水 1 500 毫升,用草木灰火或木炭火煨至龟肉熟烂为止,加入胡椒粉、食盐、鸡精即成。

【用　法】　每次 200 克,吃乌龟肉、喝汤,每日 2 次,可经常食用。

【功　效】　具有补益肝肾,强壮筋骨功效。适用于痛风性关节炎,关节疼痛等。

53. 金毛狗脊炖狗脊骨汤

【原　料】　狗脊骨(连肉)250 克,金毛狗脊 25 克,肉苁蓉 15 克,杜仲 25 克,八角、茴香各 4 克,食盐 3 克,鸡精 3 克。

【制　作】　把狗脊骨洗净,切成块,用沸水煮 3～5 分钟,捞出骨块,去血水,再用沸水 2 500 毫升加金毛狗脊、肉苁蓉、杜仲、食盐等,用武火煮沸,再用文火煮至狗脊骨熟烂,加鸡精即可。

【用　法】　每次 200 克,吃狗肉、喝汤,每日 2 次,宜常吃。

【功　效】　具有补肾壮腰,祛风除湿功效。适用于痛风性关节炎。

第七章　痛风的预防

　　近年来,随着营养条件的改善、平均寿命延长及对痛风病的诊断技术的提高,痛风的患病率逐年增多。痛风病未累及肾脏者,经过有效防治预后良好。但如防治不当,不但急性发作给患者造成极大痛苦,而且容易变成慢性痛风,导致关节僵硬、变形,形成痛风石、瘘管,以及肾结石、肾损害等严重后果。因此,预防痛风的发生,减少痛风的复发,迅速治疗急性期痛风和加强慢性期治疗,预防痛风的肾损害,显得越来越重要。

一、中国人的膳食指南

(一)食物多样,谷类为主

　　人类的食物是多种多样的,各种食物所含的营养成分不尽相同。除母乳外,任何一种单一的天然食物都不能提供人体所需的全部营养素,必须吃多种食物才能满足人体对各种营养素的需要,达到合理营养的目的。平衡膳食必须由多种食物组成,人们每日都要适量吃以下 5 类食物。

　　1. 谷类及薯类　谷类包括米、面、杂粮;薯类包括马铃薯、甘薯、木薯等。主要提供糖类、蛋白质、膳食纤维及 B 族维生素。

2. 动物性食物　包括肉、禽、鱼、蛋、奶等,主要提供蛋白质、脂肪、无机盐、维生素 A 和 B 族维生素。

3. 豆类及其制品　包括大豆和其他干豆,主要提供蛋白质、脂肪、膳食纤维、无机盐和 B 族维生素。

4. 蔬菜水果类　包括鲜豆、根茎、叶菜、茄果等蔬菜和各种水果,主要提供膳食纤维、无机盐、维生素 C 和胡萝卜素。

5. 纯热能食物　包括动植物油、淀粉、食用糖和酒类,主要提供能量。

在同一类食物里,也要尽量食用不同品种的食物。谷类食物是我们的主食,一日三餐离不开它。谷类易消化、价格便宜,是人体最重要最经济的能量来源。"食物多样,谷类为主"是平衡膳食的核心,是合理营养的基础。

(二)多吃蔬菜、水果和薯类

新鲜蔬菜、水果是人体维生素 C 的主要来源。蔬菜中以小青辣椒、柿子椒的维生素 C 含量最高,其次是菜花、苦瓜、多种绿叶菜和其他叶菜。萝卜、番茄、黄瓜等蔬菜的含量虽然没有绿叶菜多,但习惯上常生吃凉拌无需加热,维生素 C 没有损失,因而也是维生素 C 的良好来源。

各种鲜果都含有维生素 C,鲜枣含量最高,山楂、柑橘、柠檬、草莓的维生素 C 含量也较高,近几年开发、引种的猕猴桃因维生素 C 含量很高,被誉为水果之王。水果直接食用,所含维生素 C 不受烹调加热的破坏,是人体维生素 C 的又一良好来源。

除蔬菜、水果外,其他食物不含或几乎不含维生素 C。

人体所需的维生素 C 主要靠蔬菜、水果提供。

蔬菜、水果是维生素 A 和维生素 B_2 的重要来源。绿色或橙黄色的蔬菜、水果含有丰富的胡萝卜素,胡萝卜素在人体内被吸收后可转变为维生素 A,起促进生长发育、维持正常视力和皮肤健康的作用。油菜、小白菜、韭菜、菠菜、苜蓿等绿叶菜,胡萝卜、红柿子椒、黄花菜、黄倭瓜等红、黄色蔬菜,以及黄杏、柑橘、芒果、柿子等橙黄色水果含胡萝卜素都很丰富。我国部分居民动物性食物吃得较少,膳食的维生素 A 主要来自新鲜蔬菜、水果中的胡萝卜素。许多研究结果表明,缺乏维生素 A 的小儿抵抗力差,易患小儿肺炎和腹泻。

蔬菜还是膳食中维生素 B_2 的重要来源。维生素 B_2 在食物中的分布不广泛,只有肝、肾、蛋黄、牛奶等含维生素 B_2 较多。蔬菜中维生素 B_2 含量虽然不算多,但吃的量多而普遍,是我国居民膳食维生素 B_2 的重要来源。现在有些孩子经常出现口角炎、舌炎等症状,这与他们不吃蔬菜不无关系。

蔬菜、水果是无机盐的重要来源。蔬菜、水果含有丰富的无机盐,是钙、磷、钾、镁、铁的重要来源。我国居民吃的奶类食物较少,容易缺钙。某些绿叶蔬菜(油菜、小白菜、芹菜、荠菜、雪里蕻等)及鲜豆类(毛豆、豌豆、蚕豆),含钙既多食用量也大,是我国居民膳食钙的重要来源。此外,绿叶蔬菜含铁多是预防贫血的佳蔬,蔬菜、水果含镁丰富,有保护心血管健康的作用。

蔬菜中钙、镁、钾、钠居多,水果中钾、钠、镁居多,这些元素在体内的代谢产物呈碱性,可以中和酸性食物(肉、蛋、谷类)在体内所产生的酸。因此,多吃蔬菜、水果有助于维持体液的酸碱平衡。

蔬菜、水果是膳食纤维的主要来源。各种蔬菜、水果都含有膳食纤维。膳食纤维对防止便秘、结肠炎、憩室病有益，并可预防结肠癌的发生，能降低血脂，减少冠心病和胆石症的危险。

蔬菜、水果还含有一些天然抗氧化物和生物活性物质，具有一定的医疗效用，如芹菜有镇静降压作用，梨能止咳化痰。薯类含丰富的膳食纤维、多种维生素和无机盐，还含有较多的黏蛋白，能阻止胆固醇在血管壁沉积，防止动脉硬化。

蔬菜、水果和薯类是平衡膳食不可缺少的组成部分。多吃蔬菜、水果和薯类对保护心血管健康，增强抗病能力，减少儿童发生眼干燥症的危险及预防某些癌症起重要作用。专家建议成年人每日最好能吃 400～500 克蔬菜，且应多食绿叶菜，常吃红黄色果、蔬、薯。

与蔬菜相比，水果含有易吸收的葡萄糖、果糖及助消化的有机酸，但所含钙、B 族维生素及膳食纤维比蔬菜低得多，因此以果代蔬（只吃水果不吃蔬菜）是不可取的。

（三）每日吃奶类、豆类或豆制品

奶类是营养成分比较完全的食物，几乎含有人体所需的全部营养素。牛奶含有丰富的优质蛋白，其必需氨基酸比例合适，适于人体构成肌肉组织；牛奶的脂肪易消化，含有人体必需脂肪酸和脂溶性维生素；牛奶是钙的最好来源，含钙既丰富，吸收利用率也高，钙和磷的比例也较合适，所以是儿童构成骨骼牙齿、老年人预防骨质疏松的良好食品。奶类食物品种不少，鲜奶、脱脂奶、酸奶、奶粉、奶酪等任您选择。奶粉即时冲服,适于工作学习繁忙的人士随时饮用;脱脂奶适于高脂血症及需减体重者;酸奶保存了鲜奶原有的营养价值,易于消化吸收,具有许多保健功能而广受青睐,不习惯喝牛奶的人和缺乏胃酸的患者可选择酸奶。假如每日喝250克牛奶就可以得到约300毫克的钙,相当于每日所需钙的2/5。

豆类品种繁多,黄豆、青豆、黑豆等称为大豆,赤豆、绿豆、豌豆称为杂豆。豆类含有丰富的优质蛋白、不饱和脂肪酸、钙及B族维生素,尤以大豆的营养价值最高。大豆的蛋白质含量很高,是猪瘦肉的2倍,鸡蛋的3倍,牛奶的12倍,所以享有"植物肉、绿色乳牛"之美誉;大豆含有丰富的必需脂肪酸和磷脂,所含植物胆固醇能抑制胆固醇的吸收;每100克大豆含钙191毫克,是钙的重要来源。豆类物美价廉,是"贫富"皆宜的食物,贫困人口多吃点豆类,可以提高蛋白质的摄入量,还可以弥补谷类食物赖氨酸的不足;富裕人群多吃点豆类,可以防止因吃肉太多造成的危害,是防治冠心病、高血压、动脉硬化的理想食品。

豆浆、豆腐、腐竹、豆豉、腐乳……各式各样的豆制品数不胜数。豆制品比大豆易消化,如整粒大豆的消化率仅为65%,而豆浆为85%,豆腐的消化率可达92%~96%。口味各异的豆制品,使我们能每日享用营养丰富的豆类食物而又食而不厌。每日吃25克豆或是50~100克豆制品,也能得到100~200毫克的钙。

钙是人体最易缺乏的营养素。我国居民膳食普遍缺钙,钙的摄入量平均只达到推荐供给量的一半左右。为了弥补我国居民膳食钙严重不足的缺陷,新修订的《中国居民膳食指南》强调"每日吃奶类、豆类或豆制品"。

（四）经常吃适量鱼、禽、蛋、瘦肉等

鱼、禽、蛋、瘦肉和水产品等是动物性食物，它们所含的蛋白质量高质优（蛋白质含量一般为 10%～20%），且氨基酸组成更接近人体需要，因此动物蛋白的营养价值高于粮谷类等植物蛋白。动物蛋白赖氨酸的含量较高，经常吃适量鱼、禽、蛋、瘦肉，可以弥补以谷类为主的膳食赖氨酸不足的缺陷，而且动、植物食物混合食用，还可以提高植物蛋白的营养价值。

动物性食物还是脂溶性维生素和无机盐的良好来源。肝、蛋、鱼等含有丰富的维生素 A、维生素 D，动物肝脏含维生素 A 极为丰富（每 100 克猪肝含维生素 A 1 675 微克，羊肝、鸡肝含量更高），铁、铜、锌、锰等无机盐的含量也十分丰富，海产品还含有丰富的碘和硒。动物性食物中所含的铁是血红素铁，生物利用率高达 20%～25%，而植物性食物铁的利用率一般仅为 3%～5%。因此，经常吃适量动物性食物对防治缺铁性贫血是十分有益的。婴幼儿膳食中，也应含有适量的动物肝。

某些动物脏器，如脑、肝、肾所含胆固醇相当高（每 100 克猪脑含胆固醇 3 100 毫克），对预防心血管系统疾病不利，中老年高脂血症者要慎用。

我国的膳食以植物性食物为主，动物性食物为辅。考虑到我国生产、消费能力和人体营养需要两方面的因素，成年人膳食中动物蛋白质占蛋白质总量的 20%为宜。婴幼儿及儿童生长发育快，对必需氨基酸的需要量比成年人相对

高得多,因此饮食中动物性蛋白质应占蛋白质总量的30%～50%。值得警惕的是,有些孩子只爱吃肉,对粮食和蔬菜不屑一顾,而动物性食物吃得过多会影响体内酸碱平衡,加重肾脏负担,影响孩子的健康。肥肉和荤油是高脂肪高能量食物,饱和脂肪酸含量高。肥肉荤油吃得过多往往引起肥胖,而且是高血压、冠心病、糖尿病等许多慢性病的危险因素,应当少吃,中老年人、高脂血症、高血压及冠心病患者不宜食用。

猪肉是我国人民餐桌上的主要肉食,可是猪肉脂肪含量高(肥猪肉含脂肪 90%,肥瘦肉含脂肪 37%,里脊肉含脂肪 8%),而瘦牛肉仅有 2%的脂肪,大部分鱼的脂肪含量低于 5%(有些鱼含脂肪 5%～8%),鸡胸肉含脂肪 5%,兔肉的脂肪含量最低,还不到 0.4%。与猪肉相比,鱼、兔、鸡、牛肉是高蛋白低脂肪食物,产生的能量也远低于猪肉,建议适当增添鸡肉、鱼肉、兔肉、牛肉,减少猪肉。鸡肉、牛肉味道鲜美,兔肉细嫩易消化,很适合老年人、高脂血症及需减肥者食用;鱼肉松软细嫩,易咀嚼易消化,特别是海产鱼含有的不饱和脂肪酸,还有降低血脂和防止血栓形成的作用,对预防动脉粥样硬化和冠心病很有益处,尤其适合老年人、幼儿和患者食用。

(五)保持适宜体重

维持正常体重是每个人的心愿,过瘦和过胖都是不健康的表现。过瘦,多因长期食量不足、劳动过量,或营养不良、发育快(疾病缠身除外)、消耗机体成分而造成。消瘦者的机体免疫力低下,容易生病。

实际上,在现今的都市,已经很难发现消瘦型的成年人和婴儿。现代的富足和文明,使人们的能量入大于出,使肥胖、超重这些过去不起眼的营养问题,变得普遍而严重。据1992年全国营养状况调查显示,以体重指数>25为限,老年人超过标准体重的人数为35%～40%。我国以面食为主食的北方,成年人肥胖者高达25.8%。过胖除了体态臃肿、动作缓慢之外,还会带来颇多潜在的健康问题。肥胖可因循环血量不足,加重心脏负担而易引发高血压、冠心病、脂肪肝、糖尿病、痛风、结石等。

控制体重过重和过胖,要以预防为主,合理饮食和适量运动是维持正常体重的基本措施。食物提供人体能量,能量的来源主要是食物中的脂肪、糖类和蛋白质。要适当地减少进食含脂肪高的食物和高糖类的食物,少吃油脂特别是动物油、糖或高糖饮料、甜食等。主副食搭配摄入,多吃蔬菜、水果等,少吃精制的糖及谷类食物。

据试验计算,体力活动、体育锻炼均能消耗能量。一个55千克的女性,散步1小时可消耗661千焦(158千卡)热能;洗衣服、擦地板每小时可消耗728千焦(174千卡)的热能;足球运动每小时可消耗1368千焦(327千卡)热能;负重爬山每小时可消耗热能2008千焦(480千卡)。如果仅静坐在办公室,则每小时只有251千焦(60千卡)的能量消耗。平日的零食,如100克爆玉米花的能量为1615千焦(386千卡),100克炸土豆条为2276千焦(544千卡),这些足可让我们擦2小时地板才能消耗掉。如果能量摄入多、付出少,多余的能量就以脂肪的形式储存在体内,久之人就过胖。

经常称量体重是衡量膳食和运动是否相宜的好办法。

要判断体重是否合适,可按照下面的公式计算:体重指数(BMI)=体重(千克)/身高(米)^2;一般成年人的 BMI 指数在 18.5～25 均属正常。如果已经超重,突然性的节制饮食或药物减肥,对身体都是无益的,积极的做法还是改变不良膳食习惯,减少能量摄入,如偏食、零食或暴饮暴食等。提高运动量,增加能量消耗,这样才能有效地消耗脂肪组织。达到理想的体重后,应继续保持良好的膳食习惯和运动锻炼。

(六)吃清淡少盐的膳食

清淡膳食有两层含义:不要太油腻,吃过多的动物性食物和油炸、烟熏的食物;不要太咸。中老年人提倡饮食清清淡淡,汤汤水水,热热乎乎;早上吃好,中午吃饱,晚上吃少;什么都要吃,什么都不要吃多;多饮水,生活要规律等。

我国居民膳食在这两方面的现状如何呢?目前,我国城市居民油脂的摄入量越来越高,脂肪供给的能量已占总能量的 25％以上,有些城市已超过 30％;一些富裕家庭的动物性食物的消费量已超过谷类的消费量,油脂和动物性食物摄入过多,已成为影响大城市与经济发达地区居民健康的营养问题。

为防止高脂肪、高热能、高蛋白膳食的弊端,《中国居民膳食指南》建议由脂肪供给的能量应占总能量的 20％～25％为宜。

我国居民食盐摄入量过多,平均值是世界卫生组织建议值的 2 倍以上。食盐的主要成分是氯化钠,其中钠含量约为 40％。流行病学调查表明,食盐吃得越多,高血压病的发病率越高。世界卫生组织建议每人每日食盐用量不超过 6 克。需要指出的是,酱油(每 100 毫升酱油含 16～20 克盐)、咸菜、味精、腌鱼、咸肉等加工食品,都是高钠食品,亦应少食。

我国与西方人比较体重轻,而整体来讲应少食盐,特别是在人少的家庭(3 人 12 克以内)食盐就更要注意,人多(4 人 16 克以上)食盐的量相对好掌握。

据美国科学院食品与营养委员会估计,成年人钠的安全和适宜摄入量为每日 1.1～3.3 克。钠和氯广泛存在于肉、鱼、蛋、奶、菜等多种食物和饮水之中,如从天然食物中摄入,其量已足够,即使不吃盐也可维持体内钙的正常代谢。可见"口轻、口重"纯属饮食习惯,并非生理需求。尤其是婴儿,肾脏尚未发育成熟,不易排出多余的钠,更易受害。婴幼儿少吃盐对预防成年后高血压病及脑血管病很有益处,应从幼年就养成吃少盐膳食的习惯。

(七)限量饮酒

1. 长期饮酒对人体的危害

(1)长期饮酒可造成体内多种维生素缺乏:高度酒能量很高,1 克乙醇(酒精)的能量为 29.3 千焦(7 千卡),且不含其他营养素。长期饮酒会造成体内缺乏维生素 B_1。检验饮酒者的血液发现,血中酒精浓度升高,维生素 B_1 的含量则下降;如不再饮酒,第三天维生素 B_1 的含量才能恢复正常。饮酒过多还可造成维生素 B_2 和维生素 B_{12} 的缺乏。酒精还影响叶酸的吸收,致使体内叶酸缺乏,叶酸缺乏可导致巨幼红细胞贫血。

(2)长期饮酒损害消化系统:酒的主要成分是乙醇(酒精),90％～95％的乙醇都要通过肝脏代谢,因此饮酒对肝脏的损害特别大。乙醇能损伤肝细胞并引起肝病变,连续过量饮酒者易患脂肪肝、酒精性肝炎,进而可转变为酒精性肝硬化,最后导致肝癌,也可诱发痛风。狂饮暴饮(一次饮酒量过大),不仅会引起急性酒精性肝炎,还可能诱发凶险的急性坏死型胰腺炎而致人于死地。酒精能刺激食管和胃黏膜,引起消化道黏膜充血水肿,导致食管炎、胃炎、胃溃疡等。过量饮酒也是某些消化系统癌症的影响因素之一。日本名古屋大学医学系报道,嗜酒者消化道癌症的发生率比不饮酒者高12倍。德国《星期日世界报》最近报道,酗酒者患肝癌及其他消化系统癌症的可能性比常人高。

(3)长期饮酒增加患高血压和卒中的危险:酒精影响脂肪的代谢,使血液中的胆固醇和三酰甘油升高,从而导致冠状动脉硬化。血液中的脂质沉积在血管壁上,使血管腔变小引起高血压。大量饮酒会使心率加快,血压升高,易诱发脑卒中。长期嗜酒或过量饮酒,可使心脏发生脂肪变性,减低心脏的弹性和收缩力,影响心脏正常功能。

(4)长期饮酒损害中枢神经系统导致事故及暴力增加:试验证明,血液中的酒精浓度达到0.1％时,人的感情易冲动;达到0.2％～0.3％时,人的行为易失常;超过0.5％时,可导致死亡。据报道,全世界的交通事故和工作事故,约1/3以上是由酗酒引起的。法国的车祸中40％是司机酒后开车造成的,德国刑事犯罪中约50％是在酗酒后发生的。此外,长期饮酒者中枢神经系统往往呈慢性酒精中毒状态,有的发展为酒精中毒性精神病和酒毒性幻觉症,其患者时有伤人、毁物等冲动行为。可以认为,酒精能使人失去自控能力,是事故和暴力的祸根。

（5）过量饮酒能毒害下一代：酒精对生殖细胞（精子和卵子）有毒害作用,若这种受毒害的细胞发育成胎儿,则成为大脑迟钝的低能儿,甚至有 20% 左右成为残疾,给社会造成沉重的负担。孕妇饮酒,酒精能通过胎盘进入胎儿体内,阻碍胎儿脑细胞的分裂。酒精也是一种致畸因素,能诱发胎儿先天性畸形。

2. 适量饮酒或不饮酒　饮酒的危害或许还不止这些,因此最好不饮酒,如饮酒可少量饮用果酒、啤酒或低度酒。青少年正处于生长发育阶段,组织器官尚未发育成熟,酒精对他们的毒害更甚,因此青少年不应饮酒。

（八）不吃变质的食物

食物是与水和空气同等重要的人类生活要素,然而,食物中不可避免地会有一些有害于人体健康的成分。有些是食物所固有的,如毒蘑菇中的各种毒素和四季豆中的皂素及植物凝血素等,食用时若不加注意,会造成急性食物中毒。有些是食物失去了原有正常的感官性状,失去了食用价值,即变质造成的,如肉、鱼、禽、蛋的腐臭,糖谷类的霉变,蔬菜水果的溃烂,油脂的酸败等。食品腐败变质是其本身、环境因素和微生物三者互为条件,相互影响的结果。

在我们的日常生活中,微生物的作用显得更为突出。如富含蛋白质的食品,主要是由于蛋白质的分解造成变质。分解蛋白质的微生物有细菌、酵母和真菌 3 种。食用油脂与食物中,脂肪的酸败主要是水解及氧化,能分解脂肪的微生物主要是真菌。粮食、蔬菜、水果及糖类食品含有较多的糖类,通常易发酵或酵解。这些腐败变质的食物对人体健康是有害的,首先带有使人难以接受的不良感官性质,其次营养价值显著降低,第三可引起食物中毒。

人们在选购食物时,应注意辨认食品腐败所特有的色、香、味、形等方面的异常改变,保证所购食品新鲜,没有污泥、杂质,没有变色、变味,并符合卫生标准。易腐败的食品,要随时买、随时加工、随时吃;若保存,必须低温冷藏,一般在 4℃~0℃。对直接食用的食品,应当日购买,尽可能全部吃完;未吃完要冷藏,次日吃前要加热。

除了不购变质食物外,还要注意进餐的卫生条件,包括进餐环境、餐具和共餐者的健康卫生状况。坚决纠正"不干不净,吃了没病"的不良饮食习惯。集体用餐要提倡分餐制,减少传染疾病的机会。

(九)介绍几种平常食品

1. 海带 健康长寿需要一个体液偏碱的内环境,而过多的酸性食物导致的酸性内环境,是影响现代人长寿的重要因素。因此,为了减少心血管病,我们需要常吃有利于体液偏碱、降低血脂和减少动脉硬化的碱性食物。营养学家认为,以海带为代表的海藻类食品是其中的佼佼者。

(1)曾有一个美妙的传说,希冀海带能长生:从古到今,无论是庶民百姓还是帝王将相,没有人不寻思着怎样长生不老。秦始皇为了寻找一种能让他长生不老的灵丹妙药,曾经派徐福东渡日本,圆那个长生不老的梦。徐福远渡重洋,正是为了寻找一味稀世珍品——海带。

原来,现代人很容易吃到的这种海藻类食品,在当时只有日本沿海才有。我国在 60 多年前才经人工培育,首先在大连落户,尔后又在沿海繁殖成功的。

(2)一种局限的认识:几十年前医学家发现,在远离海洋的大陆腹地患甲状腺肿的人日益增多,而四周环海的日本人却极少有这种疾病。经过研究,原来与日本人常吃这类海藻类食物,从中获得足够的碘元素有关。随后便出现加碘盐、碘糖丸、海带丸、海带淀粉等,让不常吃海带的人服用。在人们看来,似乎提倡吃海带就是为了补碘。

(3)一系列新的发现:现代医学对海带与健康关系的认识,倒与当年秦始皇的愿望有些巧合——海带确能延年益寿。海带中约占一半的成分,是藻朊酸和甘露醇,是低热能的糖类,而且只含有少量的蛋白质和脂类。对热能过剩的肥胖者来说,它无疑是一种理想的减肥食品。

海带中的甜菜碱和海带氨酸及丰富的纤维素,不但能刺激肠蠕动防治便秘,还能阻碍肠黏膜吸收草酸和胆固醇,因此又有降低血脂和降低血压的作用。海带从海水中吸取的无机盐多达几十种,这恰好与起源于海洋母亲的人类的体液所含的成分相近似。医学家说,人体体液其实是海洋的缩影,海带使体液返璞归真,接近海洋成分,补充人体所缺乏的微量元素,使体液接近健康长寿所必需的内环境。

(4)一类功能相似的食品:营养学家认为,海藻作为碱性食品中的佼佼者,除了被称为"海上蔬菜"的海带,还有生长于浅海岩礁的紫菜和裙带菜等。这些"海菜"都有低热能、低脂肪、高微量元素的特点,在预防高血脂、高血压、心脏病等现代病中可以与海带媲美,用它们做汤、打卤,或凉拌、红焖,都是有益健康的保健菜。

2. 玉米　玉米又称苞米、苞谷、玉茭等。玉米的故乡在墨西哥和秘鲁,大约在公元 10 世纪初才传入我国。玉米受人们欢迎,是与它含的营养物质分不开的。玉米含有蛋白质、脂肪、糖类、纤维素和无机盐(如钙、磷、铁、镁),以及维生素 A、维生素 B_1、维生素 B_2、维生素 B_6 等,还含有大量的亚油酸、维生素 E 和谷胱甘肽等。

1984 年,新疆英吉沙县的农民吐地沙拉依已经 135 岁,是当时我国年龄最高的寿星,其食物以玉米面为主,辅以少量细粮。据对云南省一个长寿村的调查,这里的人之所以长寿,多吃玉米也是重要原因之一。

玉米为什么能使人延年? 这是由于玉米有抗细胞衰老、延缓脑功能减退等良好作用之故。玉米中含的谷胱甘肽,被誉为"长寿因子"。谷胱甘肽中含有硒,其作用比称为抗衰老剂的维生素 E 高许多倍。

玉米胚芽油含较多适合人体需要的"不饱和脂肪酸",所含的维生素 E 有明显的降低胆固醇和防治动脉硬化、冠心病、高血压等功效。因此,被人们称为"健康营养油",适合于中老年人长期食用。

玉米中的大量赖氨酸,不仅可抑制和减轻抗癌药物的毒性作用,而且还能有效地抑制癌细胞的生长。

玉米的开发利用,已为各国所关心。许多发达国家,将其视为一种具有保健作用的"黄金食品",不再把它作为"粗粮",如将玉米做成玉米花,或将玉米烘烤、油炸。所以,在家庭食谱中,不妨经常加一些玉米制成的食品。

3. 红葡萄酒　红葡萄酒是葡萄连皮一起酿制而成,色

 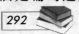

泽鲜艳,营养丰富,具多种保健功能。

(1)增强免疫:红葡萄酒含大量维生素C,能促进人体干扰素合成,可促使吞噬细胞不断清除体内有害物质。机体免疫功能的增强,对预防感冒及其他病毒感染很有效。由于其调节体内激素的作用,还可预防对激素有依赖性的乳腺癌、子宫内膜癌、卵巢癌及前列腺癌的发生,预防老年女性的骨质疏松。对激素分泌之调节,还可促进对苯并芘、尼古丁等有害物质的氧化分解作用。

(2)延缓衰老:自由基致人衰老,也促发细胞癌变。红葡萄酒富含的维生素C是一种强有力的抗衰老活性物质,可杀灭自由基。维生素C所含的胶原,可促进皮肤细嫩与弹性,有明确的美容与延缓衰老功能。

(3)预防血栓:红葡萄酒中的白藜芦醇具有强大的抗氧化作用,对动脉硬化及血栓形成皆有抑制功能。被学术权威惊奇地称为"法国怪现象"。食用饱和脂肪酸4倍于美国与英国人的法国人,患心脏病的危险却反而只是美国与英国人的1/3,经研究证实其原因在于法国为世界上最大的葡萄酒生产国和消费国。

红葡萄酒应每次饮1~2杯,每日1次。不宜多而猛饮,却应持之以恒,常饮不断。饮用红葡萄酒若与酒文化紧密结合起来,才更显素质,更具品位。例如,使用精致透明的高脚酒杯,细分三步:一观颜色,二转酒杯闻其香气,最后才慢慢地仔细地品尝。

二、健康与运动

(一)每日至少运动30分钟

预防疾病所要求的最少运动量是每日进行30分钟以上的中等体力活动,大约每日消耗628焦(150卡)的热能。这30分钟不仅可以是一天当中集中时间进行锻炼,还可以在一天的不同时段分别抽出3个10分钟进行锻炼,如坐公共汽车上班时提前两站下车步行20分钟,坐车下班时提前一站下车步行10分钟;也可以骑30分钟自行车或打30分钟篮球,或跳舞30分钟。如果刚开始锻炼,可以逐渐增加运动量和时间,逐渐达到30分钟。记住30分钟是最基本的要求。当然,锻炼时间越长,坚持时间越久,获益也就越大。

(二)监测运动量

人们在参加体育运动时,往往不知道自己的运动量是否合适,下面介绍3种常用的检测个体运动量的生物学指标。

1. 体重 体重受年龄、性别、遗传、生活水平、体育锻炼、健康状况等因素的影响。在锻炼的最初阶段体重呈下降趋势,4周后开始回升,然后稳定在一定水平。如果次日晨起体重有所下降,则提示头一天的运动量较大,身体功能尚未恢复;当体重出现渐进性下降时,说明你的运动量过大或提醒你是否患某种慢性消耗性疾病。对于青少年,尤其应该关注其体重变化,以防止运动量不适对身体带来的某些危害。如果体重持续上升,则表明运动负荷过低,消耗过少,运动量不够。

2. 心率 心率变化有明显的个体差异,受年龄、性别、功能状态、运动程度、身体姿势等多种因素影响。一般次日晨脉搏变动 1 分钟不超过 3 次,可判定头天运动量较为合适;超过 3 次可认为头天的运动量过大,身体功能尚未恢复。在一段时间内,如果无影响心率变化的其他因素,如情绪过分紧张、失眠、精神压力过大、基础心率大幅度波动,则反映运动者对运动量、强度产生不适,或患有某种疾病。运动后心率的恢复过程是评定身体功能的重要指标之一。一般小运动强度运动后 5～10 分钟时,心率较运动前快 2～5 次/10 秒;大运动负荷运动后 5～10 分钟时,心率较运动前快 6～9 次/10 秒。

3. 血压 血压在运动后即刻随着心率的增加一般呈喇叭口形,即收缩压上升,舒张压下降,或收缩压上升,舒张压略下降或不变,均为正常。如果运动即刻后脉压增加程度偏小,或血压呈梯形反应,即收缩压和舒张压有规律地不断上升,均属不正常反应。

(三)有氧运动

生命在于运动,科学合理的运动有益于健康。健康运动不等于竞技运动,并非运动量越大越好。有氧代谢运动是科学有效的健康运动。有氧代谢运动是以锻炼耐力为目的的轻至中度的持续性运动,不同于使用爆发力的举重、跳高、跳远、百米赛跑运动方式。有氧运动方式多样,包括快步行走、慢跑、爬山、打太极拳、骑自行车、跳绳、秧歌、跳健身舞等,人们可根据个人的爱好与条件灵活选择。走路是最简便易行和最安全的运动方式。坚持有氧代谢运动的要点包括,一、三、五、七。

一:一天至少运动1次。

三:每日运动不少于30分钟,最好一次完成。如有困难,也可分解为2~3次,每次10~15分钟。

五:每周至少运动5次。

七:运动量大小应由运动中心率增快程度来决定。运动量因年龄不同而不同,年龄越大,运动量越小。运动中达到的心率应掌握在170与年龄之差。例如,一位70岁老年人,运动中的心率应达到170-70=100次/分钟。

人们在运动中不可能计数心率,可以在运动刚结束时计数15秒的脉率。事实上,运动中的心率比运动刚结束时所计数的脉率还要快10%。例如,运动结束时15秒的脉率为30次,则心率为30×4=120次/分钟,那么运动中的心率为120+12=132次/分钟。

在运动开始前,应做好热身准备活动。运动结束后,要有15分钟放松,不要突然停止活动。运动量大小应循序渐进。

患过心肌梗死或慢性心力衰竭的患者,应首先有效控制心肌缺血和心力衰竭。待病情稳定后,再由医生对病情评估,再制订合适的运动方案。有心脏病的患者从事力所能及的运动,对疾病的恢复和提高生活质量是有益的,也是安全的。

高血压患者应在充分控制血压后开始有氧代谢运动。有氧代谢运动可适度降低血压,还可适度提高"好胆固醇"

高密度脂蛋白的水平。

有氧代谢运动有益于缓解紧张,改善睡眠,促进身心健康。在一天紧张工作之后,于晚饭之前进行 30～45 分钟的有氧代谢运动,不但不增加食欲和食量,反而有利于食量的控制。

(四)痛风重在预防

预防痛风的关键措施是控制饮食。在日常膳食中应以少荤多素,宜碱忌酸,宜清淡忌厚味为原则。平时可适当吃些含维生素 B_1、维生素 E 较多的谷类、蔬菜和水果,如牛奶、鸡蛋、豆类、蘑菇、藕粉、核桃、海藻类等,这些食物中含嘌呤较少。尽量不要食用动物脑、内脏、鸡、鸭、海鲜、贝类和鱼虾等富含嘌呤食物,尤其要注意不喝肉汤(荤菜中的嘌呤物质 50% 均溶于水中),以减少血尿酸的生成,还有辣椒、葱、蒜等辛辣食物及浓茶、咖啡等也不宜食用,以免兴奋神经而诱发痛风。当然,酒也不能喝,因为酒容易使体内乳酸堆积,对尿酸排出有抑制作用。

此外,痛风患者要合理安排生活起居,增强自我保健意识,避免精神紧张,切忌过度劳累、受寒受湿和关节受损。还有人研究认为,痛风可能与遗传因素有关,如果在家族中曾有痛风疾患等病史者,则更需注意防范。

痛风患者中除极少数是由先天性遗传缺陷引起而无法预防外,其余均可防治。因此,预防更为重要:中年以上男性及绝经后女性均应定期检查血尿酸。避免高嘌呤类饮食。动物内脏及骨髓、海味、蛤、蟹等含嘌呤最丰富,鱼虾类、肉类、豌豆、菠菜等也含一定量嘌呤。避免过度劳累、紧张,忌饮酒,避免受冷、受湿及关节受伤等诱发因素。

三、健康新概念

(一)正常人体内的三把"扫帚"

三把"扫帚"是指人体在新陈代谢过程中会产生"体内垃圾",要把它们排泄出去,靠什么呢? 人体内有自身的清除能力,专家们形容为三把"扫帚",可以担当这个任务。

第一把:物理扫帚。近年来研究发现,纤维素是人体不可缺少、任何营养素无法代替的重要物质。所谓纤维素就是指植物性食物中不被人体消化利用的那部分杂质,包括纤维素、半纤维素、果胶、木质素等。

虽然纤维素对疾病无直接治疗作用,但在人体内却能起十分有益的作用。纤维素既不溶于水,又不溶于酒精(乙醇)等一般溶剂,人们从食物中得到的纤维素也不易消化吸收,正是由于这个特点,纤维素可帮助人带走体内的有害物质。人们过多地吸收含高蛋白、高脂肪等精细食物,就会引起大便秘结,从而使大肠埃希菌在粪便内繁殖,并会产生出硫化氢等有毒物质,这些物质被人体血液吸收后会使人眩晕、头痛、便秘,并导致痔疮、便血和肛裂等一系列疾病。而食用一定量的纤维素后,纤维素进入小肠,把脂肪、胆固醇等挤走,使小肠尽量少吸收脂肪和胆固醇,使得大便通畅。经常食用含纤维素多的食物,对保护肠黏膜,减少急腹症,防止结肠癌也大有好处。当患糖尿病和肥胖等需要减少食量时,会有空腹感,而多吃些含纤维素多的食品,既可避免使人产生饥饿感,又可避免因多吃而发胖。

一般来说,蔬菜中膳食纤维含量为 $1\%\sim2\%$,平时如果能适当注意增加蔬菜的摄入量,可以满足人体对膳食纤维的需要。

第二把:化学扫帚。它们主要是一些抗氧化剂,如维生素 E、维生素 C 及类黄酮等。

维生素 E 是最重要的自由基消除剂,它在人体内与硒彼此相依,共同完成防止不饱和脂肪酸被氧化成为过氧化酯质的作用,从而具有保护细胞之效。它与生长发育、保持青春活力和延缓衰老、美容等也有密切关系。而且还能促进毛细血管增生,改善微循环,预防动脉粥样硬化,防止和对抗自由基损害心脏。

维生素 C 有多种抗氧化特性,特别是在呼吸道,可去除有氧化作用的空气污染物的毒性。在人体血液中胆固醇转化为胆酸的过程需要维生素 C 的参加,当维生素 C 缺乏时,胆固醇不能全部转化为胆酸,便在血液中累积起来,从而导致动脉粥样硬化,诱发冠心病。

类黄酮是一种天然强抗氧化剂,有抗动脉硬化和抗冠心病的作用。当人的血液黏度增加,微血栓形成并阻塞冠状动脉时,会引起心绞痛和心肌梗死。类黄酮可以降低血液黏度,预防血栓形成,因而能预防心脏病发作。

麦胚油、棉子油、玉米油、花生油、香油等是维生素 E 最好来源,其他食用油、奶类、蛋、鱼及绿叶蔬菜、小麦中也都含有一定的维生素 E。柠檬、柑橘、草莓等水果中维生素 C 含量丰富,猕猴桃堪称维生素 C 之王。此外,维生素 C 在番茄、甘蓝、芹菜中含量也高。类黄酮含量丰富的果蔬和饮料有苹果、洋葱、绿色蔬菜、茶和葡萄酒。

第三把：生物扫帚。这是指清除人体自由基的酶类（即抗氧化酶）及生存在肠道内的有益菌类。自由基参与体内许多生化反应，对机体能产生有益的影响。但是，如果自由基在体内蓄积太多，就会对细胞产生损伤，日积月累，这些损伤难以修复。如果是损伤脑细胞、心肌细胞、免疫细胞，就会导致严重后果。自由基对细胞的损伤，随着年龄的增长而显现，导致各种老年特征和疾病，如皱纹、老年斑、痴呆症、癌症等。

清除过多的自由基，最主要的是靠超氧化物歧化酶。它存在于人的心、肝、脑等脏器细胞中，能将过氧化物转化为无害的酶。最近研究显示，人的营养状况的好坏，直接与体内氧自由基的产生与清除的平衡有密切关系。超氧化物歧化酶能对抗自由基，维护前者，对人体有利，所以必须从食物中进行必要的补充。常吃含有超氧化物歧化酶的食物，如芹菜、菠菜、韭菜、葱、蒜、土豆、茄子、黄瓜、番茄、胡萝卜等，即可减少体内氧自由基。

肠道内的有益生物菌类能抑制腐败菌的孳生，抵御病原菌的侵害。因此，经常补充有益生物菌，如多喝点酸奶等，也能更好地发挥"生物扫帚"的功能。

（二）自然界生物钟的呼唤

宇宙间所有的植物和动物，从单细胞微生物到哺乳动物乃至人类，为了适应宇宙间日月星辰引力、光热、辐射、气压等影响，无不表现为各种各样的周期性生物钟变化，形成体内时钟般的生理节律，各种生物的习性和活动能力，都与宇宙节奏的时间因素密切相关。例如,蛇麻草多在黎明的寅时开花,牵牛草也在寅时开花,午时花要在中午才显示它的美丽,变采香在傍晚的酉时放出异香;而花生花,是朝开夜闭。这一切说明,百花本身就是一架美丽鲜艳的"时钟"。百花的时钟还能预示季节的到来,如梨花散香于清明4月,荷花盛开于炎暑6月,桂花飘香而中秋来临,梅花盛开于冬日飞雪争俏。"时钟"存在于各种生物体内。雄鸡报晓呼唤人们早起,大雁暑北寒南告诉人们更换衣衫,夏日而至蝼蛄鸣,秋日已到寒蝉叫。绿藻的细胞分裂、果蝇的蜕皮、提琴蟹的变色,以至人体血液中铁素的多少、体温的升降、血压的高低、脉搏的快慢等,都有24小时的节奏。夏日傍晚,阴暗的天空忽然出现许多蝙蝠,纵横飞掠,是时辰的号令把它们召出来的;山村入夜,常听到猫头鹰呼鸣,每日几乎总是在同一时间;就是一些小小的昆虫,活动也有节律,如蜜蜂、飞蛾、苍蝇、蚊子,时时看到它往返飞舞,若无所事,但只要仔细观察,便能发现它们每日也只有在固定的时间里,才显得特别活跃。总之,生物在不同的地域、不同的环境而各有其本身的构造和相应的"时钟"。人是高等动物,生物钟的节律甚为明显,只有适应其自身规律的要求,才能达到健康的最佳境界。

1. 人体生物钟的规律　科学研究表明,人类的生活、生存、活动是有周期性节律性规律的。这些规律性活动,是受人体内像时钟那样的许多"齿轮"基因和中心"擒纵轮"基因组成的"生物钟"所控制、操纵和调节的。人体生物钟的位置在大脑视交叉上核区域,支配着整个人体和各个不同组织器官的生物钟变化规律。前苏联科学家费洛诺夫研究结果表明,人体一天24小时的生物钟表现为:1:00大多数人已进入浅睡易醒阶段,对疼痛特别敏感。2:00除肝脏以外,大部分器官工作节律极慢。3:00全身休息,肌肉完全放松,血压低,脉搏、呼吸次数少。4:00脑部供血量最少,不少重症患者是在这个时间死亡的。5:00人已经历了几个睡眠阶段,此时起床很快就会精神饱满。6:00血压升高,心跳加快。7:00人体免疫功能特别强。8:00肝内有毒物质全部排尽,此时绝对不要喝酒。9:00精神活力提高,心脏开足马力工作。10:00精力充沛,为最佳的工作时间。11:00心脏照样努力工作,人体不易感到疲劳。12:00是全身总动员阶段。13:00肝脏休息,最佳工作时间即将过去,人感到疲倦。14:00是一天第二个最低点,反应迟钝。15:00人体器官最为敏感,工作能力逐渐恢复。16:00血液中糖分解增加,但很快就会降下去。17:00工作效率更高,运动员的训练量可以加倍。18:00痛感下降,希望增加活动量。19:00血压增高,精神最不稳定,任何小事都会引起口角。20:00体重最重,反应异常迅速。21:00神经活动正常,记忆力增强,可以记住白天没有记住的东西。22:00体温下降。23:00人体准备休息,继续做恢复细胞的工作。24:00一昼夜中最后一点钟,如22:00就寝,该入梦乡了。这是人体一天24小时节律变化规律的概况。

2. 用好人体的生物钟 科学家们自从发现了人体生物钟的奥秘之后,又研究发现了如何顺应人体内部规律的"生物钟养生法"。

（1）最佳起床时间:5:00～6:00是人体生物钟的"高潮",此时起床会精神抖擞。

(2)最佳饮水时间:起床后饮水既可补充一夜消耗的水分,又可稀释血液,有洗涤胃肠、防止血栓形成的作用;10:00和15:00左右饮水,可补充工作流汗和排尿所散失的水分,防止人体酸性化;餐前1小时一杯水,有助于消化液分泌,促进食欲;睡前饮水,可冲淡血液,使循环畅通。

(3)最佳用脑时间:8:00大脑具有严谨、周密的思考能力,10:00精力充沛,14:00反应最敏感,20:00记忆力最强。

(4)最佳工作时间:10:00~15:00工作效率最高。一般而言,上午适宜于脑力劳动,下午适宜于体力劳动。

(5)最佳打针时间:一般宜选择在9:00,此时身体对痛觉最不敏感。

(6)最佳午休时间:人脑的活动能力在13:00左右低落,故此时午睡最为适宜。

(7)最佳锻炼时间:冬春季的头一二个月应避开6:00~7:00。夏秋季5:00~6:00时,空气清新,气候凉爽,是锻炼的良好时机。平时9:00和16:00以后做健身操对健康有益,因此时肌肉温度高,黏滞性最小,关节最灵活。

(8)最佳减肥时间:饭后45分钟左右,以每小时5千米的速度散步20分钟,热能消耗最快,有利于减肥。

(9)最佳刷牙时间:应在每餐后3分钟内进行,因为口腔内的细菌,分解食物残渣中的蔗糖和淀粉产生的酸性物质,会腐蚀和溶解人的牙釉质,这个过程通常是在进餐3分钟后开始的。

(10)最佳吃水果时间:饭前1小时吃水果有益无害,饭后2小时吃水果其养分最容易被小肠所吸收。

(11)最佳喝牛奶时间:牛奶中含有一种成分,具有催眠镇静作用,因此喝牛奶的最佳时间为睡前,既可补充营养,又有利于安然入睡。

(12)最佳睡眠时间:人体生物钟在 22:00～23:00 出现一次"低潮",因此睡眠的最佳时间应是 21:00～22:00。如果晚上 22:00 后还未入睡,那么过了 24:00 就较难入睡了。中老年朋友们,要想精力充沛、健康长寿,请按照人体生物钟规律办事吧。

3. 休息是人生最好的加油站　休息不见得就意味着酣然一睡,如和好朋友去散步,或一起品味一首小诗,下一盘棋;也可以一个人独自坐在草地上,看看天上漂浮的白云;更可以去跑跑步,跑出一身大汗,汗从身上出来,脑子却得到了休息。

身体强迫大脑休息是幸福的,大脑强迫身体休息,却是一个危险的信号。这个信号告诉你,你可能真该对自己采取什么行动了。比如,放下书本,或者就去看看地上的蚂蚁搬家,暂时忘掉一切,把你的脑子排空。

暂时把脑子排空,是一种最好的休息,什么也不想,就像把一间屋子里的家具全部搬出去,这样就有可能更好地规划这间屋子。要排空脑子,首先就要暂时走出屋子。可以到路边去,数一数每日都看到的那棵梧桐有多少片叶子。能数清吗? 当然数不清,可以努力地去数,数来数去数不清,数来数去还要数。

(三)自我保健六项要领

在人所拥有的财富中,第一位的是健康。在获得健康的诸多因素中,第一位的是自我保养、自我预防、自我治疗、自我康复，一句话：自我保健。不仅克服致病因素、预防疾病的发生主要靠自己，就是治疗疾病，个人的作用也是很重要的。因为，医生运用药物或手术等手段对患者进行治疗，但最终战胜疾病还要依靠患者自身的免疫能力和修复能力。

1. 自我保健的三项原则　一是掌握综合平衡理论；二是运用自我调适方法；三是发挥主观能动作用。这 3 条原则在学习自我保健知识和进行自我保健实践的过程中，具有理论指导和方法指导意义。

2. 自我保健的物质基础　氧气、水、蛋白质、脂肪、糖、维生素、微量元素、纤维素等是构成人体的基本物质。它们以气体、液体、固体等各种形态存在于细胞、组织和器官之中，发挥着各自的特有功能，并不断进行新陈代谢。它们之间存在着相互依存并相互制约的内在联系。

3. 自我保健的精神保障　心理健康对整个人体健康具有重大作用。心理活动需要物质能量，依靠上述物质基础起作用。心理活动通过积极思维和弃旧扬新，产生精神能量，使感觉、意识、情绪、智能和行为发挥应有功能，具有精神统帅作用。

4. 自我保健的运动锻炼　"用进废退"乃万物规律，坚持锻炼可使组织器官功能正常，生命活动有序进行。

5. 自我保健的生活规则　一是生活要规律，包括坚持早起早睡，确保充足睡眠；饮食定时定量；劳动、运动适度；衣着随气温变化增减。二是情趣要多样，包括勤奋学习、认真做事、发展爱好、家庭和睦、亲朋互助、融入社会。三是改变不良生活卫生习惯，如吸烟酗酒、饮食无节、起居无常、贪玩无度、劳作无序、情绪不佳、衣帽不整、不修边幅、久坐不动等。

6. 自我保健的监督手段 一是遵循世界卫生组织提出的三级预防理论,一级预防是无病早防,不生病;二级预防是有病早治,防变重;三级预防是重病紧治,防死残。二是定期体检,掌握自身健康状况,利于早期发现早期治疗。三是自身和家庭要有"四个保健",即订阅保健报刊,学习保健知识;夫妻是"保健伴侣",相互关照,日夜"监护";建立"保健档案",积累病史资料;预备保健药箱,装些常用和救急的药品器械。

(四)中年人要定期体检

人到中年,事业走向成熟,此时也是身体健康开始走下坡路的时期。不少中年人埋头苦干,废寝忘食,不注意体育锻炼,结果出现未老先衰,导致疾病过早地发生。还有的人在中青年时期养成了许多不良嗜好,虽然在中年时没有患病,但一到老年疾病就接踵而至。作为中年人,应该明白自己所处的特殊时期,养成良好的生活习惯,劳逸结合,坚持锻炼。如果能够坚持定期体检,一些微小的病变在没有出现症状之前便可及早发现,进而得到及时的治疗。一般来说,体检每年至少进行一次,主要检查内容有以下几个方面。

1. 测体重 人到中年,体重增加,往往是肥胖的开始。肥胖可带来很多疾病,如冠心病、高血压、痛风、脂肪肝等。体重下降也往往预示着某些疾病的发生,如糖尿病、甲状腺功能亢进、癌症、肺结核患者都可能出现体重下降。

2. 测血压 收缩压 90～140 毫米汞柱,舒张压 60～90 毫米汞柱,即属正常血压范围。一般认为,成年人收缩压低于 90 毫米汞柱属于低血压范畴;如果收缩压持续高于 140

毫米汞柱,和(或)舒张压持续高于 90 毫米汞柱,则为高血压。经常测量血压很有好处,能大概知道自己身体情况。

3. 做心电图检查　心电图是确定心脏是否正常的一种简便、有效的方法。通过心电图检查,可以发现冠状动脉供血不足、心律失常、心肌梗死等。如果有心绞痛、胸闷、心慌、气短等症状,则更应经常做心电图检查。

4. B 超检查　B超检查可以确定脏器及病灶的位置,尤其对脏器占位性病变有诊断意义,还可及时发现脂肪肝。对于多数脏器的检查,受检前一般不需做特殊准备,但检查胃和胆囊前,应空腹 8 小时以上;检查膀胱、输尿管、前列腺、子宫附件时,应当憋尿让膀胱处于充盈状态。

5. 胸部 X 线检查　X 线检查是肺癌诊断的首选方法。据统计资料表明,5%~10%的肺癌患者可无任何症状而单凭 X 线检查发现。此外,有结核病接触史、某些职业病史的人也需要进行 X 线检查。

6. 化验血脂、血糖、血尿酸、尿常规　化验血脂可确定有无高脂血症,采取措施及时防治,以延缓动脉硬化的发展。近年来,糖尿病的发病率不断增加,定期化验血糖对于发现一些无症状糖尿病显得非常必要。血尿酸升高提示有高尿酸血症,要注意痛风发作。化验尿常规也可根据尿糖来发现糖尿病。尿液的检查还可帮助诊断泌尿系统炎症、肿瘤等。